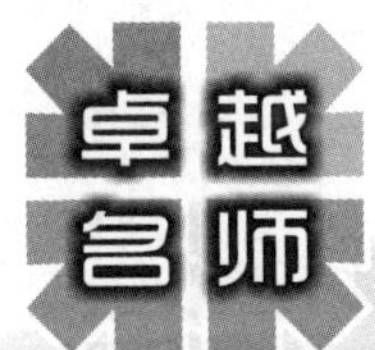

学前教育“十三五”重点规划教材

——专业基础课教材——

2022年修订版

学前儿童卫生与保育

XUEQIAN ERTONG WEISHENG YU BA0YU

主编　张传霞　叶平枝　戚　鹏

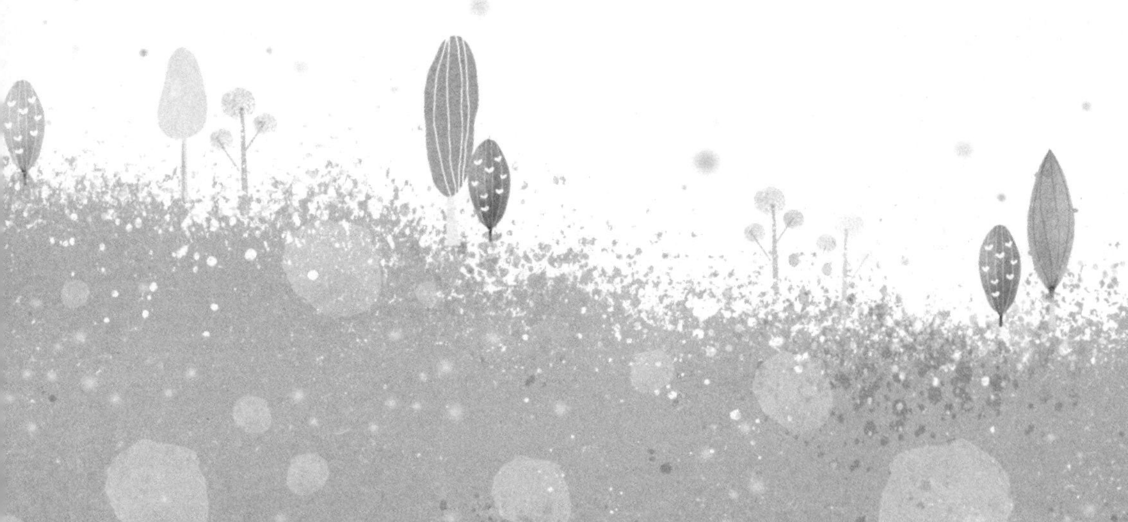

郑州大学出版社

图书在版编目(CIP)数据

学前儿童卫生与保育/张传霞,叶平枝,戚鹏主编. —郑州:郑州大学出版社,2018.8(2022.8 重印)
(学前教育“十三五”重点规划教材)
ISBN 978-7-5645-5726-3

Ⅰ.①学… Ⅱ.①张…②叶…③戚… Ⅲ.①学前儿童-卫生保健-资格考试-教材 Ⅳ.①R179

中国版本图书馆 CIP 数据核字(2018)第 182598 号

郑州大学出版社出版发行
郑州市大学路 40 号　　邮政编码:450052
出版人:孙保营　　发行部电话:0371-66966070
全国新华书店经销
河南龙华印务有限公司印制
开本:787 mm×1 092 mm　1/16
印张:18.5
字数:464 千字
版次:2018 年 8 月第 1 版　　印次:2022 年 8 月第 7 次印刷

书号:ISBN 978-7-5645-5726-3　　定价:48.00 元

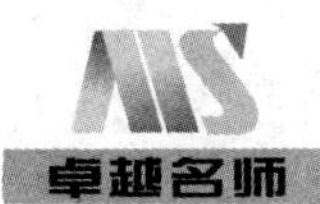

主编简介

张传霞

北京师范大学访问学者，郑州幼儿师范高等专科学校高级讲师，前学前教育学部主任。

研究领域：儿童营养保健，儿童心理健康教育，幼儿常见疾病、传染病的护理和预防，幼儿园安全教育和意外伤害的应急处理及预防等。主编《学前儿童卫生与保育》、合编《幼儿教育概论》，被河南省教育厅定为河南省幼儿师范学校教材；此次有幸与叶平枝教授合作主编《学前儿童卫生与保育》，被定为学前教育新课标“十二五”、“十三五”重点规划系列教材。

叶平枝

博士，教授，硕士研究生导师，广州大学教育学院学前教育系主任。

研究领域：幼儿园课程与教学，幼儿问题行为的教育干预。主持“河南省幼儿创新教育体系研究”等多项省部级课题，获得省级科研奖励4项。

在国家级出版物及核心期刊上发表30余篇学术论文。出版《幼儿社会退缩特征及教育干预研究》《高考应试心理训练》2部学术专著，主编和合作出版《创新与探索——从观念到行为的幼儿园创新教育研究》《幼儿游戏理论与指导》《幼儿教育概论》等多部教材和专著。

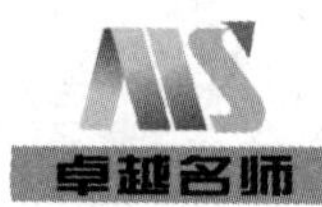

编写团队

主　编　**张传霞**

北京师范大学访问学者

郑州幼儿师范高等专科学校　高级讲师

叶平枝

广州大学教育学院学前教育系主任

博士　教授　硕士生导师

戚　鹏

郑州大学出版社学前教育分社　社长

副主编　**张建锋**

中原科技教育学院　副教授　硕士

孙锐丽

黄河科技学院职业技术学院　讲师　硕士

丁光雪

南阳幼儿师范学校　高级讲师

刘　燕

信阳潢川幼儿师范学校

编　委　**陈昊婷**

中原科技学院教育学院　硕士　讲师

张舒曼

河南省中原学前教育研究院　硕士

党秋彩

驻马店幼儿师范高等专科学校

前 言

学前儿童卫生与保育是以卫生学原理为基础，探索、研究学前教育中儿童身心健康和保育的一门科学。它是师范院校学前教育专业的一门基础学科。

学前儿童正处在生长发育的重要时期，机体组织、器官发育还不完善，对疾病的抵抗力较弱，对外界环境的适应力较差。因此，做好学前儿童卫生保育工作，提高学前儿童的健康水平，是至关重要的。

张传霞、叶平枝、戚鹏主编的《学前儿童卫生与保育》，充分贯彻《幼儿园教育指导纲要》、(以下简称《纲要》)、《3—6 岁儿童学习与发展指南》(简称《指南》)、2016 新《幼儿园工作规程》(简称《规程》)所倡导的教育思想，全面反映了学前教育理论与实践的新成果，密切联系当前学前教育实际，具有很强的时代性、规范性、实用性和可操作性。

《学前儿童卫生与保育》教材已运用近五年时间。随着学前教育事业的发展，教育部、卫生部对卫生保健的要求，本书需要再次修订，其修订特色如下：

第一，以树立现代保育观念为切入点，以全新的视角对现代学前儿童的保育和教育进行了充分的论述，对学前卫生学的基本知识和技能做了全方位的介绍。

第二，体系完整，结构合理，相关知识的取舍较为恰切，同时重难点突出，主题鲜明。

第三，论述深入浅出，通俗易懂，真正体现了易读、易解、易用的编书原则。

第四，注重理论与实际相结合，合理吸纳了相关学科的最新成果，丰富了学前卫生学的知识体系。

第五，删除与现实不符的论述，增添了新的元素。《学前儿童卫生与保育》呈现出新的时代特征，为跟上新时代学前教育的发展，将第一版中落后于时代发展的论述作了删除。本书为第二版，在修订的过程中，中原科技学院教育学院张建锋、黄河科技学院职业技术学院孙锐丽付出了辛勤的劳动，把他们的从教经验和实例充实在本书中，给本书修订增添新鲜的生命力，富有时代感。

第六，各章节加入了很有针对性的情境案例并予以分析，各章节后列有思考题和近五年的教师资格证考试模拟试题及附有参考答案，更便于教师教学和学生理解及有目的复习与掌握。所以本书的基础性、实用性、实践性、前瞻性、新颖性和可操作性是本书的特色。因此，《学前儿童卫生与保育》是师范院校学前教育专业必修教材，是学前教育专业学生必学的专业学科，也是学前教育专业保健教师和家长的优选学习用书。

编 者

2022 年 6 月

内容提要

本书以保护和促进学前儿童身心健康发展为主要内容，系统地介绍了学前儿童生理解剖特点及保健、生长发育特点及保健、学前儿童的保育、学前儿童生活与教育过程中的卫生、学前儿童的营养卫生、学前儿童的心理健康教育、学前儿童的常见疾病和传染病，以及意外伤害的预防和应急处理、托幼园所的卫生保健制度和环境卫生等内容。

修订版的全书体系更完整，对相关知识的取舍较为合理，内容深入浅出，通俗易懂，注重基础性、实用性、实践性和可操作性，同时也吸纳了相关学科的最新研究成果从而丰富了学前卫生学的知识体系，并在章节中设有大量的案例分析，章节后有思考题和国家教师资格证考试模拟试题与参考答案，便于教师教学和学生学习理解与掌握。

本书可作为三年制和五年制学前教育专业或保育专业教材使用，也可供学前儿童保育教师和家长学习参考。

目　　录

绪 论

学前儿童卫生与保育是以卫生学原理为基础,探索、研究学前教育中儿童身心健康与保育的一门科学,它是幼儿师范院校学前教育专业必修的一门专业学科。

学前儿童卫生与保育是卫生学的重要组成部分,其主要内容包括:学前儿童的解剖生理特点及生长发育规律,学前儿童的保育,学前儿童生活与教育过程的卫生,学前儿童营养卫生,学前儿童的心理卫生,幼儿园物质环境卫生,学前儿童常见病和传染病的预防,幼儿园的卫生保健制度,意外事故的预防和急救等。

学前儿童正处在生长发育的重要时期,机体组织、器官发育还不完善,对疾病的抵抗力较弱,对外界环境的适应力较差 ,因此,做好学前儿童保育工作,提高学前儿童的健康水平,是非常重要的。托幼园所在对学前儿童进行保教过程中,必须认真做好卫生保健工作,防止和消除不利于学前儿童生长发育的各种因素,为学前儿童提供适宜的精神环境和物质环境。这就要求托幼园所的每一位保教人员,必须具备学前卫生学的基本知识和技能,树立现代保育观念,以新的视角看待现代学前儿童的保育工作,同时引领家长与托幼园所密切配合,共同做好学前儿童卫生与保育工作。

学前儿童卫生与保育与学前心理学、学前教育学和五大领域及《幼儿园教育指导纲要(试行)》、《3—6 岁儿童学习与发展指南》有着密切的联系。它是幼师学生学习有关学科的基础,能为这些学科提供科学的理论依据。

在学习学前儿童卫生与保育的过程中,应坚持理论联系实际的原则,在认真学习教材的基础上,借助于课件、模型、标本、实验等直观教具,结合见习和实习活动,丰富感性认识,加深对基础理论知识的理解,培养实际工作能力。同时,作为未来的幼儿教师,还应该在日常生活和学习过程中,自觉遵守各项卫生制度,培养良好的个人卫生习惯,为将来从事幼儿教育事业打下坚实基础。

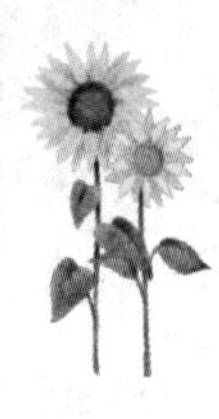

思考与实践

1. 为什么要学习学前儿童卫生与保育？
2. 学前儿童卫生与保育研究的主要内容有哪些？

第一章　学前儿童的解剖生理特点及卫生

人体是一个奇妙的整体。组成人体最基本的结构和功能单位是细胞,形态相似、功能相近的细胞借细胞间质结合在一起就形成了组织,几种不同的组织相互结合具有一定的形态、完成一定功能就构成了器官,不同器官按顺序联系在一起。完成一系列连续性生理机能就是系统。人体共有神经、运动、消化、呼吸、循环、泌尿、生殖、感觉、免疫、内分泌系统。依靠这些系统,人体获得各种功能,保持旺盛的生命活力,获得健康和发展。对于学前儿童而言,各大系统均在生长发育的过程之中,虽具有各系统的基本功能,却在形态、结构和功能等方面均不成熟,容易出现不同的健康问题,这些问题如果不及时的干预,不仅会影响各大系统的健康发育,危害学前儿童的健康,还可能抑制各大系统功能和结构的正常发展,为未来的健康埋下隐患。因此,熟悉学前儿童各大系统的解剖生理特点和保健,是非常重要的。

本章以人体各大系统的基本解剖生理特点为基础,主要介绍学前儿童各大系统的解剖生理特点及保健。本章分成十节,即学前儿童神经系统、运动系统、呼吸系统、消化系统、循环系统、泌尿系统和生殖系统、皮肤、内分泌系统、免疫系统和感觉器官的特点和保健。

第一节　神经系统

神经系统是最重要的调节机构,遍布全身,就像计算机的 CPU 一样,时刻调节着人体所有功能,使机体各器官系统的功能相互协调,成为一个统一的整体(图 1-1)。

大脑
小脑
脑神经
脑干
颈丛
交感神经干与节
臂丛
脊髓
肋间神经
腋神经
脊神经后支
肌皮神经
上肢的皮神经
正中神经
桡神经
腰丛
尺神经
骶丛
股神经
坐骨神经
闭孔神经
下肢的皮神经
腓总神经
胫神经

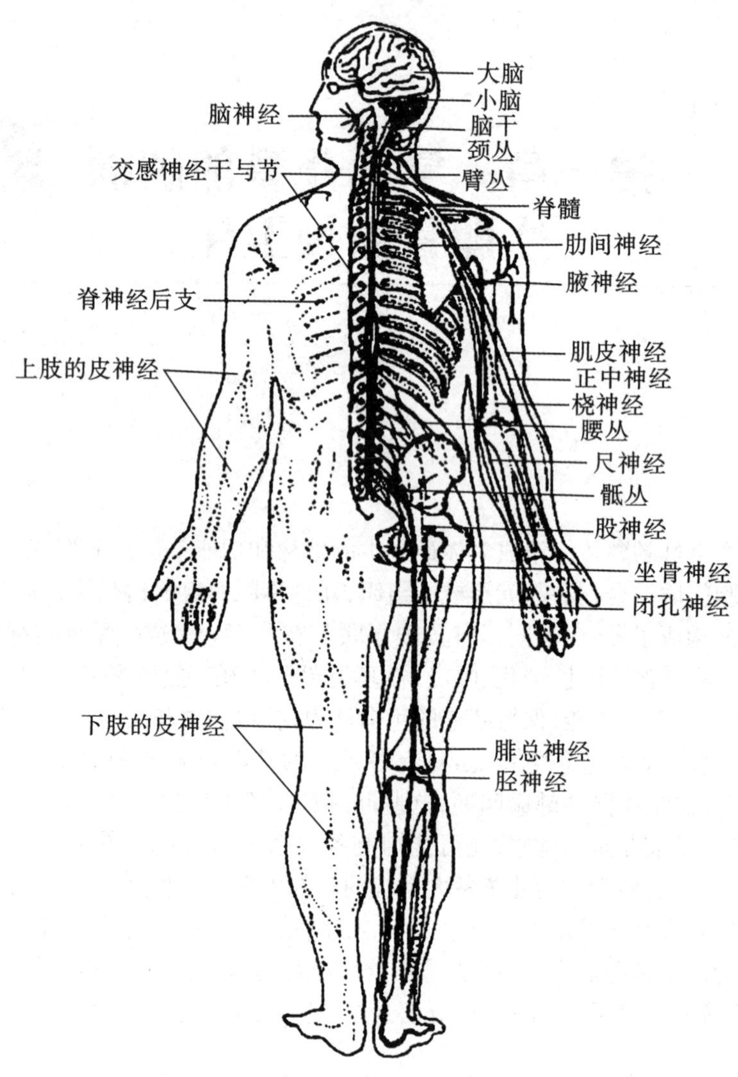

图 1–1　神经系统

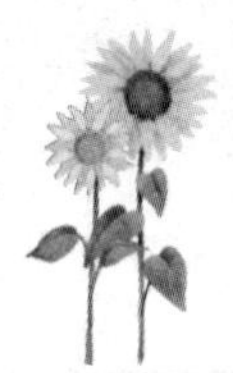

一、概述

（一）神经系统的组成、结构和机能

1. 神经系统的组成（由中枢神经系统和周围神经系统组成）。

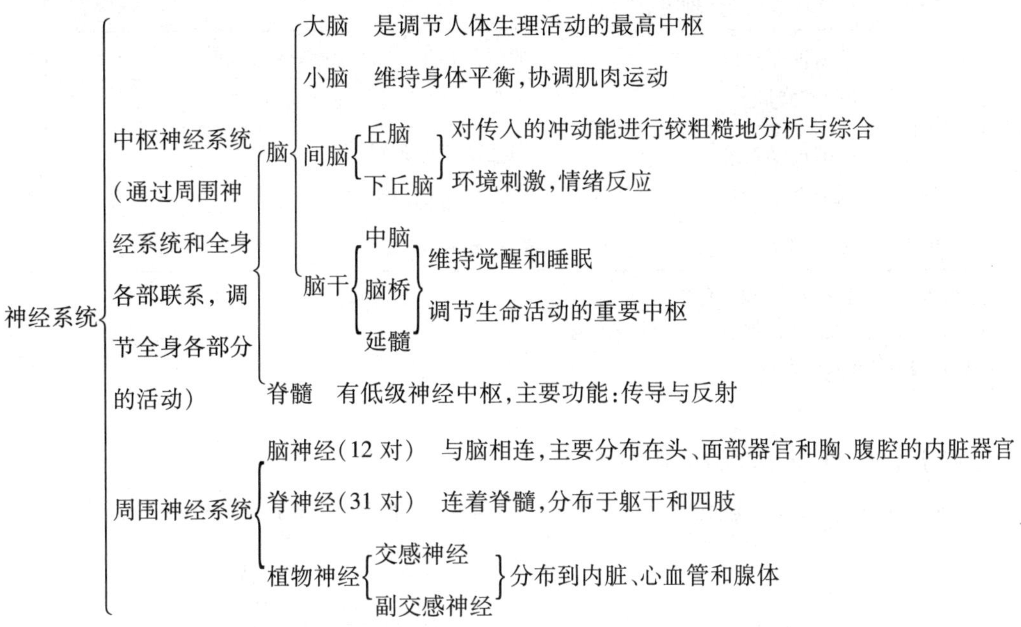

2. 神经系统的基本结构和机能

神经元是神经系统的基本结构和功能单位。神经细胞独特的结构是神经系统完成复杂功能的基础。

神经元的结构（图 1-2），由细胞体、突起所构成。神经元的突起分为树突和轴突。树突短而多，轴突少而长。树突接收信息，轴突传导信息。神经元的突起又叫神经纤维，它长短不一，分有髓鞘的神经纤维和无髓鞘的神经纤维，有髓鞘的神经纤维有防止兴奋扩散的绝缘作用。一般有髓鞘的神经纤维比无髓鞘的神经纤维传导的速度快而准确。许多神经纤维集合成束为神经。

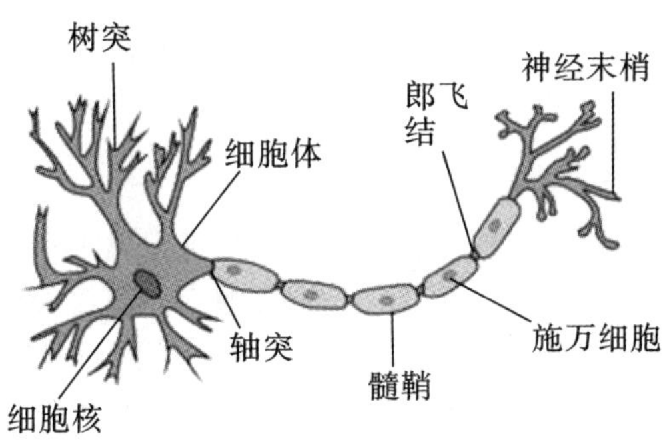

图 1-2　神经元的结构

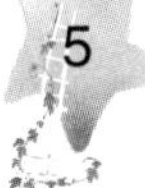

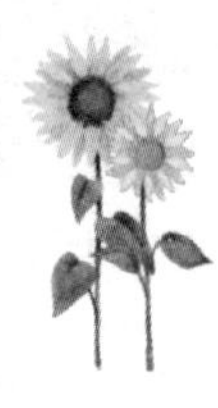

神经元受到刺激后，产生兴奋，并把兴奋传导出去。人体的任何一项神经活动，至少有两个以上的神经元参加，即一个神经元的轴突末端与另一个神经元的细胞体或树突相接触，这个接触点称为突触。突触是传递信息的关键部位（表 1–1）。

表 1–1　神经元的结构和功能

神经元	结构	细胞体和突起（轴突、树突）	
	分布	中枢神经系统（脑和脊髓）	细胞体密集，色泽灰暗，构成灰质
			神经纤维汇集，色泽白亮，构成白质
		周围神经系统（脑神经和脊神经植物神经）	细胞体构成神经节
			神经纤维构成神经
	功能	接受刺激，产生兴奋，传导兴奋，突触：传递信息	

神经纤维：轴突（包括分支）以及套在外面的髓鞘。

神经末梢：神经纤维末端的细小分支，分布在全身各处。

突触：传递信息的关键部位。

（二）中枢神经系统组成和机能

由脑和脊髓所组成。脑位于颅腔内，包括大脑、小脑、间脑和脑干 4 个部分（图 1–3）。

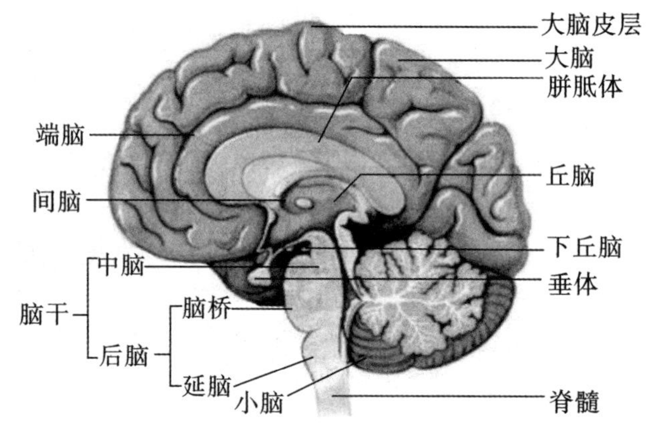

图 1–3　脑

1. 脑位于颅腔内，由大脑、小脑、间脑和脑干组成

大脑　大脑是中枢神经系统中最高级的部分，是进行思维和意识活动的器官，是调节人体活动的最高中枢。大脑由左右两个半球构成，大脑表面覆盖着由灰质构成的大脑皮层，平均厚度约 2 ~ 3 mm。皮层表面有许多凹陷的沟和隆起的回，这就大大地增加了大脑皮层的总面积（据统计约有 2200 cm^2）。大脑皮层主要由神经元的细胞体构成，约有 160 亿左右的神经元。根据大脑皮层各部位的主要生理机能不同，可将其分为许多机能区，叫大脑皮层机能定位。某个机能区叫做某种反射的中枢。比较重要的中枢有：躯体运动中枢、躯体感觉中

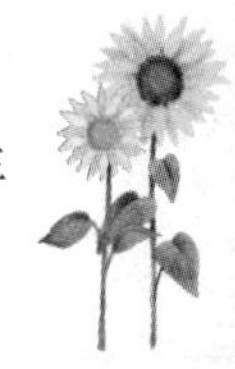

枢、视觉中枢、听觉中枢、语言中枢等(图1-4)。

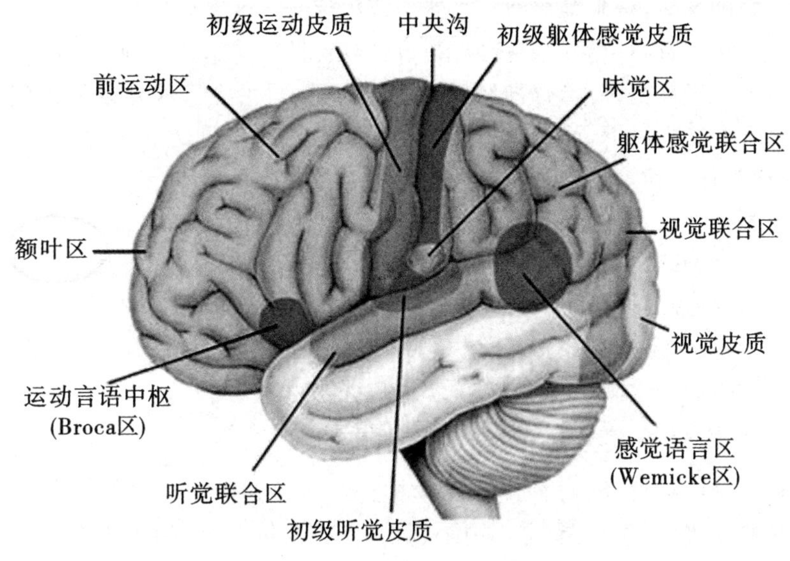

图1-4　大脑皮质的神经中枢

这些中枢的定位在某个区域应主要管理某个区域的活动。

但是,大脑皮层的机能定位不是绝对的,每一个机能都与整个大脑皮层有关,因此,当大脑皮层的某个机能区受损时,也往往影响该机能区以外的其它机能。

大脑皮层以内是白质,由神经纤维组成。有些神经纤维把左右大脑两半球联系起来,有些把大脑皮层与小脑、脑干、脊髓联系起来,这样,大脑皮层便可以通过这些神经纤维来调节全身器官的活动。当某些神经纤维受到损伤就会出现相应的机能障碍。

小脑位于脑干的背侧、大脑的后下方。小脑有许多神经纤维与脑干、脊髓相联系,其主要功能维持身体平衡,协调肌肉运动。因此,小脑发生疾病时,闭眼站立不稳,走路时身体不平衡,歪斜易倒,动作不准确,更不能完成精确的动作。

间脑位于中脑上方,大部分被大脑覆盖着,分丘脑和下丘脑。

丘脑是大脑皮层下较高级的感觉中枢,对传入的冲动能进行较粗糙的分析与综合。当一侧丘脑受损时,对侧肢体将发生感觉障碍。

下丘脑是大脑皮层下调节植物神经活动的较高级中枢,是人体对环境刺激发生情绪性反应的高级调节部位,并对体温、物质代谢起调节作用。同时,还控制脑垂体的内分泌活动,并通过脑垂体影响其它内分泌腺的分泌活动。

脑干　在大脑之下,包括中脑、脑桥和延髓。脑干上连间脑,下连脊髓,背部跟小脑相连。延髓中有调节生命活动的重要中枢,如呼吸、心跳、血管运动中枢等,延髓受损会立即危及生命,故称为“生命中枢”。延髓和脑桥中有吞咽、呕吐等中枢。中脑与维持觉醒或睡眠、保持肌肉的紧张度,以及维持身体的平衡和姿势有关。故脑干是脑的骨干部分,对人的生命健康起着重要的作用。

脑干中有重要的上、下神经传导的经路,它是大脑、小脑与脊髓相互联系的重要通路。

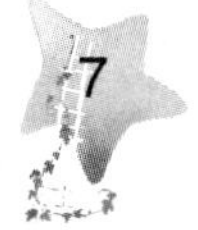

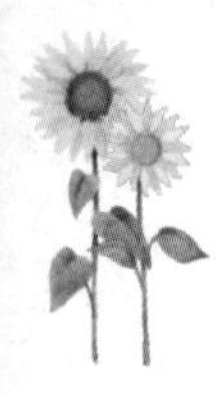

这些传导经路受到损伤就会出现头颈、躯干、四肢的感觉和运动障碍。

2. 脊髓　呈圆柱状，位于椎管内。主要功能是传导与反射。

传导功能　构成脊髓白质的上行或下行传导束，是脑与躯体、内脏之间联系的通道。人体大部分器官的神经兴奋，沿着脊神经后根进入脊髓，再沿上行传导束传达到脑；脑所要传出的大部分神经冲动先沿下行传导束传达到脊髓，再由脊髓通过脊神经前根传达到人体大部分器官，完成各种活动。当脊髓因损伤而横断时，上、下兴奋传导就会中断，使身体在损伤面以下的感觉和运动发生障碍，成为截瘫。

反射功能　脊髓的灰质里有许多低级的神经中枢，可以完成许多基本的生理反射活动，如排尿、排便反射等等。但在正常情况下，这些反射活动是在脑的控制下进行的。如果由于外伤或其他原因，使脊髓在胸部完全横断，其横断以下的脊髓不再受脑的控制，排尿、排便等反射活动就不受意识的控制，而出现大小便失禁现象。

（三）周围神经系统组成和机能

周围神经系统由脑神经、脊神经和植物神经组成。它们把全身的所有器官联系起来。中枢神经系统主要决策（发出指令），周围神经系统则是传入或传出信息（执行指令）。

1. 脑神经

脑神经 12 对。这些神经主要分布于头面部的器官和胸腹腔的内脏器官。主要支配这些器官的活动。如果某部位神经发生病变，会出现相应的症状。如一侧面神经麻痹时，便会出现口角向另一侧歪斜，患侧眼不能闭合等症状。

2. 脊神经

脊神经 31 对。其中包括颈神经 8 对、胸神经 12 对、腰神经 5 对、骶神经 5 对、尾神经 1 对。每对脊神经在脊柱旁边分为前支和后支，分布于躯干和四肢，调节躯干和四肢的活动。

脊神经的前根和后根在椎间孔处合成。前根由运动神经纤维组成，后根由感觉神经纤维组成。所以脊神经又叫混合神经。

3. 植物神经系统

支配内脏、心血管和腺体的传出神经叫植物神经。其功能是在中枢神经系统的控制下调节机体的营养、呼吸、循环、分泌、排泄、生长和生殖等机能活动，并影响全身组织的新陈代谢。

植物神经包括交感神经和副交感神经两大类。人体一般的内脏器官都接受交感感神经和副交感神经的双重支配，并对同一器官起相反的作用，相互制约，保证了器官的协调作用，以适应机体的需要（表 1–2）。

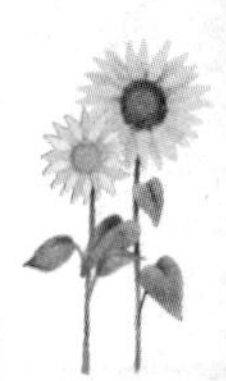

表 1-2　交感神经与副交感神经的区别

器官	交感神经	副交感神经
循环	心跳加快、加强，冠状血管舒张，血液量增多，皮肤及腹腔内脏外周血管收缩。	心跳减慢、减弱，冠状血管收缩，血液量减少，部分器官（生殖器）外周血管舒张。
呼吸	支气管平滑肌舒张	支气管平滑肌收缩
消化	抑制胃肠蠕动、降低紧张性、促进唾液腺分泌黏稠少量的唾液，抑制胆囊收缩	促进胃肠蠕动、提高紧张性，促进唾液腺分泌稀薄的、量多的唾液，促进胆囊收缩
泌尿	肾脏血管收缩、膀胱逼尿肌松弛	膀胱逼尿肌收缩
眼	瞳孔放大，睫状肌松弛	瞳孔括约肌收缩、瞳孔缩小，睫状肌收缩，促进泪腺分泌
皮肤	立毛肌收缩，汗腺分泌	
代谢	促进异化作用，促进肾上腺分泌，血糖升高	促进同化作用，促进胰岛素分泌，降低血糖

（四）高级神经活动

高级神经活动是指神经系统高级部位的活动，对人和高等动物来说，就是指大脑皮层的生理活动。高级神经活动的基本方式是条件反射。

神经系统活动的基本方式反射。反射分条件反射和非条件反射。非条件反射是生来就具有的先天性反射，如新生儿出生会吸吮、排便，这种反射由大脑皮层下各个中枢参加完成的，是较低级的神经调节方式。条件反射是在非条件反射的基础上，经过一定的训练过程获得的，这种反射是在大脑皮层的参与下形成的，是较高级的调节方式。如幼儿学习绘画、儿歌、跳舞等。条件反射的建立使小儿能更好更快地了解并适应环境。随着条件反射的增多和积累，小儿智力的发展也就逐渐趋向成熟和复杂。

条件反射是动物和人都具有的生理活动，但是人和动物的条件反射有着本质的区别。动物只能对外界具体事物的刺激发生反应，形成条件反射，这种只对具体信号刺激发生反应的皮层机能系统叫做第一信号系统。而人类除对具体信号刺激发生反应外，还可以对语言文字，劳动创造等发生反应，这种反应的皮层机能系统，叫第二信号系统。因而人类能建立更复杂的条件反射，使人类的神经功能更加复杂与完善，丰富了人类对外界各种事物的认识，使人具有了形成概念、判断、推理等抽象思维能力。人类能改变世界、创造世界。这是人类区别于动物的根本特征。

由此可见，第二信号系统是在第一信号系统的基础上建立的。这就要求我们在对学前儿童实施教育时，要采用直观教学法，丰富其感性认识，以保证学前儿童形成正确的概念。

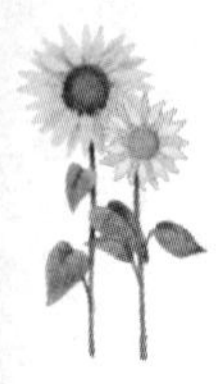

二、学前儿童神经系统的解剖生理特点

（一）大脑

1. 大脑重量的变化

神经系统在胎儿时期的发育一直处于领先地位，新生儿出生后神经系统仍处于迅速发育过程中。脑重量增长在一生中是最快的时期。出生时，大脑的重量已有350—400 g，大约是成人大脑重量的1/4，而其体重只有成人体重的1/20。出生后继续迅速发育，6个月大脑重约700 g，接近成人脑重的1/2，1岁时大脑重约900 g，为成人大脑重的2/3，2岁大脑重量约1011 g，为成人大脑重量的3/4，4 ~6岁达到1250 g，约为成人脑重的9/10，此后直到成年大脑的发育过程开始减慢。可见，大脑在人生的最初2年内发育的最快（图1-5）。

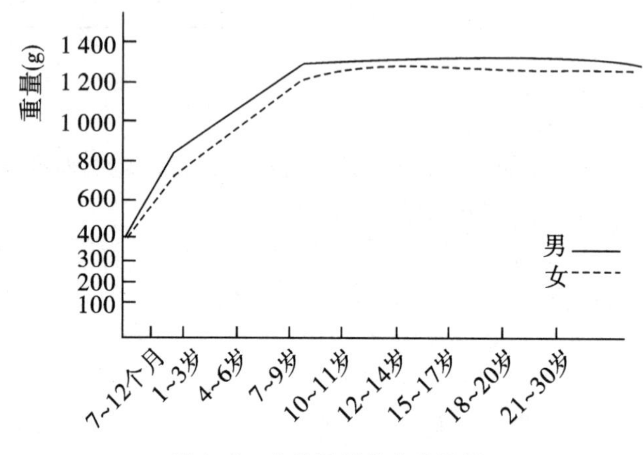

图1-5　大脑重量发育曲线图

2. 大脑皮层的发育和机能

大脑皮层的神经细胞是随着年龄的增长而发育成熟的。新生儿出生时大脑在结构上具有与成人相似的六层结构，但皮层的沟和回较成人浅。神经细胞体积小，细胞之间神经纤维联系较少，神经纤维短、少，髓鞘还没长成，因此，对外来的刺激不能迅速而精确地进行传导、分化。如新生儿受到刺激其表现往往呈全身性不规则的乱动。3岁左右大脑皮层细胞体积不断增大，4—5岁神经纤维日益增长，髓鞘化过程迅速进行，使神经传导更加迅速而准确。5岁左右能够比较容易地形成阅读和前书写的条件反射，到6岁已经能够形成一些比较抽象的概念，而且具有较强的模仿性和想象力，注意力的稳定性也增强了。幼儿心理和智力发展与脑的发育完善紧密相关，8岁时大脑皮层的发育已基本接近成人，以上这些发展都说明小儿在出生时大脑的发育已为接受教育提供了一定的可能，出生后大脑的迅速发育，又为教育教学提供了生理基础。在教育教学的实践中，又进一步促进了大脑皮层的发育。充分说明，优生，提供了脑发育的良好潜力；优育，给婴幼儿以丰富的生活体验，使其潜力得以充分的发挥。（见图1-6）。

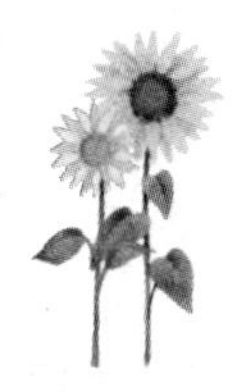

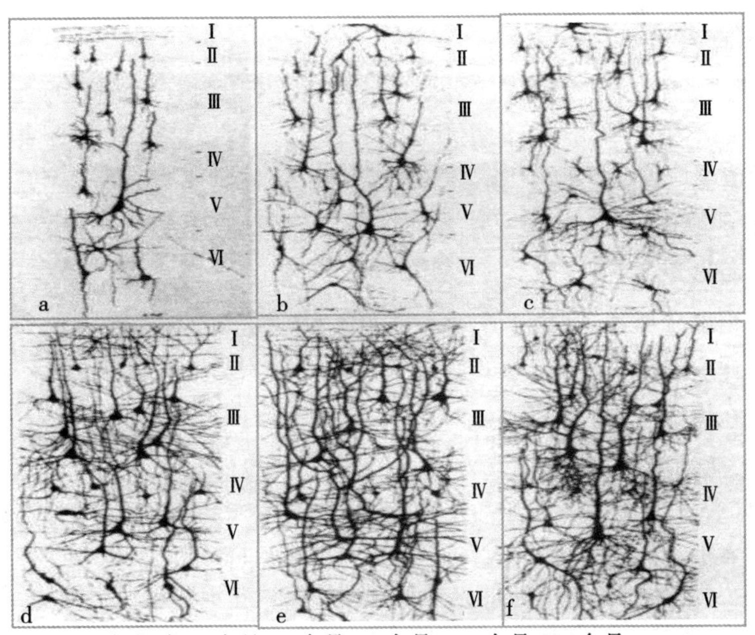

a:出生时;b:1个月;c:3个月;d:6个月;e:15个月;f:24个月

图 1-6　出生后大脑皮质的发育

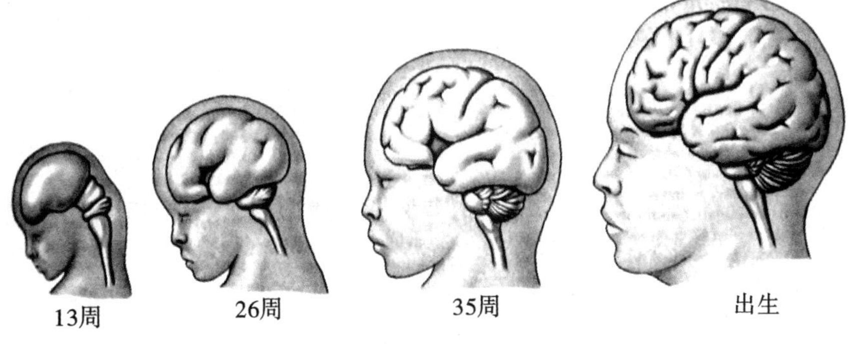

图 1-7　胎儿期的大脑发育

3. 大脑正常工作的重要条件

耗氧量　充足的供氧量是大脑工作的重要条件之一。成人大脑的耗氧量在全身是最高的,其重量约占体重的 2.5% ,但其耗氧量占全身耗氧量的 25% 。而学前儿童大脑的耗氧量更是惊人,占全身耗氧量的 50% 。也就是说,学前儿童全身需氧量的一半来自大脑。所以,学前儿童生长发育需要充足的氧气。

能量供应　能量供应是大脑工作的另一个重要条件。由于血脑屏障会阻止大分子能量物质进入大脑,大脑能量的唯一来源是葡萄糖,一旦血糖降低就会影响大脑的工作。学前儿童肝糖原贮备较少,在饥饿状况下,不能像成人那样把储备的肝糖原转换成葡萄糖释放入血液,因此,一旦饥饿,很容易出现大脑能量供应不足而致活动时精神欠佳。

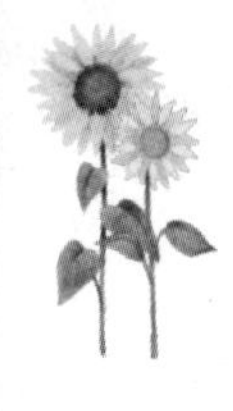

（二）小脑

婴儿的小脑发育相对较晚，这是婴儿早期肌肉活动不协调的主要原因。1岁时开始迅速发育，但走路重心不稳；3岁时小脑的机能逐渐加强，能较稳地走和跑，但摆臂仍不协调；5～6岁时，能准确协调地进行各种动作，如走、跑、跳、踢等，使肌肉活动的协调性加强了。而且能很好地维持身体平衡。

（三）脊髓

脊髓在胎儿期已经较好地发育了，出生时脊髓和延髓的功能已经很发达了，这就保证了新生儿呼吸、心跳、消化、排泄器官的正常活动，也保证了对新陈代谢的调节。

（四）高级神经活动的特点

学前儿童高级神经活动的特点是兴奋过程强于抑制过程，即兴奋占优势，年龄越小，表现得越突出。随着年龄的增长，大脑皮层的功能也日趋完善，兴奋过程和抑制过程都在不断地加强，兴奋过程的加强，使其睡眠时间逐渐减少，觉醒时间不断延长。抑制过程的加强，使其学会控制自己的行为和较精细地进行各种活动。但神经细胞还比较脆弱，易疲劳。在整个学前期兴奋仍占优势。一般在7—8岁时就能较好地控制自己的行为了。

三、学前儿童神经系统保健

学前儿童神经系统正处在迅速发育阶段，尤其是大脑皮层的神经细胞还很脆弱，对周围环境适应能力较差，故需要采取科学的保健措施，以促进神经系统的发育，保证其健康成长。

（一）提供合理的营养

营养是大脑发育的物质基础。只有供给均衡合理的营养（如蛋白质、葡萄糖、脂类）等，才能促进神经系统更好的发育。研究证明：在生命的前4年里，营养缺乏会影响智力的发展，在学习的过程中，则表现为注意力不集中，记忆力较差，对外界的反应迟缓，特别对语言发展不利。因此，要高度重视学前儿童的科学营养。

（二）保证空气新鲜

学前儿童生理需要充足的氧气，研究表明：成人脑耗氧量约占全身耗氧量的1/4；学前儿童脑耗氧量几乎占全身耗氧量的1/2。因此，让学前儿童在空气新鲜的环境中生活、学习至关重要。

【案例分析】

王老师班里有60多个孩子，每到冬天，门窗关闭，教师经常会发现孩子们精神萎靡不振，思维能力下降，这是为什么呢？

（三）制定并执行合理的生活制度

托幼园所应根据学前儿童的生理特点，为不同年龄班的学前儿童安排一日活动的时间和内容，让全体学前儿童按时活动、休息、就餐、睡眠等。这样长期坚持下去，就会在学前儿童大脑皮层形成一系列的条件反射，使整个生理活动按照一定的规律进行，以减轻神经系统

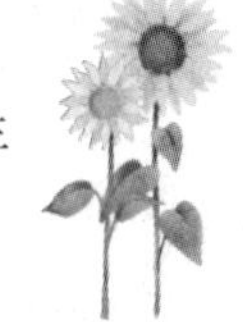

的负担，促进神经系统的发育。

（四）保证学前儿童充足的睡眠

睡眠可以使神经系统、感觉器官和肌肉得到充分休息，因为睡眠时大脑皮层及某些皮层下中枢，进入广泛的抑制状态，所以睡眠是一种保护性抑制，能消除神经细胞的疲劳；能减少脑组织的能量消耗；能使脑细胞的重要成分（磷脂类物质）合成加速；能促进脑垂体分泌生长激素增多。因此，必须保证学前儿童有充足的睡眠时间，且保证睡眠质量。年龄越小，所需睡眠时间越长（表 1–3）。

表 1–3　不同年龄所需要的睡眠时间

年龄	睡眠时间（h）	年龄	睡眠时间（h）
新生儿	18 ~ 20	3 ~ 4 岁	11 ~ 12
1 岁以内	14 ~ 15	7 ~ 13 岁	9 ~ 10
2 岁	12 ~ 13	成人	7 ~ 8

（五）为学前儿童创设良好的生活环境

保教人员应该为学前儿童创设良好的生活环境。关爱每一位学前儿童，与其建立良好的师生关系，帮助学前儿童与同伴友好相处；坚持正面教育，不伤害其自尊心；不歧视有缺陷的学前儿童；不体罚和变相体罚学前儿童。家长也应学习学前教育理论知识，根据孩子的身心年龄特点、发展规律，为孩子营造温馨的家庭氛围。

（六）为学前儿童安排丰富多彩的游戏活动

在一日活动中，为学前儿童安排丰富多彩的游戏活动，可以加强神经系统的调节作用，让学前儿童多动脑、动手，促进其大脑的发育，使大脑皮层的活动更迅速、更准确、更灵活。

（七）合理安排学前儿童的教育教学活动的时间、内容和方法

研究表明：作用于学前儿童身体或神经系统的早期经验可刺激其大脑相应区域细胞的生长。因此，托幼园所应根据不同年龄的儿童生理特点来安排教育教学活动的时间、内容和方法，为学前儿童接受优质的学前教育创设良好的条件。

同时，学前儿童第二信号系统发育不完善，抽象思维力较差，对直观形象模仿力较强，而且他们的注意力与其兴趣有关，所以教师在教育教学活动中，内容要浅显易懂，积极结合教具，运用直观教学法，反复强化以巩固所学的知识和良好的行为习惯。但教学时间不宜过长，不同年龄班应有区别。教师应用游戏的方式激发和培养学前儿童的学习兴趣，发展他们的观察力和想象力，以促进和增强学前儿童神经系统的发育。

思考与实践

1. 根据学前儿童神经系统的特点，如何进行保健？
2. 充足的睡眠对学前儿童神经系统有哪些益处？

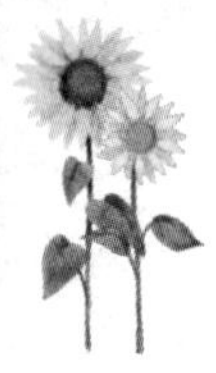

3. 学前儿童高级神经活动的特点是什么？

4. 根据学前儿童神经系统的特点，如何合理安排教育教学活动的时间、内容和方法？

第二节 运动系统

人体的运动系统是由骨、关节和骨骼肌组成。骨骼肌在神经的支配下，能够收缩牵引所附着的骨，以关节为支点转动，使人体做各种动作，是运动系统的动力部分。骨骼还具有支持、保护和造血的机能（图 1–8）。

【案例分析】

君君是个调皮的小朋友，喜欢爬高上低，虽然经常摔跤，却没有发生骨折。一天，妈妈偶然发现他的小腿有些弯曲，这是为什么？

一、概述

（一）骨骼

1. 骨骼的组成和机能

人体骨骼由 206 块骨连接而成（图 1–8）。

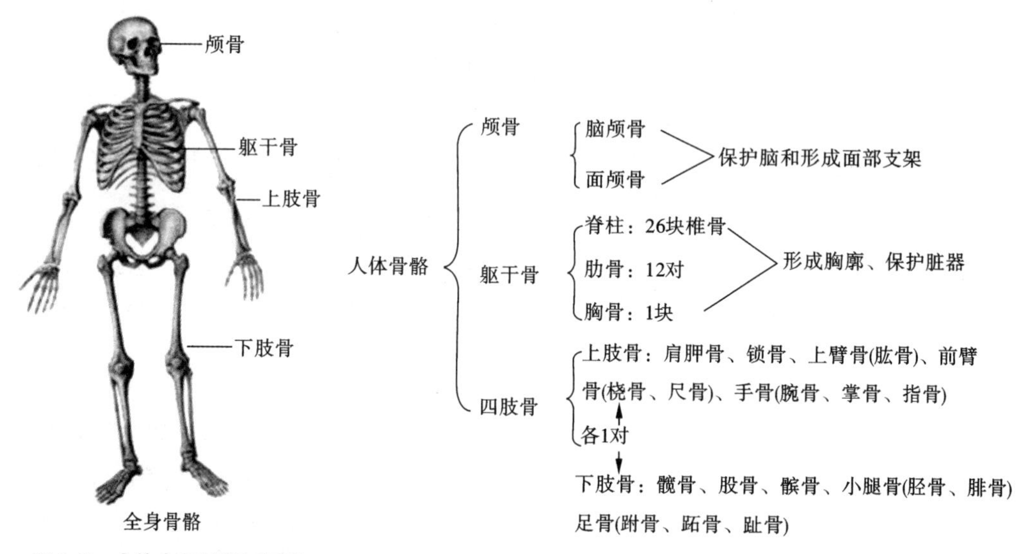

图 1–8 人体全身骨骼（前面）

骨骼按部位可分为颅骨、躯干骨和四肢骨。

颅骨 包括脑颅骨和面颅骨，保护脑和形成面部支架，起保护和支持作用。

躯干骨 包括脊柱、肋骨和胸骨。共同围成胸廓，容纳和保护心肺内脏器官。

四肢骨 包括上肢骨和下肢骨各一对。在肌肉的牵动下能产生各种动作。支持体重的作用。

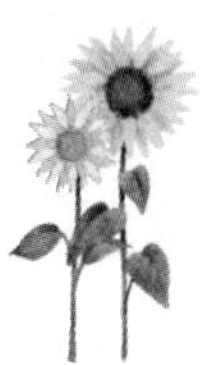

2. **骨的构造**

根据骨的形状可分为长骨、短骨、扁骨和不规则骨。骨的构造有骨质、骨膜和骨髓三部分。

骨膜　覆盖在骨表面的一层结缔组织膜叫骨膜。骨膜内有丰富的血管和神经，对骨有营养作用。骨膜内有成骨细胞，对骨生长和再生有重要的作用。

骨质　骨密质和骨松质。骨密质结构致密坚韧，耐压性强，分布在骨的外层和长骨的骨干部分。骨松质在骨的内层和骨的两端，呈蜂窝状，弹性较大。

骨髓　骨髓分为红骨髓和黄骨髓。红骨髓具有活跃的造血功能。学前儿童的骨髓全是红色的，有造血功能。5～7岁时，骨髓腔中脂肪组织逐渐增多，至成年时，红骨髓变成黄色，失去造血功能。长骨两端、短骨和扁骨的骨松质内，终身保持着具有造血功能的红骨髓。

人能够长高，与骨的生长有着密切的关系。在成年以前骨干与骨骺之间的骺软骨不断增长，人就长高了。成年后，这层软骨完全骨化，人就不再长高了。学前儿童骨膜下方的成骨细胞不断产生骨组织，使骨的表面增厚，使骨长粗。同时骨内还有一种破骨细胞，能破坏和吸收骨髓腔周围的骨组织，使骨髓腔扩大，使骨不断长长、长粗（图1-9）。一般到20～25岁，骨的生长发育就停止了。

3. **骨的成分和特性**

骨由有机物和无机盐构成（图1-10）。成人骨中的有机物和无机物的比例约为3∶7，有机物决定了骨的弹性和韧性，无机盐决定了骨的硬度，两者结合使骨既坚硬又有弹性。能很好的承担支持、保护和运动的技能。

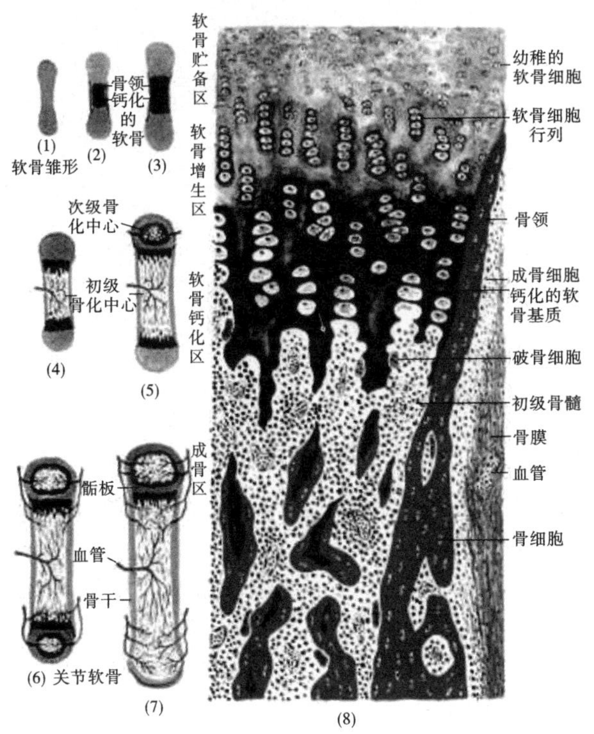

图1-9　软骨内成骨图示

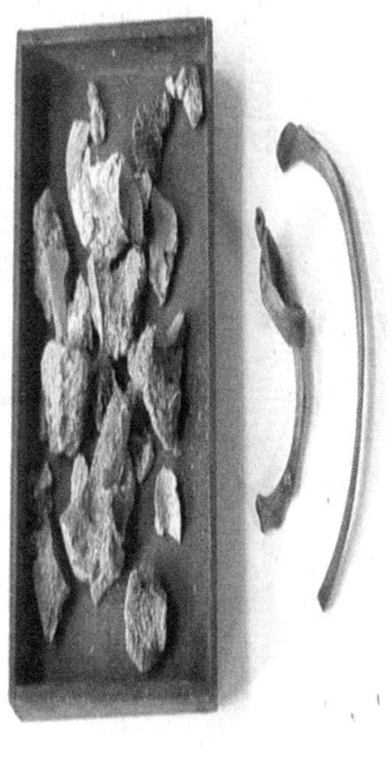

图1-10　骨成分中的有机质和无机质

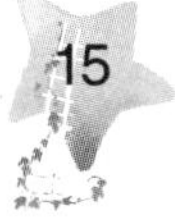

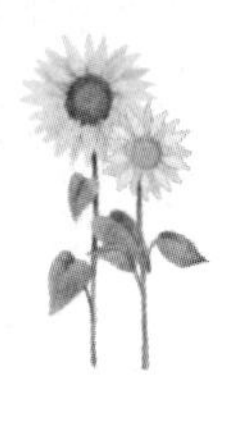

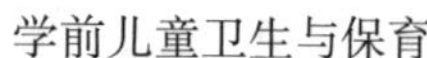

（二）学前儿童骨骼的特点

1. 学前儿童骨骼的结构和成分

学前儿童骨骼含有机物比成人多，无机物比成人少为 1∶1，故骨骼较软，弹性大，可塑性强，长期体位不正易弯曲变形。随着年龄的增长，骨内的无机物逐渐增多，有机物逐渐减少。

学前儿童的骨膜较厚，血管丰富，利于骨的生长和再生，所以，学前儿童发生骨折时及时治疗，愈合比成人快。

2. 学前儿童几种主要骨的发育特征

颅骨　乳儿的颅骨骨化尚未完成，有些骨的边缘彼此尚未连接，有些部位仅以结缔组织膜相连，这些膜的部分叫囟门。

颅骨在整个学前期的生长发育中，可以通过囟门的闭合、骨缝和头围的变化等评价颅骨生长发育的状况。新生儿的囟门共有两个，即前囟门和后囟门（图 1-11）。前囟门呈菱形，大多在 12 ~18 个月闭合；后囟门呈三角形，一般在出生后 6 ~8 周闭合，最晚在出生后 2 ~4 个月闭合。囟门的闭合，反映了颅骨的骨化过程。囟门早闭多见于头小畸形；晚闭多见于佝偻病、脑积水等。

胸骨　胸骨由胸骨柄、胸骨体、胸骨剑突构成（图 1-12）。学前儿童的胸骨各部分依靠具有繁殖能力的骺软骨连接在一起，可塑性强，但连接不牢固，故容易变形。胸骨一般要到 20 ~25 岁才完全愈合。

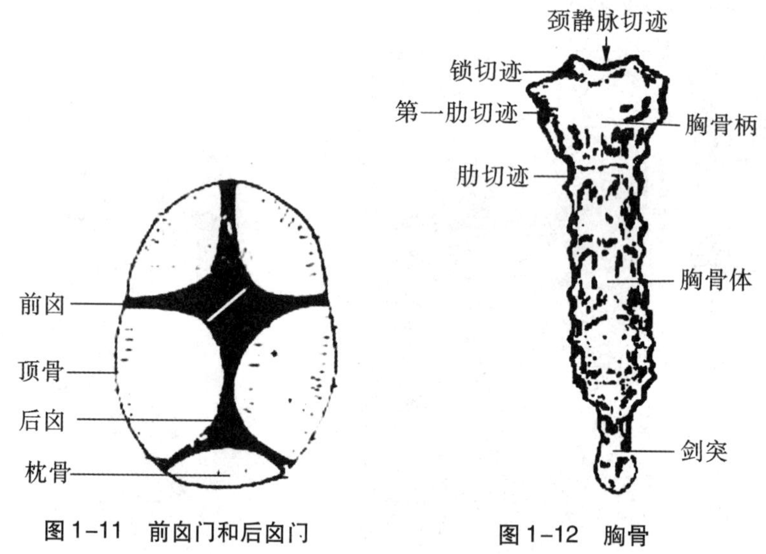

图 1-11　前囟门和后囟门

图 1-12　胸骨

腕骨　成人的腕骨由 8 块不规则骨所构成（图 1-13）。这是手部完成各种复杂活动的生理基础之一。

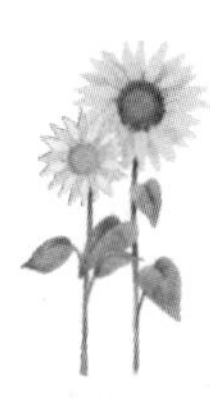

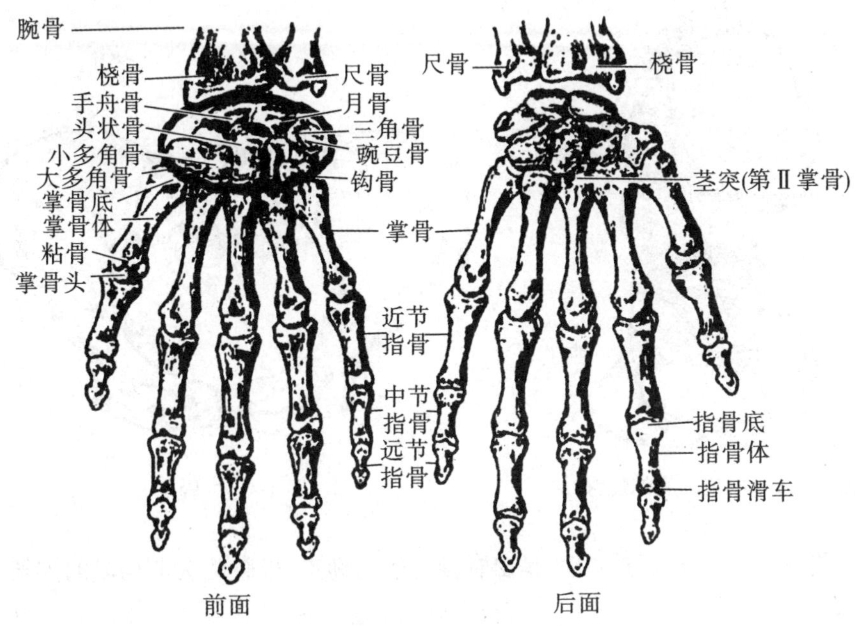

图 1-13　成人腕骨

新生儿的腕骨全是软骨，6 个月后，逐渐出现骨化中心，直到 10 岁左右，8 块腕骨的骨化中心才全部出现（图 1-14）。所以根据腕骨的多少判断骨骼发育的年龄，称骨龄。掌骨和指骨在 9～11 岁时骨化完成。故学前儿童腕部力量不足，运用手的精细动作时间不宜过长。（一般而言，女孩腕骨发育完成的时间比男孩早 2 年）。

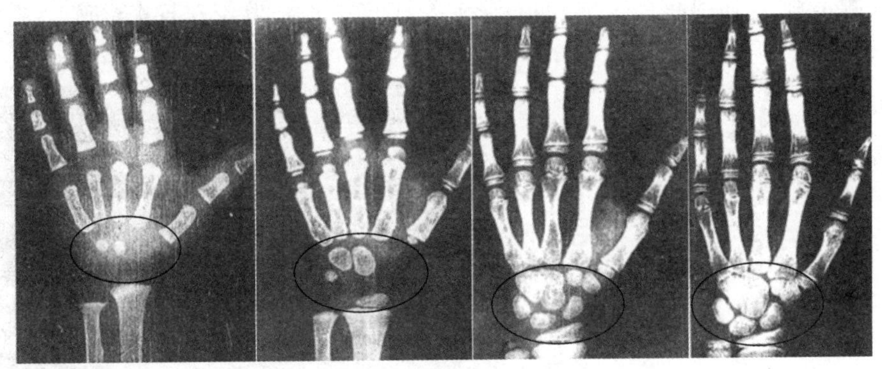

图 1-14　腕骨的钙化

骨盆　骨盆由骶骨、尾骨和髋骨共同围成的。学前儿童的髋骨不是一块完整的骨，而是由髂骨、耻骨和坐骨借软骨连接在一起，一般在 19～25 岁三块软骨才完全骨化愈合成为一块完整的骨，因而学前儿童的骨盆容易变形，需要特别的保护（图 1-15、图 1-16）。

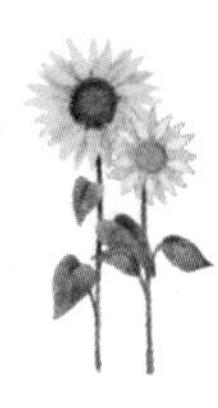

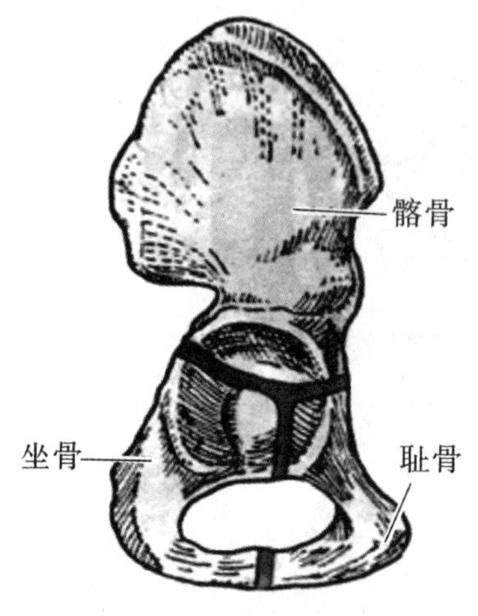

图 1-15　学前儿童的髋骨

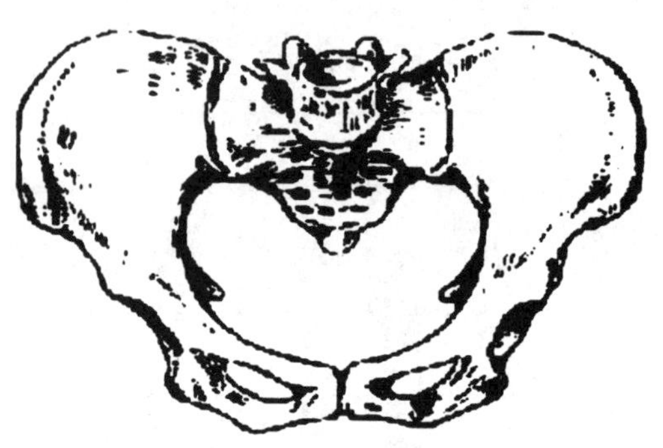

图 1-16　骨盆

脊柱　脊柱是人体的主要支柱，是由脊椎骨借助韧带、椎骨间关节构成的支架。该支架对保护内脏、维持身体平衡、缓冲运动时对大脑的震荡等具有重要的作用。成人脊柱有四个生理弯曲：颈曲、胸曲、腰曲、骶曲。新生儿脊柱除骶骨有弯曲外，其它弯曲还没有出现。随着年龄的增长，四个生理性弯曲逐渐出现。婴儿的动作发育可概括为“二抬、四翻、六坐，七滚、八爬、周会走”。二个月会抬头出现颈曲，四个月会翻身，六个月会坐时出现胸曲，七滚、八爬、周会走时出现腰曲。这些生理弯曲不固定，容易变形，如果身体姿势长期不正或患有佝偻病等，就会出现脊柱变形，如鸡胸、脊柱侧弯、驼背等（图 1-17、图 1-18）。

学前儿童脊柱的每个椎骨之间的软骨层特别发达。所以，当学前儿童体位不正或身体长时间一侧歪斜，容易引起脊柱的弯曲变形。脊柱的骨化在 20 岁左右才完成。

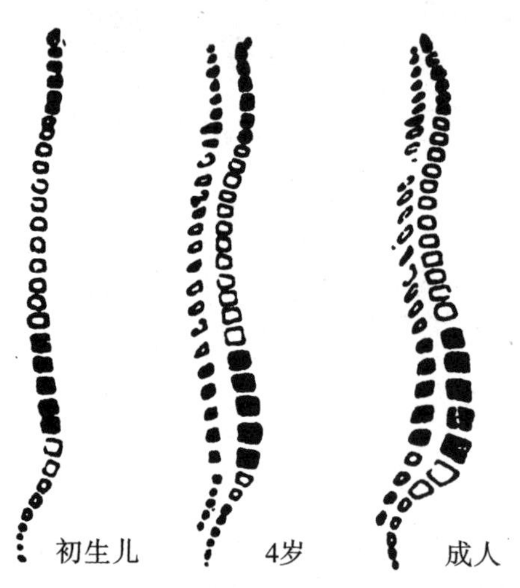

图 1-17　脊柱生理弯曲的变化

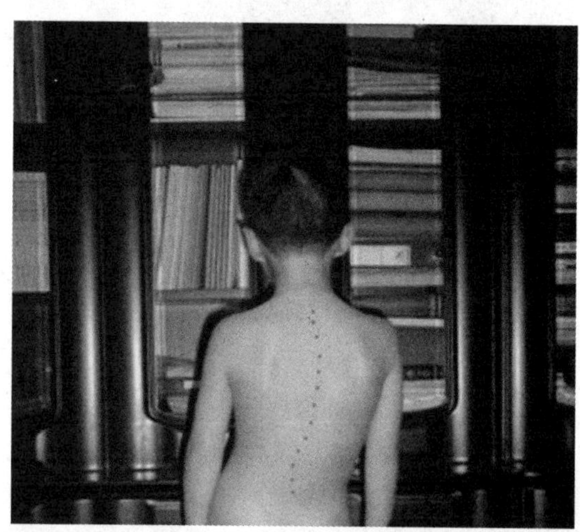

图 1-18　脊柱侧弯儿童

足弓　足骨的蹠骨及其连接的韧带形成凸向上方的弓形，称足弓。具有弹性作用，可以

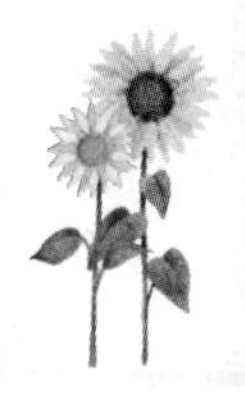

缓冲跳跃和行走时对身体所产生的震荡，还可以保护足底血管和神经免受压迫。维持足弓主要靠韧带的强度和足底肌肉的力量。若足腱损伤，或先天性软组织发育不良、足骨骨折等，均可导致足弓塌陷，形成扁平足（图 1–19）。学前儿童过早下地行走、长时间站立、走路，或者身体过度肥胖、运动负荷过大、穿不合适的鞋等都会形成扁平足。

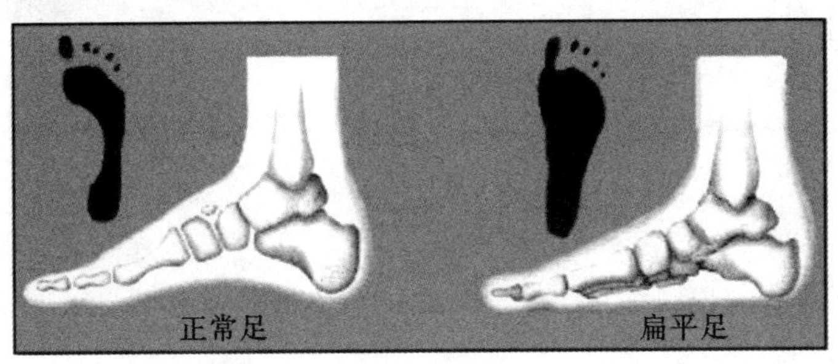

图 1–19　扁平足

二、关节

（一）概述

人体骨与骨之间相互连接的部位称为关节。有的关节能活动，有的则不能活动。这里主要讲能活动的关节。如肩关节、肘关节、腕关节、膝关节等。

关节由关节面、关节囊和关节腔构成（图 1–20）。

两骨相连接的部位称为关节面，其中一个略凸呈球形称为关节头；另一个略凹的称为关节窝。关节面上覆盖着一层光滑的软骨，有减少两骨间摩擦和减轻两骨撞击的作用，利于运动。关节周围由结缔组织构成的囊称为关节囊。它是封闭的，里面的腔隙称为关节腔。其内层为滑膜层，分泌滑液，减少关节运动时的摩擦。关节囊外面的韧带把两骨更牢固地连接起来，这种结构使关节既牢固又灵活。

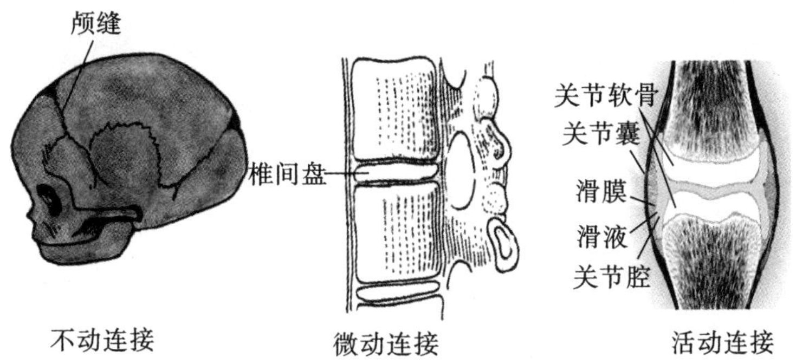

图 1–20　骨连接的三种类型

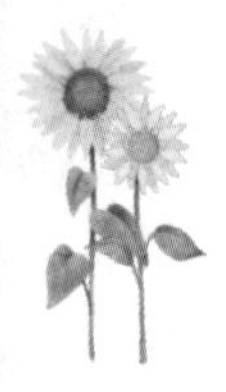
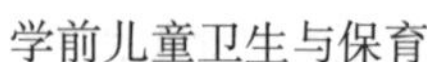

(二)学前儿童关节的特点

学前儿童的关节窝比较浅,关节附近韧带较松,肌纤维比较细长,所以关节的伸展性和灵活性、柔韧性显著地超过成人,尤其是肩关节、脊柱和髋关节。但关节的牢固性较差,在外力过猛的作用下,容易发生关节脱臼。因此,在活动中保护关节,避免脱臼是关键。

肘关节是学前儿童最易脱臼的关节,往往由于牵拉过猛所造成,故被称为“牵拉肘”(图 1-21),又叫桡骨小头半脱位。

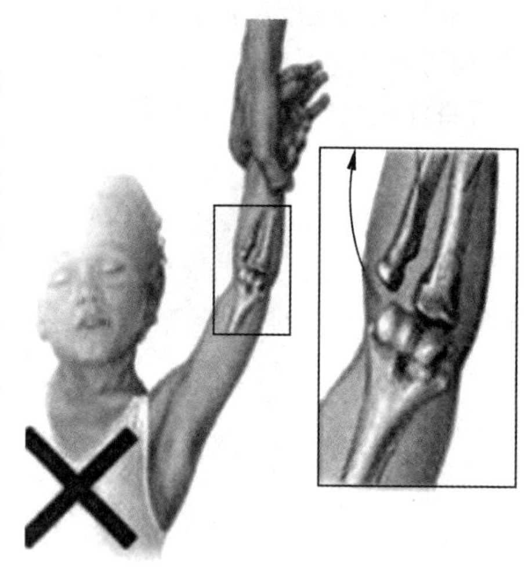
图 1-21　牵拉肘

三、肌肉

(一)概述

肌肉分为骨骼肌、平滑肌和心肌三种。

骨骼肌是运动的动力部分,在神经系统的支配下,能随着人的意志而收缩,所以又称为随意肌。全身骨骼肌可分为头颈肌、躯干肌、四肢肌,共有 600 多块,约占体重的 40%。肌肉中 75% 是水分,25% 是固体成分。肌肉的形状是多种多样的,大致分为长肌、短肌、阔肌和轮匝肌。它在人体中起运动、支持、保护等作用。(图 1-22)。

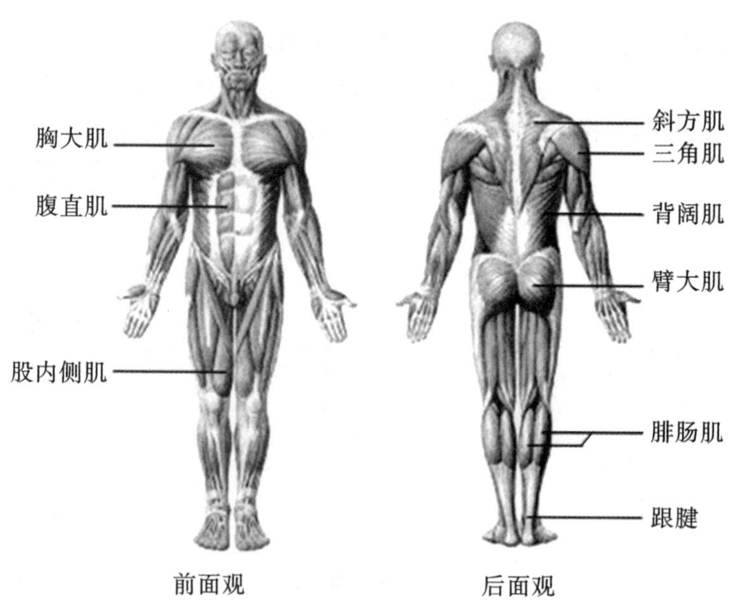

图 1-22　骨骼肌

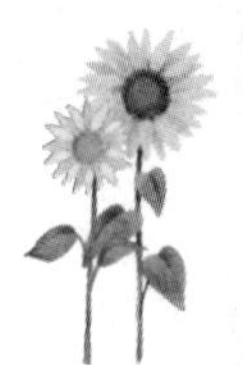

(二)学前儿童肌肉的特点

新生儿骨骼肌占体重的比例较低,随着年龄的增长而逐渐提高,到青春期已经接近成人。

学前儿童肌肉正处在生长发育过程中。肌肉嫩、柔软,肌纤维较细,肌腱宽而短;年龄越小,肌肉中含水分相对的越多,含蛋白质、脂肪、无机盐少,力量较差,容易疲劳和受损伤。尤其是运动量过大,站立和静坐时间过长时,都容易使肌肉疲劳。但因新陈代谢旺盛,供氧充足,疲劳的肌肉能较快地恢复。年龄越小,越明显。

(三)肌肉的生长规律

肌肉的活动是接受中枢神经系统传来的兴奋所引起的,所以肌肉是随着中枢神经系统的发育而发育的。支配学前儿童上下肢活动的大肌肉群发育得较早,1 岁左右学习走路,3 岁时上下肢的活动较协调,5 岁时下肢肌肉发育较快,肌肉的力量和各种能力都有很大的提高。

学前儿童的小肌肉群发育的较晚,如手指和腕部肌肉群 3 ~4 岁还不能运用自如,往往不会很好地拿笔和筷子,5 岁以后这些小肌肉群,才能比较协调地做较精细的动作。随着年龄的增长和通过各项活动的锻炼,学前儿童动作的速度、准确程度及控制活动的能力,都会不断提高。

骨骼肌的增长与身高、体重的增长具有一定的相关性。在身高迅速增长阶段,以增长肌肉长度为主;体重迅速增长阶段,以肌肉增粗为主。

四、学前儿童运动系统的保健

根据学前儿童运动系统的特点,采取有效的保健措施,科学地组织活动,利于学前儿童运动系统的健康发展。

(一)供给足够的营养

骨的生长需要大量的蛋白质、钙、铁、磷、维生素 D 等,为了确保学前儿童骨骼和肌肉的健康发育,应提供科学的营养。

(二)培养学前儿童正确姿势

为了防止骨骼畸形,应培养学前儿童坐、立、行的正确姿势。正确的姿势可以减轻肌肉疲劳,提高肌肉工作效率。同时还可以从小培养学前儿童的良好气质。应注意以下几个方面:1 岁前的乳儿不宜过早地坐、站、走;不宜睡软床;负重不应超过自身体重的 1/8,更不能长时间单侧负重;托幼园所应给 2—6 岁儿童配备与其身体匹配的桌椅。使其保持良好的体姿,预防骨骼变形。同时要重视学前儿童的爬行训练。

(三)组织适宜地体育锻炼和户外活动

根据学前儿童年龄的特点组织活动。科学安排运动时间、内容和运动量,注意动静交替。适宜地锻炼以增加骨骼肌力量,使肌肉变得粗壮有力,使骨骼更坚固,还能使骨长长、长粗,使身体长高。据调查,同年龄同性别的学前儿童,经常参加锻炼者比很少活动者身长要

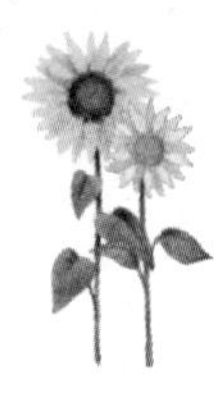

高 4 ~6 cm。通过体育锻炼,能使关节囊和韧带增厚,提高伸展性,从而增强关节的牢固性、柔韧性和灵活性。

经常参加户外活动,接受空气的温度、湿度和气流的刺激,可增强机体的抵抗力。阳光中的红外线能使人体血管扩张,促进新陈代谢。阳光中的紫外线使皮肤中的7-脱氢胆固醇转化为维生素 D,促进钙、磷的吸收,预防佝偻病。

(四)全面发展动作,保证安全

组织学前儿童活动的内容应多样化,通过多种活动发展学前儿童的动作。安排符合年龄特点的大小肌肉群活动,不能对学前儿童的精细活动要求过高。同时,在活动中要注意安全教育,防止意外发生。如教育学前儿童不要从高处跳到硬的地面上,要有沙坑或软垫保护,防止骨盆变形;活动中避免猛拉学前儿童的手臂,避免脱臼;在活动中应让学前儿童两臂交替使用,上下肢协调活动。通过丰富多彩的活动,促进学前儿童大小肌肉群的发育。如捏泥、串珠子、涂鸦等以发展小肌肉群;扔小球、拍皮球、走平衡木、滑梯等以发展大肌肉群。但在幼儿园不宜开展拔河、长跑、长时间踢球、跳绳等剧烈运动。

(五)衣服、鞋应宽松适度

学前儿童不应穿过小的衣服和鞋子,以免影响骨骼、肌肉的发育,但衣服和鞋子也不宜过大,以免发生意外伤害。

思考与实践

1. 学前儿童骨骼成分有什么特点?在组织学前儿童活动时应注意哪些问题?
2. 根据学前儿童关节、肌肉的特点,在组织活动时应注意哪些问题?
3. 怎样预防牵拉肘?
4. 组织学前儿童参加适宜的体育锻炼和户外活动,对学前儿童运动系统有哪些益处?
5. 请到幼儿园做一调查,幼儿园对幼儿户外活动的安排是否合理?还存在哪些问题?怎样解决?

第三节　呼吸系统

人体在新陈代谢的过程中,要不断地消耗氧气并产生二氧化碳。机体吸入氧气和排出二氧化碳的过程称为呼吸。呼吸是通过呼吸系统完成的。人体时时刻刻都在呼吸,如果停止呼吸 5 min 左右,就会危及生命,所以,呼吸是判断生命是否存在的重要体征。(图 1-23、图 1-24)。

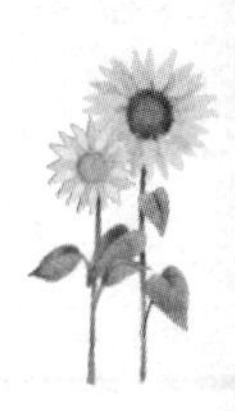

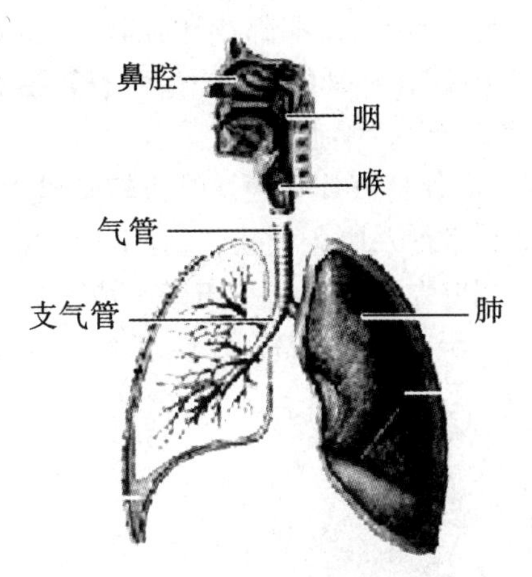

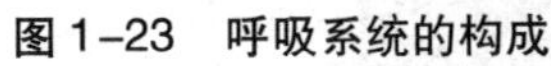
图 1–23 呼吸系统的构成

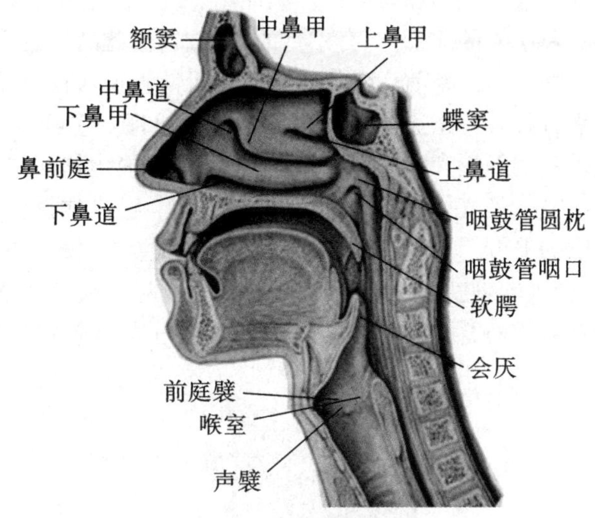

图 1–24 鼻、咽、喉

【案例分析】

晨晨从小身体素质比较差,容易感冒咳嗽。患感冒就容易鼻塞,只好用嘴呼吸,有时候还会引起眼睛发炎,出现咳嗽就很长时间不能治愈。这是为什么?

一、概述

(一)呼吸系统的组成、构造和机能

呼吸系统由呼吸道和肺组成。呼吸道是气体的通道。包括鼻、咽、喉、气管、支气管。肺是气体交换的场所。

上呼吸道:鼻、咽、喉;下呼吸道:气管、支气管。

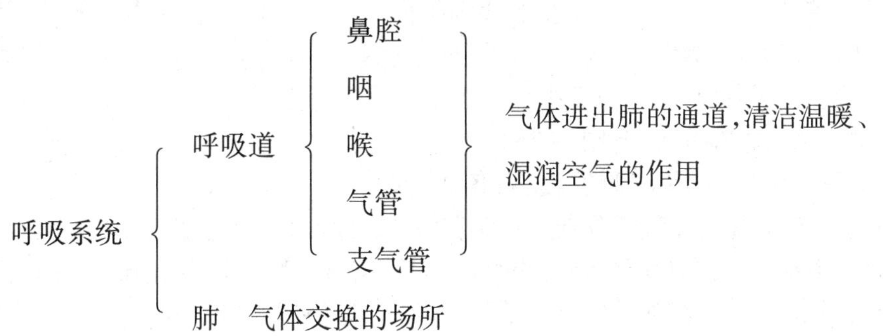

鼻腔 是呼吸道的入口,也是嗅觉器官,包含鼻粘膜、鼻毛、鼻甲、鼻中隔、鼻窦等。干冷污浊的空气,经过鼻腔之后,会变得温暖、湿润、洁净,从而维护整个呼吸系统的健康并提高

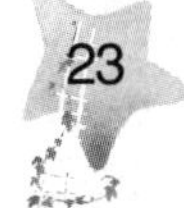

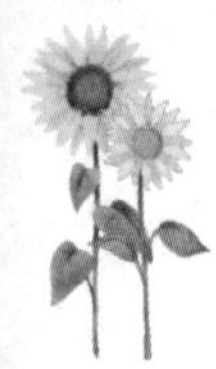

呼吸的效率，所以鼻具有过滤、加温、加湿空气、辅助发音等作用。

鼻中隔的前下方，有丰富的毛细血管，此处易发生鼻出血，故称为“易出血区”。

咽　是一条前后略扁的漏斗形肌性管道。自上而下为鼻咽部、口咽部、喉咽部。在鼻咽部后方各有一条通往中耳的小管即耳咽管。它可以平衡中耳和外耳的气压，有利于鼓膜的振动。咽下端和喉与食管相连，是呼吸和消化的共同通道。称为“咽喉要道”。

喉　是气体的通道，也是发音器官。喉以软骨作支架以保持气体畅通。甲状软骨最大，在喉的前方，其前上方最突出的部分是喉结。喉腔的前上部有一块会厌软骨，吞咽时，喉上升，会厌软骨就挡住喉的入口，防止食物进入气管。喉腔侧壁左右各有一条声带。成年男子的声带长而宽，所以音调较低。成年女子的声带短而狭窄，所以音调较高（图 1-25）。

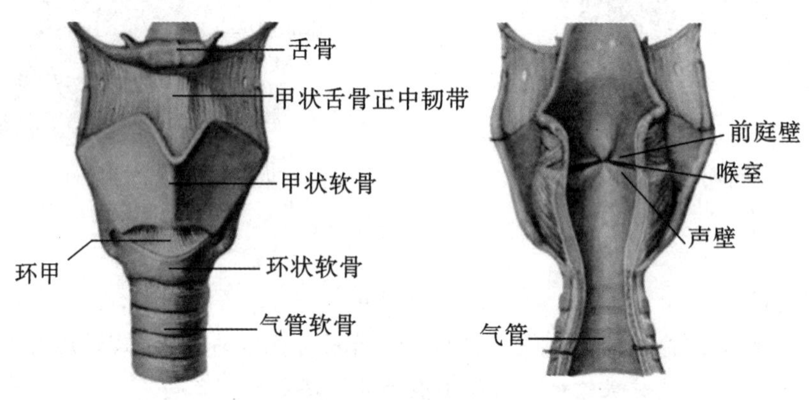

图 1-25　喉

气管、支气管　气管位于颈前正中，食管前方，上接喉的下方，下端在胸腔内分左右支气管。由半环状软骨构成，因而使管腔敞开，气流畅通，管壁上覆盖着有纤毛的粘膜，分泌粘液，粘住空气里的灰尘和细菌。粘膜上的纤毛不断地向喉部方向摆动，把粘液及其粘着的细菌、灰尘等逐渐推向喉部，并经咳嗽把痰排出体外。所以，气管和支气管均有自净功能，咳嗽也是一种保护性反射。这种功能对防止感染非常重要。（图 1-26）。

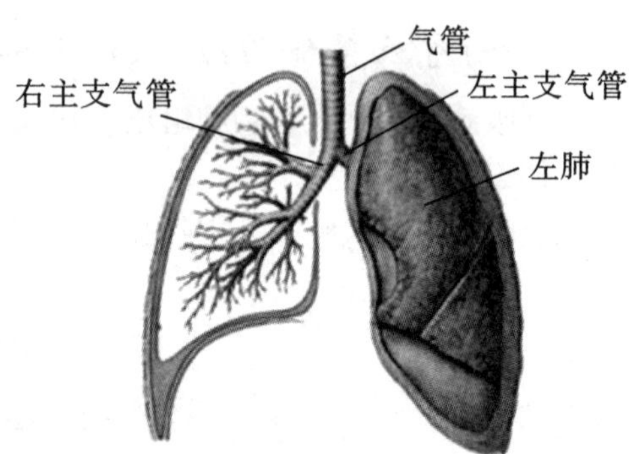

图 1-26　下呼吸道

肺　呈半圆锥形，位于胸腔，左右各一，左肺二叶，右肺三叶。左右支气管分别进入左右两肺，在肺内形成树枝状分枝，越分越细，最后形成肺泡管，附有很多肺泡，所以肺组织呈海绵状，富有弹性。肺泡壁由一层薄的上皮细胞构成，外面缠着毛细血管和弹力纤维。毛细血管网与肺泡上皮紧贴在一起，结构很薄，有利于气体交换（如图 1-27）。

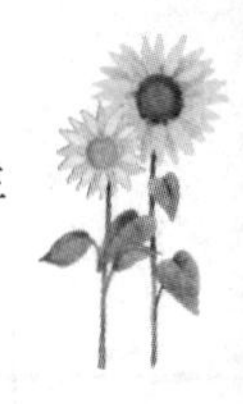

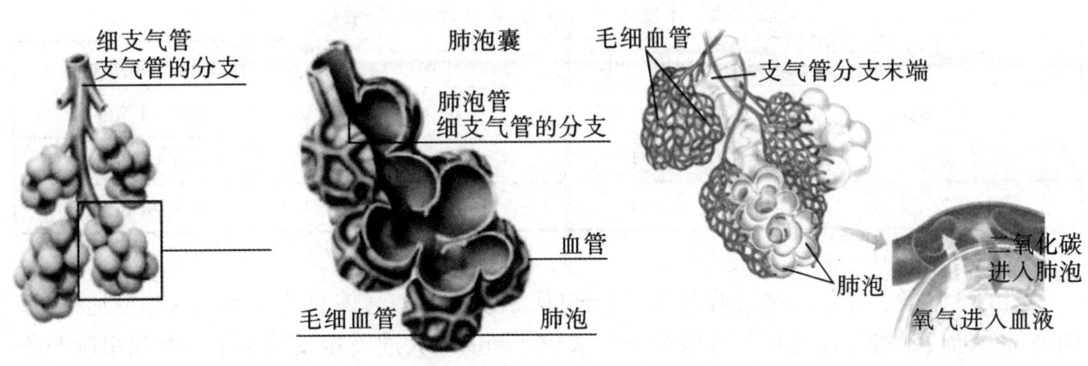

图 1-27　细支气管及肺泡的微观结构

（二）呼吸运动

胸廓有节律地扩大和缩小称呼吸运动。呼吸运动包括吸气和呼气两个过程。在平静时，吸气是主动的，呼气是被动的。在深呼吸或呼吸急促时，除主要呼吸肌参加以外，还有胸肌和腹肌参加活动。此外，呼吸在大脑皮层的控制下，可以随意吸气和呼气。

（三）肺的通气量

包括潮气量、肺活量、肺的通气量。

潮气量　正常成人平静时，每次吸入或呼出的气体量约 500 mL，称为潮气量（表 1-4）。

新生儿的潮气量每次只有 15～20 mL，是成人的 1/20，随着年龄的增长，潮气量逐渐增加，但整个学前期，潮气量还远远低于成人，直至 6 岁，潮气量还不如成人的一半。

表 1-4　不同年龄儿童及成人的潮气量

年龄	潮气量/mL	年 龄	潮气量/mL
新生儿	15～20	8 岁	170
1 岁	30～70	10～12 岁	230～260
2 岁	86	14～16 岁	300～400
4 岁	120	成人	400～500
6 岁	150		

肺活量　尽力地吸气后再尽力地呼出所能呼出的气体量叫肺活量。测量肺活量，可判断健康人呼吸机能的强弱，在一定意义上反映了呼吸机能的潜在能力。肺活量与年龄、性别和锻炼及健康状况都有很大的关系，成人男子肺活量约为 3 500～4 000 mL，女子约为 2 500～3 500 mL（表 1-5）。

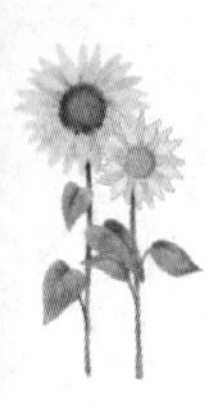

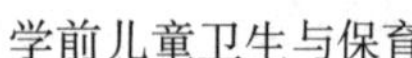

表 1–5　不同年龄儿童及 18 岁青年的肺活量

年龄	肺活量大约值/ mL	年龄	肺活量大约值/mL
新生儿	140	14 岁	2 600 ~ 4 500
6 岁	1 000 ~ 1 800	18 岁(男)	3 400 ~ 6 300
10 岁	1 700 ~ 2 900	18 岁(女)	2 700 ~ 4 800

肺的通气量　正常人平静呼吸时，每分钟吸入或呼出的气体总量称为肺的每分通气量。肺的每分通气量等于潮气量与呼吸频率的乘积。肺的最大通气量反映了单位时间里肺与外界最大通气功能，肺的通气量越大，表明肺的功能好。

二、呼吸系统的特点

（一）呼吸器官的特点

鼻腔　学前儿童鼻和鼻腔相对短小，新生儿几乎无下鼻道，随着年龄的增长，鼻道逐渐长长、增宽，4 岁左右下鼻道逐渐形成。学前儿童鼻腔狭窄，粘膜柔嫩，血管丰富，小儿无鼻毛，净化力差，故易感染。当患上呼吸道感染时，易充血水肿，引起呼吸困难。也易发生鼻出血（又称鼻衄）。

鼻泪管　学前儿童鼻泪管较短，当呼吸道感染时，鼻腔的炎症容易通过鼻泪管进入眼睛引起泪囊炎、结膜炎（图 1–28）。

咽　中耳和咽与耳咽管相通。学前儿童咽鼓管比较宽、短，且平直，故咽部感染易沿咽鼓管侵入鼓室而引起中耳炎（图 1–29）。

喉　学前儿童的喉部较成人的狭小，粘膜嫩，软骨柔软，血管和淋巴组织丰富。小儿神经系统发育不健全，喉保护性反射功能差，故容易发生气管异物。

学前儿童的声门短而窄，声带短而薄，所以学前儿童的声调较成人高而尖。因声带的弹力纤维、喉部肌肉发育较弱，故声门肌肉易疲劳。发炎时易发生充血水肿，出现声音嘶哑、呼吸困难，甚至引起喉部阻塞而危及生命。

气管、支气管　学前儿童气管、支气管管腔狭窄，管壁和软骨柔软，弹力有限，粘膜血管丰富，粘膜腺分泌粘液少，管腔较干燥，粘膜上的纤毛运动力差，不能很好地清除微生物，故易感染而发炎肿胀，造成管腔狭窄，以致引起呼吸困难。小儿右侧支气管较直，支气管异物以右侧多见。

肺　学前儿童肺的弹力组织发育较差，间质较多，血管丰富。6 ~ 7 岁，肺泡的组织结构与成人基本相似，但肺泡量较少。整个肺组织含血量多而含气量少。因此，稍有粘液阻塞便会引起肺不张、肺瘀血。随着年龄的增长及体格的发育，肺总容积逐渐增加，出生后几个月及青春期最迅速。

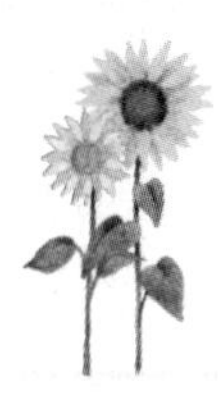

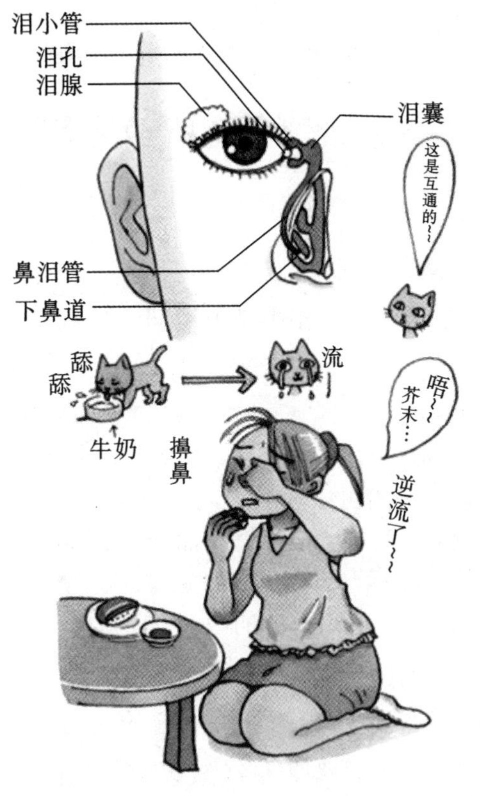

图 1-28　鼻泪管

耳郭
外耳道
颞骨
半规管
砧骨
听神经
锤骨
耳蜗
镫骨
耳垂
软骨
鼓膜
咽鼓管
外耳
圆形窗

图 1-29　咽鼓管

（二）呼吸运动的特点

学前儿童呼气和吸气动作表浅，因而每次呼吸量较成人少，主要因为学前儿童胸廓小，呼吸肌较弱，肺的弹性较小，这样潮气量和肺活量都比成人少。

学前儿童年龄越小，呼吸的节律性越不强，往往深度与表浅的呼吸交替，这与呼吸中枢神经系统发育不完善有关。

学前儿童年龄越小，呼吸的频率越快（表 1-6）。学前儿童呼吸表浅，每次呼吸量少，但学前儿童代谢旺盛，需氧量大，只有通过增加每分钟呼吸的次数来加大通气量以补偿呼吸量的不足。

表 1-6　学前儿童和成人每分钟呼吸次数平均值

年龄	每分钟呼吸平均次数	年龄	每分钟呼吸平均次数
新生儿	40 ~ 50	4 ~ 7 岁	20 ~ 25
1 岁以内	30 ~ 40	8 ~ 14 岁	18 ~ 20
1 ~ 3 岁	25 ~ 30	成人	18

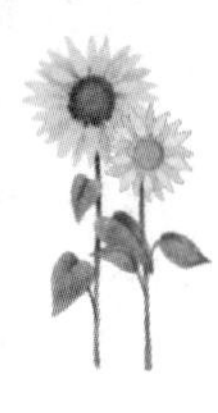
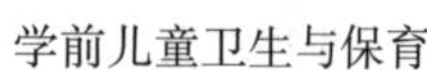

三、学前儿童呼吸系统的保健

学前儿童呼吸系统发育不完善，在日常生活中应加强对其呼吸器官的保健至关重要。同时还要注意培养其有关文明行为。

（一）培养学前儿童良好的呼吸卫生习惯

教育学前儿童用鼻子呼吸，养成咳嗽、打喷嚏时用餐巾纸捂着口鼻的好习惯；帮助学前儿童掌握正确擤鼻涕的方法；不随地吐痰；不蒙头或张口睡觉；不挖鼻孔等好习惯。

（二）保持室内空气新鲜流通

经常开窗通风有利于新鲜空气流通。因为新鲜空气里病菌少，氧气多，能促进人体的新陈代谢，能增强学前儿童对外界气温变化的适应能力和抵抗力。有些病菌在阴暗潮湿的环境中繁殖的非常活跃，但是，到空气流通、阳光充足的环境里就可以被杀死。

据调查　在不开窗的房间里，每 1 m^3 的空间里，有约 19 000 多个病菌；而开窗通风 1 h 后，只有约 5800 个病菌了。凡是室内通风不良，平均气流小于 0.05 m/s 的时候，人群的咽腔里检查带脑膜炎双球菌者占 50%；如果通风好，气流大于 0.15 m/s 的时候，带菌者只占 16.6%。由此可见，开窗通风对人体健康的重要性。

（三）加强学前儿童适宜的体育锻炼和户外活动

在组织学前儿童体育活动时，应注意配合动作，自然而正确地加深呼吸，使肺部充分吸进氧气，排出二氧化碳。经常参加适宜的体育锻炼，促进胸廓和肺的发育，使参加呼吸的肺泡数量增多，增加肺活量。经常在户外锻炼，特别是利用冷空气进行锻炼，还可以增强呼吸系统对外界气温变化的适应性，提高呼吸系统的抵抗力，降低呼吸道疾病的发病率。

（四）严防异物进入呼吸道

在日常生活中，要教育学前儿童不要把扣子、小豆粒等放入口、鼻、耳中；吃饭、喝水时不要说笑打闹，防止异物进入气管。

（五）保护学前儿童的声带

在日常教育活动中，注意唱歌、说话及阅读的卫生。唱歌与朗读主要是声带和肺部的运动，所以唱歌、朗读能促进声带和肺部的发育。教师应选择适合学前儿童音域的歌曲和朗读材料，因为过高或过低的音调都容易使声带疲劳。鼓励学前儿童用自然、优美的声音唱歌、说话，避免高声喊叫，以免声带疲劳而导致声音嘶哑。唱歌的场所空气应清爽，保持湿润，冬季室温为 18 ℃，夏季室温为 26 ℃，相对湿度为 40% ~60%，冬季气温寒冷时，不要在室外唱歌。患感冒时，要多喝水，少说话，减少发音。

思考与实践

1. 根据学前儿童呼吸系统的特点，在日常生活中应培养哪些良好的呼吸卫生习惯？
2. 谈谈保持室内空气新鲜的重要性。

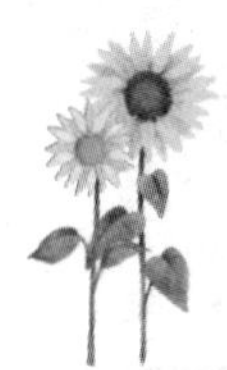

3. 学前儿童为什么易患中耳炎？
4. 怎样保护学前儿童的声带？

第四节　消化系统

人体维护生命活动的需要是靠食物供给的。摄取食物后通过物理性消化和化学性消化，被人体吸收利用。这个过程是消化系统来完成的。

一、概述

消化系统由消化道和消化腺两部分构成，主要功能是消化食物、吸收营养、排出粪便。

消化道　包括口腔、咽、食管、胃、小肠、大肠、肛门等。

消化腺　主要有唾液腺、肝脏、胰腺、胃腺、肠腺等（图1-30）。

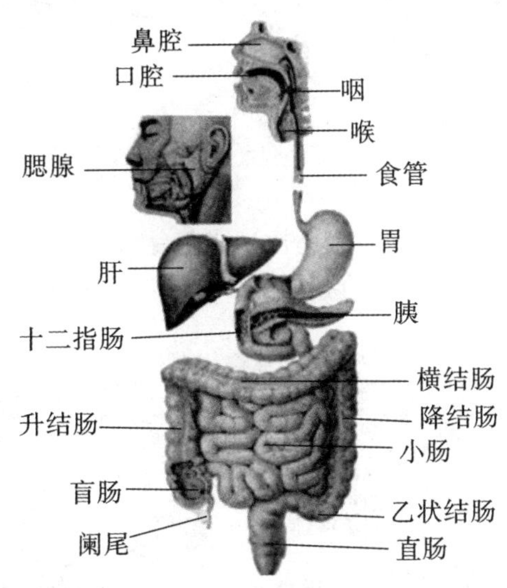

图1-30　消化系统模式图

【案例分析】

兰兰很喜欢吃甜食，也不注意刷牙，还不到5岁，牙齿就龋齿了好几颗，妈妈要兰兰少吃甜食，食后及时漱口。奶奶说，小孩子的乳牙反正是要掉的，不用担心。奶奶的说法对吗？

（一）口腔

口腔　是消化道的开始部分。口腔里有舌、牙齿和三对唾液腺的开口。（图1-31）。食物进入口腔，经过牙齿的咀嚼、研磨等将食物变成食糜，经过唾液腺的初步消化后送入食管。

牙齿　是最坚硬的消化器官，嵌于上下颌骨的牙槽里（图1-32）。按照牙齿的形态和功能分为切牙、尖牙和磨牙；按照牙齿在口腔中出现的时间顺序可分为乳牙和恒牙。

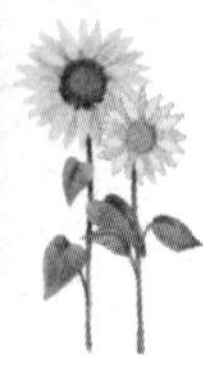

牙齿的主要功能是切磨食物，辅助发音。舌有搅拌食物、辨别味道，帮助吞咽和辅助发音的功能。

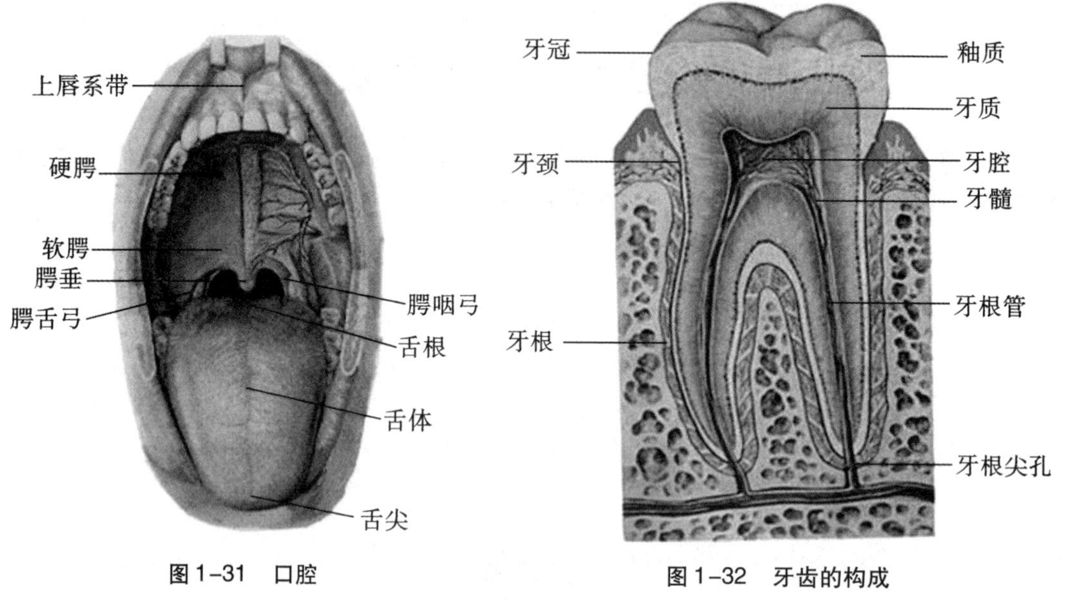

图 1–31 口腔

图 1–32 牙齿的构成

（二）胃

胃是消化道最膨大的部分，主要功能是暂时储存食物和对食物进行初步消化，使食物形成食糜，借胃的蠕动将食糜送入十二指肠（图 1–33）。

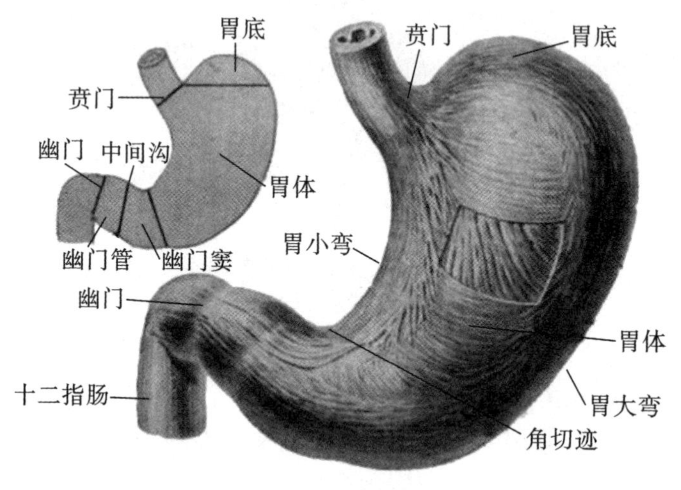

图 1–33 胃的结构

（三）小肠

小肠　小肠的主要功能是消化、吸收及免疫保护，是吸收营养物质的主要场所（图 1–34）。

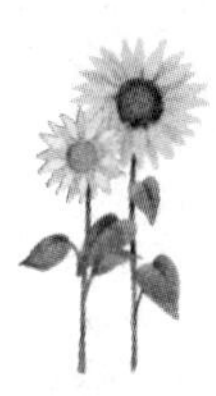

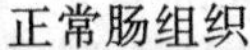

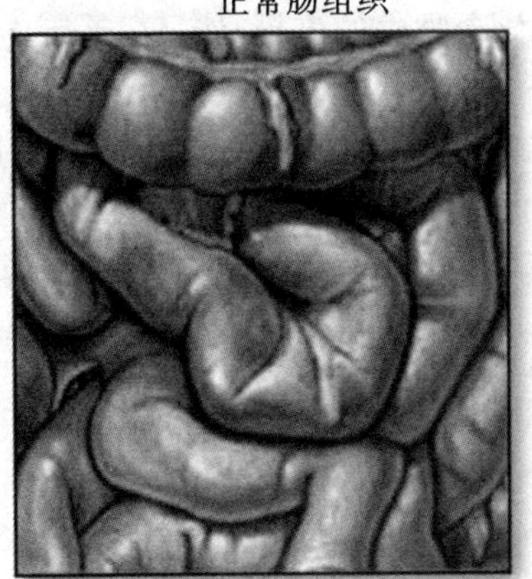

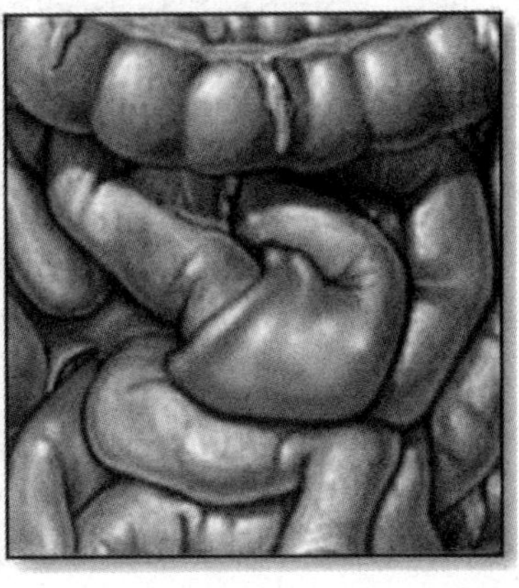

图 1–34　小肠

（四）大肠

大肠是消化道的末端，其功能：一是进一步完成吸收功能，吸收粪便中的水分、电解质等营养物质；二是储存和排泄粪便；三是通过分泌粘液保护粘膜、润滑粪便，利于排便（图 1–35）。

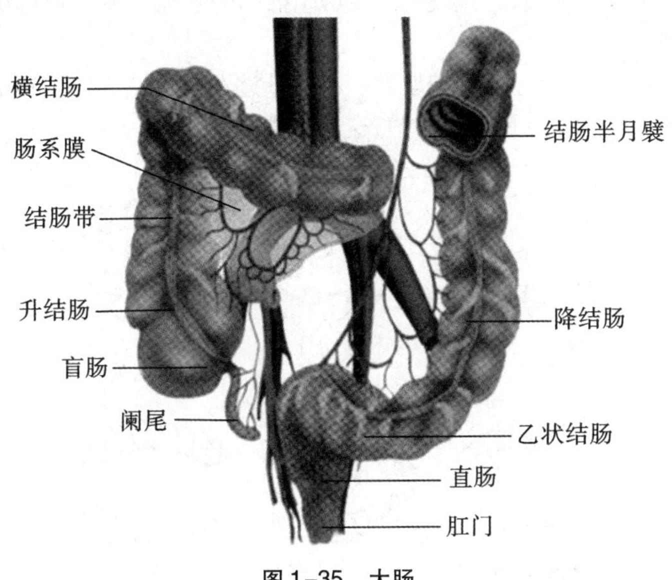

图 1–35　大肠

（五）消化腺的生理特点

消化腺　消化腺主要机能分泌消化液。分为大、小消化腺。大消化腺有唾液腺、肝脏和胰腺，这些腺体分泌的消化液通过导管开口于消化道；小消化腺有胃腺、肠腺等，分泌的消化液直接进入消化道。

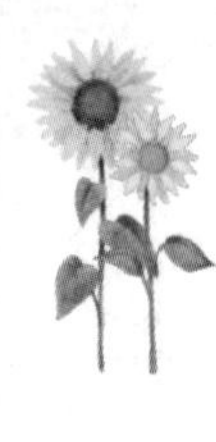

唾液腺　唾液腺有3对:腮腺、颌下腺和舌下腺。唾液腺分泌唾液流入口腔。唾液可以湿润食物,便于吞咽,唾液中含有淀粉酶,能消化食物中的淀粉,使之成为麦芽糖,在细嚼淀粉类食物时,觉得有甜味就是这个缘故。

肝　是人体最大的消化腺,也是最重要的解毒器官。其功能分泌胆汁,促进对肠液和胰液对脂肪的消化;具有代谢、储存养料和解毒的作用。

胰腺　胰腺分泌胰液通过胰腺管排入小肠,消化蛋白质、脂肪和糖等营养物质,又通过胰岛分泌胰岛素和胰高血糖素,调节糖代谢。

二、学前儿童消化系统的特点

(一)口腔

口腔　学前儿童口腔小,粘膜薄嫩,血管丰富,故容易受损伤和感染。

牙齿　新生儿有20颗乳牙牙胚。乳牙牙胚在胎儿5个月时钙化,一般出生后6~8个月时萌出,2~2.5岁左右20颗乳牙出齐。小儿乳牙萌出时一般无痛苦,但个别有短暂的睡眠不安、烦躁、流涎、喜欢咬硬物和手指等,此阶段可让小儿吃儿童饼干或甜萝卜条等,以助乳牙的萌出。

乳牙的特点　乳牙的牙釉质较薄,牙本质较软脆,牙髓腔较大。当残留在齿缝里的食物被细菌分解、产酸,腐蚀牙釉质,导致脱钙,引起龋齿。可见,希望有一口健康的乳牙,必须从胎儿开始重视保健。

在乳牙萌出的过程中,恒牙已开始发育。在恒牙逐渐发育完成的过程中,乳牙牙根逐渐被吸收,乳牙逐渐松动脱落,恒牙出现牙槽,这个过程叫换牙。

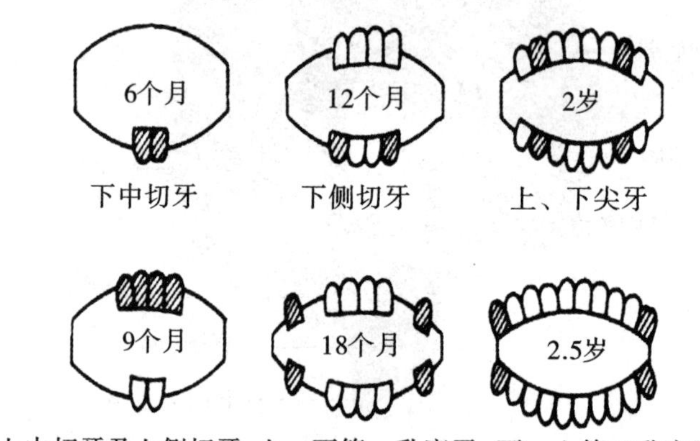

图1-36　乳牙的排列、数目和形状

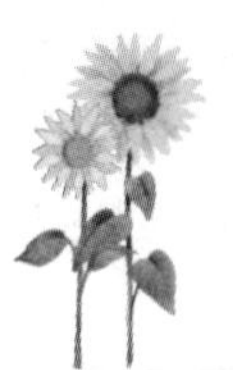

表 1-7　乳牙成长表

萌出顺序	牙齿名称	萌牙时间	萌牙总数
1	下中切牙	4～10 个月	2
2	上中切牙	4～10 个月	2
3	上侧切牙	4～14 个月	2
4	下侧切牙	6～14 个月	2
5	第一乳磨牙	10～17 个月	4
6	尖牙	16～24 个月	4
7	第二乳磨牙	20～30 个月	4

恒牙　一般从 6 岁开始萌出，渐次与乳牙进行交换，13 岁左右全部交换完毕。恒牙中有 20 颗与乳牙交换。还有 12 颗磨牙从乳牙后方增生出来的，包括第一磨牙 4 颗（在 6 岁左右萌出的第一颗磨牙，称为六龄齿；第二磨牙 4 颗，第三磨牙（即智齿）4 颗，常在 25 岁左右出齐，也有人终身不出。成人恒牙共有 28～32 颗。希望有一口健康的恒牙，必须重视学前期的保健。（图 1-37）

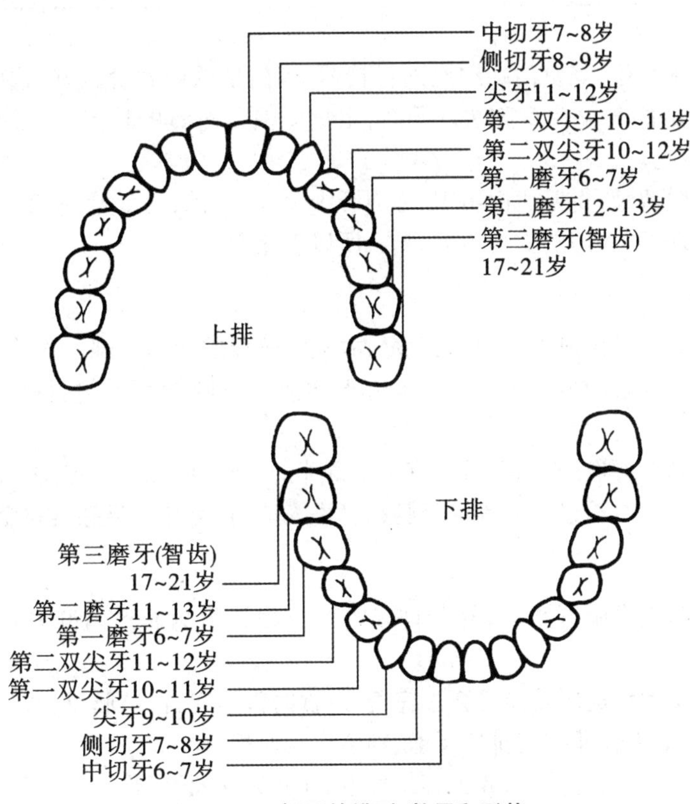

图 1-37　恒牙的排列、数目和形状

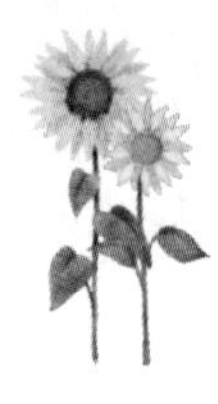

舌　小儿的舌短而宽，舌下有系带与口腔底部相连，因舌系带过短，舌活动受限，影响小儿准确发音。小儿舌的灵活性较差，搅拌食物及协助吞咽的能力较弱。

(二)食管

学前儿童的食管比成人短而窄，粘膜薄嫩，管壁肌肉组织及弹力纤维发育较差，易受损伤，因此，在供给小儿食物时必须注意这些特点。

(三)胃

学前儿童胃容量较小，如新生儿胃容量为 30 ~ 60 mL，随着年龄的增长，胃容量不断增大。在供给其食物时，应考虑不同年龄学前儿童的胃容量(表 1–8)。

表 1–8　不同年龄胃的容量(学前儿童胃在扩张时的容量)

年龄	胃容量(mL)	年龄	胃容量(mL)
新生儿	30 ~ 50	4 岁	760
3 个月	150	5 岁	830
1 岁	250	6 对	890
3 岁	680		

乳儿的胃呈水平位，其贲门括约肌发育较弱，幽门括约肌发育较好，这些生理特点易引起乳儿“溢奶”。喂奶时应注意方法。同时，根据学前儿童胃的特点，进餐时应注意少量多餐、吃易消化的食物。

小儿的胃粘膜薄嫩，胃壁肌肉组织、弹力纤维及神经组织发育差，蠕动不如成人；胃腺数目少，分泌的胃液酸度和酶的效力不如成人，所以消化力弱。

(四)小肠

学前儿童小肠相对比成人长，且肠壁薄，故吸收营养的能力较强。学前儿童的小肠一般为身长的 5 ~ 7 倍。小肠固定在腹膜上，由于学前儿童肠管管壁薄，固定性差，易发生肠套叠。

学前儿童小肠壁薄通透性高，虽然有利于营养的吸收，但屏障功能差。因此，肠内毒素、消化不全的代谢产物以及过敏源等可经肠粘膜进入体内，引起全身感染和变态反应性疾病。

(五)大肠

学前儿童肠道正常菌群脆弱，易受许多内外界因素影响而致菌群失调，引起消化功能紊乱。

由于学前儿童大脑皮层功能发育不完善，进食时常引起胃、结肠反射，产生便意，所以大便次数多于成人，如果长期抑制排便反射，则会形成便秘。

由于大肠肠壁薄，固定性差，故也容易发生大肠部位的肠套叠。

(六)消化腺

唾液腺　新生儿唾液腺已经形成，但唾液分泌少，口腔较干燥。3 ~ 6 个月左右时唾液

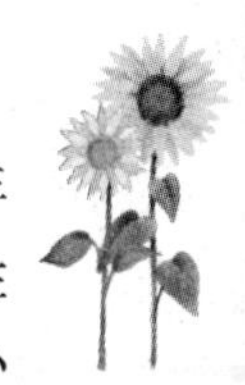

腺发育好,唾液分泌逐渐增多,但此时小儿口腔还较浅,吞咽能力较弱,因此常发生“生理性流涎”。可随年龄的增长和干预会逐渐消失。随着唾液分泌量和唾液淀粉酶含量的增加,小儿消化能力也逐渐再增强。

肝脏　年龄愈小,肝脏相对比成人大;肝细胞的解毒能力较差,食用药物和食品时要谨慎;肝细胞再生能力强,代谢旺盛,患甲型肝炎后治愈比成人快;学前儿童胆汁分泌较少,故消化脂肪能力较差;肝糖原储备较少,容易发生低血糖,故不耐饥饿。

胰腺　新生儿时期酶的活性较低,故对淀粉、脂肪类食物消化力较弱,直到 2 ~3 岁时才接近成人水平,学前期胰液及消化酶的分泌易受炎热天气和各种疾病的影响而被抑制,故易发生消化不良。随着年龄的增长,胰液与肠液的协同作用,保证了小肠内消化过程的完成。

三、学前儿童消化系统的保健

(一)注意口腔卫生,保护牙齿

口腔是消化道的第一关。乳牙不仅有咀嚼功能,而且对促进颌骨的发育、恒牙的正常萌出起着重要的作用。因此,要注意口腔卫生,保护乳牙。要做到以下几点:

1. 定期检查牙齿,发现问题应及时治疗(应每半年检查一次)。
2. 注意口腔卫生,培养小儿食后及时漱口的好习惯。3 岁开始刷牙,成人应教会小儿刷牙的正确方法。选用儿童牙膏、牙刷。
3. 防止牙齿排列不齐。
4. 积极防治学前儿童鼻咽部疾病。
5. 孕期应注意营养,切勿滥用抗生素。
6. 教育学前儿童不吃过冷、过热、过硬的食物。
7. 多到户外晒太阳等。

(二)培养学前儿童良好的进餐习惯

要定时定量,应少吃零食,不挑食,不偏食,养成细嚼慢咽、不暴饮暴食、不吃汤泡饭的好习惯。

(三)进餐前后不做剧烈活动

饭前半小时内不做剧烈活动,应安排轻松愉快的活动。因为剧烈运动时,大部分血液涌向肌肉,产生能量,而胃肠的血液供应不足,同时,消化腺被抑制,分泌消化液减少,因而不能很好地消化。饭后胃肠里充满食物,由于重力影响,运动时振动较大,胃肠系膜拉紧,甚至扭转,发生疼痛。因此,体育活动应安排在饭后 1 ~1.5 h 后进行。幼儿园午饭后应组织学前儿童 15 ~20 min 的缓慢地散步或轻松的活动再入睡。

(四)培养学前儿童定时排便的好习惯

在日常生活中应注意让学前儿童多吃蔬菜和水果,勤喝水,经常参加适宜的运动,以促进肠道蠕动,预防便秘。

(五)均衡营养,合理膳食,预防低血糖

学前儿童膳食要注意主食中含糖物质的摄入量。尤其是早餐一定要食用含糖类食物(五谷杂粮、蔬菜水果)等。

(六)保持愉快地情绪,安静地进餐

消化道和消化腺的活动是受神经系统调节的,所以食欲旺盛与否与情绪有关。精神紧张时,促进胃液分泌的副交感神经被抑制,胃液分泌减少,食欲降低。因此,在进餐前后,不处理学前儿童行为问题,让其安静愉快地进餐,但禁止说笑打闹,防止食物进入气管。有条件的园所可播放轻松愉快地进餐曲。

(七)做好各项卫生工作,防止病从口入

应注意个人卫生、饮食卫生和环境卫生,防止病从口入。

思考与实践

1. 学前儿童乳牙有哪些特点?怎样保护?
2. 学前儿童肝脏有哪些特点?怎样保护?
3. 小肠的主要功能是什么?
4. 学前儿童容易发生低血糖的主要原因是什么?怎样预防?
5. 根据学前儿童消化器官的特点,幼儿园在组织膳食时应注意哪些问题?

第五节　循环系统

循环系统包括血液循环系统和淋巴系统两部分。

血液循环系统包括心脏和血管。两者组成一个遍布全身的封闭管道系统,血液就在这个管道系统里川流不息地循环着。主要功能是输送氧气、养料物质到全身,又将体内产生的二氧化碳和代谢废物不断地排出体外。

【案例分析】

毛毛的爸爸很喜欢运动,为了训练毛毛的运动能力,他经常让毛毛长时间剧烈运动,毛毛经常感到心慌气短,一天,毛毛晕倒了。这是为什么?

一、血液

(一)血液成分和机能

血液是存在于心脏和血管里的液体,包括血浆和血细胞两部分。血细胞由红细胞、白细胞和血小板等组成。血细胞占血液总量的45%,血浆占血液总量的55%。

血浆中含有大量水分,约占91%~92%,还有少量的糖、蛋白质、无机盐等。主要机能是运输血细胞、养料和废物。

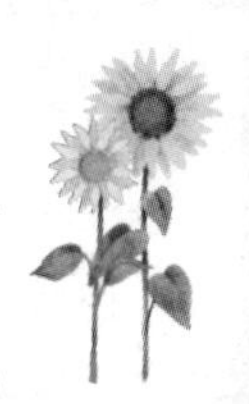

血容量　是全身的血浆和血细胞之和就是血容量。如果失血量不超过血容量的10%，身体可通过自我调节很快恢复；如果失血量达20%，会出现脉搏加快、血压下降等症状；如果在短时间内丧失血容量的20%～30%就会危及生命。

红细胞和血红蛋白　红细胞90%由血红蛋白组成。红细胞的机能是输送氧气和二氧化碳，这种输送功能是由红细胞内的血红蛋白完成的。它的寿命约为120天。

白细胞　白细胞是人体血液中的一种免疫细胞，具有吞噬异物、产生抗体、抵御有害微生物入侵等作用。白细胞升高或降低均反应身体的健康变化，是帮助医生诊断疾病的依据，故属于血液常规检查的重要项目。白细胞分五大类：中性粒细胞、嗜酸性粒细胞、嗜碱性粒细胞、单核细胞以及淋巴细胞。它的寿命约几天到十几天。中性粒细胞和单核细胞具有吞噬病原微生物的作用。淋巴细胞具有免疫功能。

血小板　每立方毫米血液中含10万～30万个。人体若受伤流血，血小板能促进血液凝固，起止血作用。它在体内平均寿命3～5天。新的血小板不断补充。

（二）学前儿童血液的特点

1. 学前儿童年龄越小，血液量相对比成人多（表1–9）。

表1–9　不同年龄的血量

年龄	血量占体重的百分比
新生儿	15%
1岁	11%
14岁	9%
成人	7%～8%

2. 学前儿童血液中血浆含水分较多，含凝血物质如纤维蛋白元和无机盐较少，因此，学前儿童出血时凝固的较慢。新生儿出血，约需8～10分钟凝固；幼儿约需4～6分钟凝固；成人仅需3～4分钟凝固。

3. 学前儿童血液中红细胞含血红蛋白的数量较多，并具有强烈的吸氧性，这对学前儿童新陈代谢有利。幼儿红细胞每立方毫米约为440～510万，血红蛋白约为13.4～14.1克%，健康幼儿不低于12克。

4. 学前儿童血液中白细胞数目，5～6岁时接近成人，但中性粒细胞较少（见表1–10），因此，幼儿时期易感染疾病。

表1–10　不同年龄嗜中性粒细胞与淋巴细胞的百分比

年龄（岁）	嗜中性粒细胞（%）	淋巴细胞（%）
新生儿	26.0	60.5
2～3	36.5	51.5
5～6	43.5	46.5
成人	62～72	21～23

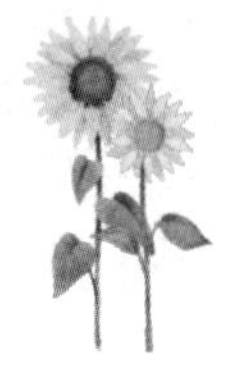

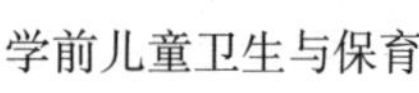

二、心脏

(一)心脏的形态、结构和机能

心脏是血液循环的动力,由于它的收缩、舒张,血液在全身不断地循环。

心脏在胸腔内,位于左右两肺之间略偏左处,大小似自己的拳头。形状似桃,尖端朝下偏向左前方叫心尖。底部朝上偏向右方叫心底,心底部有动脉和静脉出入。(见图 1-38)心脏有四个腔即左心房、右心房、左心室、右心室。左房室间有二尖瓣,右房室间有三尖瓣,此外,主动脉和肺动脉及心室之间也有瓣膜。但瓣膜只向一个方向开放,防止血液倒流。

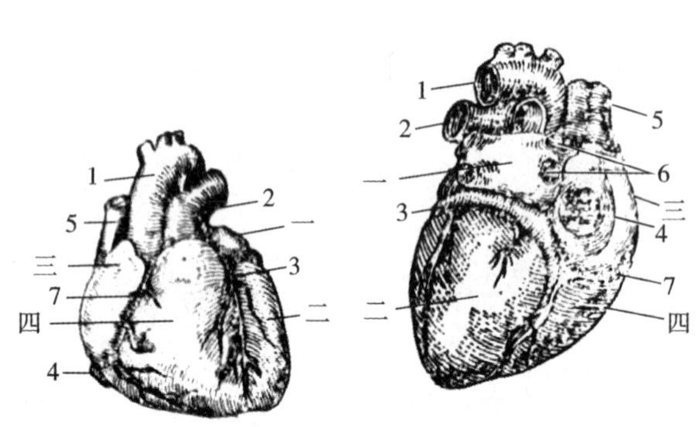

图 1-38　心脏的前面(左)和后面(右)

一、左心房　二、左心室　三、右心房　四、右心室

1. 主动脉;2. 肺动脉;3. 左冠状动脉;4. 下腔静脉;5. 上腔静脉;6. 肺静脉;7. 右冠状动脉

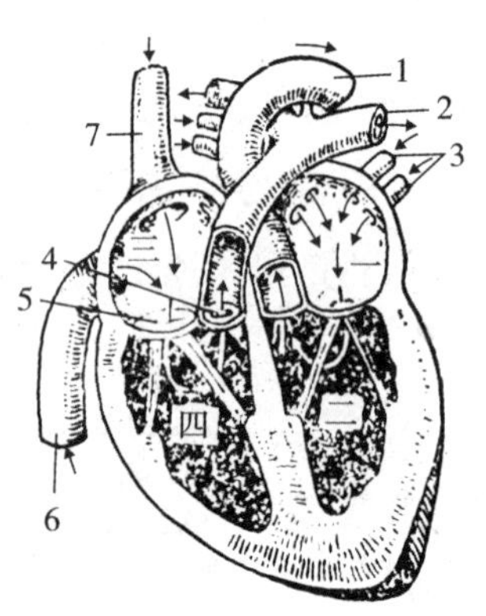

图 1-39　心脏结构

一、左心房　二、左心室　三、右心房　四、右心室

1. 主动脉;2. 肺动脉;3. 肺静脉;4. 动脉瓣;5. 房室瓣;6. 下腔静脉;7. 上腔静脉

心脏的跳动是靠心肌有节律地收缩而引起的。心脏收缩向动脉输出血量的多少,可以作为衡量心脏工作能力高低的标志。心室每次收缩射出的血量叫每博输出量,成人在安静状态下每博输出量约为 70 毫升左右,如果心率按照每份钟 70 次计算,则每分输出量约为 4900 毫升。

(二)心血管活动的调节

心脏和血管的活动是通过神经调节和体液调节来实现的。心血管活动受交感神经和副交感神经支配。交感神经兴奋心跳加快,收缩力加强;心输出量增加,血压上升。副交感神经兴奋心跳减慢,心输出量减少,血压下降。这两种神经作用相互制约的。体液调节即身体组织的代谢产物或某些激素也影响心血管的活动。

(三)学前儿童心脏的特点

学前儿童的心脏体积相对比成人大,随着年龄的增长,心脏重量与体重之比逐渐下降。

学前儿童年龄越小,心率越快,心率快的原因是小儿新陈代谢旺盛,身体组织需要更多

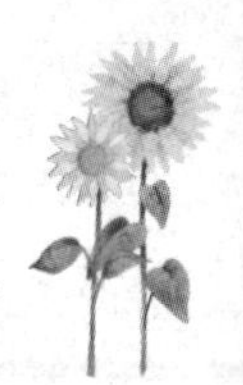

的血液供给，但由于心脏容积小，心脏每次搏出的血量有限，因而只有通过增加搏动次数来补偿不足。因此，学前儿童的运动要适度，不宜剧烈和长时间运动，为了提高心脏功能，应科学安排运动项目和运动量（表 1–11）。

学前儿童年龄越小，心脏活动的节律越不稳定。调节心血管的神经发育不完善，而导致心脏收缩的节律不稳定，脉搏也不规律，直到 10 岁左右心律才较稳定。

在正常情况下，心率和脉搏是一致的。小儿的脉搏易受各种内外因素的影响，如进食、活动、哭闹和发热等，故在小儿安静或睡眠时测量脉搏较为准确。若发现异常，应及时就医。

表 1–11　不同年龄心脏每分钟跳动的次数

年龄	新生儿	1 ~ 2 岁	3 ~ 4 岁	5 ~ 6 岁	7 ~ 8 岁	成人
平均心率（次/分）	140	110	105	95	85	72

三、血管

（一）血管的构造和机能

1. 血管

血管有三种：即动脉、静脉和毛细血管。

动脉　血液从心脏流向全身所经过的管道，分布在身体较深的部位。动脉管壁较厚，富有弹性，血流速度快。

静脉　把血液从身体各部送回心脏的血管。管壁较薄，弹性小，血流速度慢。

毛细血管　最小的动脉和静脉之间血管。管壁极薄，血流速度极慢，有利于管内血液与管外组织液之间的物质交换。

2. 血液循环

由体循环和肺循环组成人体完整的循环管道（图 1–40）。

体循环　血液由左心室排出→主动脉→全身各部组织的毛细血管网→上、下腔静脉→右心房。

肺循环　血液由右心室排出→肺动脉→肺泡壁毛细血管，排出二氧化碳，吸入新鲜氧气→肺静脉→左心房 。

心脏本身血液由冠状动脉供给营养。冠状动脉对心脏的健康起着重要的作用。

3. 血压

血液在血管中流动时对血管壁所产生的压力称血压。

心脏收缩时，血液流动对血管壁的最高压力称收缩压。心脏舒张时，血液流动对血管壁的最低压力称舒张压。

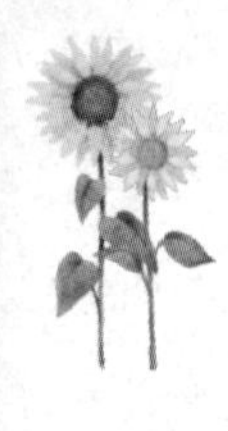

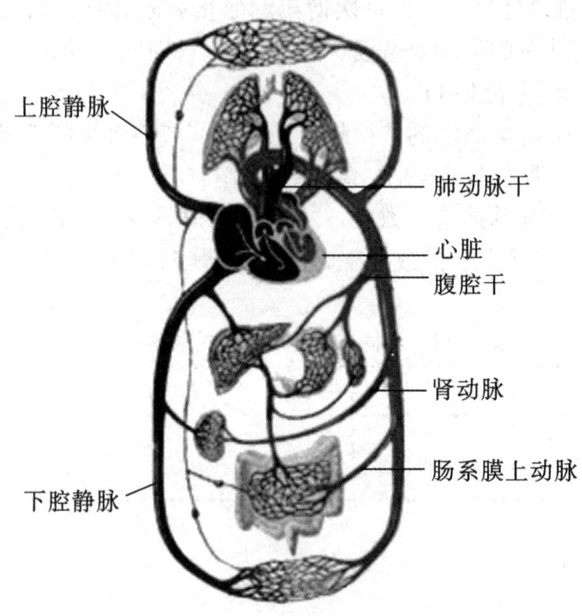

图 1-40　血液循环示意图(体循环和肺循环)

(二)学前儿童血管的特点

学前儿童血管内径相对比成人粗,毛细血管丰富,身体得到的营养物质和氧气十分充足。

学前儿童年龄越小,血管壁越薄,血管弹性越小,随着年龄的增长,血管壁的厚度和弹性会逐渐增大。

学前儿童的血管比成人短,血液在体内循环一周所需要的时间短,如 3 岁时为 15 秒,14 岁时为 18 秒,成人时为 22 秒。这样有利于身体组织得到充分的氧气和血液供应,促进学前儿童生长发育和消除疲劳。

学前儿童年龄越小,血压越低,这与其心搏出量较少,血管口径相对较大,血液含水分较多,血流速度快,故血压偏低,但随着年龄的增长可逐渐升高。新生儿收缩压平均为 8.9 ~ 9.3 kPa(60 ~ 70 mmHg);1 岁时 9.3 ~ 10.6 kPa(70 ~ 80 mmHg);2 岁以后收缩压可按公式计算,公式如下:

收缩压(mmHg)= 年龄×2+80 mmHg

收缩压的 2/3 为舒张压。

四、淋巴系统

(一)概述

淋巴系统由淋巴管、淋巴结、脾、扁桃体组成。主要功能是运输全身淋巴液入静脉。此外,淋巴结、扁桃体和脾还有生成淋巴细胞,清除体内微生物等有害物质和生成抗体等作用,

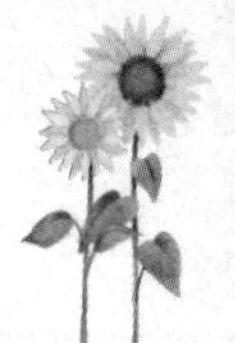

还参与机体的免疫功能。

1. 淋巴管　淋巴液流经的管道。

2. 淋巴液 组织液进入毛细淋巴管即为淋巴液。

3. 淋巴结　在毛细淋巴管向心流动到静脉的经路上,有一些膨大部分叫淋巴结。淋巴结有过滤淋巴液,扣留和清除微生物等作用。观察淋巴结肿大情况,作为诊断疾病的参考。

4. 扁桃体　位于口腔上壁后面的两侧,正常情况下萎缩在扁桃体窝内,发炎时肿大。其淋巴组织与免疫有密切关系。

5. 脾脏　是人体最大的淋巴器官,位于腹腔左上部,前面被肋骨所遮盖,正常人在腹部摸不到。脾脏质地软而脆,在暴力作用下,易破裂引起大出血。脾脏既是人体最大的淋巴器官,能产生淋巴细胞和抗体,增强抵抗力,又是血液的过滤器官。脾脏可储存大量血液,还能吞噬衰老的红细胞及异物等。

(二)学前儿童淋巴系统的特点

学前儿童淋巴系统发育较快,淋巴结的防御和保护机能比较显著,表现在学前儿童常有淋巴结肿大现象。扁桃体在4~10岁为发育高峰,14~15岁逐渐退化;学前儿童淋巴结的屏障功能较差,故易患扁桃体炎。幼儿园在对学前儿童进行晨、午、晚间检查时,应把检查扁桃体作为重要内容之一,以便及早发现感染和治疗。

五、学前儿童循环系统的保健

(一)供给合理营养

在日常生活中应供给含铁和蛋白质丰富的食物,如瘦肉、肝、芝麻酱、黄豆、大枣等。同时应纠正学前儿童挑食、偏食的不良习惯,预防贫血。也要预防肥胖。

(二)合理安排学前儿童一日活动

安排学前儿童活动,应注意动静交替、劳逸结合,避免学前儿童长时间的精神紧张和疲劳。养成按时入睡的好习惯,因为安静时所需的血液量比活动时少,这样可以减轻心脏的负担和疲劳。

(三)组织学前儿童参加适宜地体育锻炼和户外活动

经常参加适宜地体育锻炼,可以使心肌粗壮结实,提高心肌的工作能力。在组织学前儿童体育锻炼时应注意:

1. 针对不同体质的学前儿童安排不同的活动,并要掌握运动量,不宜过大、过剧烈。

2. 运动后不宜立即休息,也不能喝大量的白开水。

3. 注意安全,防止意外。

4. 衣服宽松舒适,保证血液循环畅通。

(四)做好传染病的预防工作

学前儿童血液中中性粒细胞含量较少,抗病能力差,容易感染疾病,应采取积极的措施,增强机体的抵抗力,预防疾病的发生。

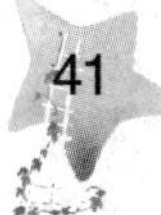

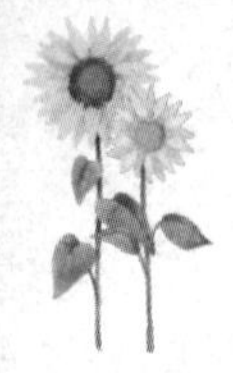

思考与实践

1. 学前儿童为什么易患感染性疾病?
2. 适宜地体育锻炼对学前儿童心脏有哪些益处?
3. 学前儿童血压为什么比成人低?

第六节　排泄系统

人体在新陈代谢过程中,不断地产生二氧化碳、尿酸、尿素、水、无机盐等代谢产物。这些物质必须通过排泄系统排出体外。这个过程叫排泄。其途径:肺排出二氧化碳和少量的水;皮肤通过汗液分泌排出部分水、少量的无机盐和尿素;大部分代谢最终产物由泌尿系统以尿的形式排出。因此泌尿系统担负着人体最主要的排泄功能。

一、泌尿系统

(一)概述

泌尿系统包括肾、输尿管、膀胱和尿道。其主要功能是排泄代谢废物。它是人体代谢废物的重要排泄系统。以维持机体内环境的稳定和健康(图1-41)。

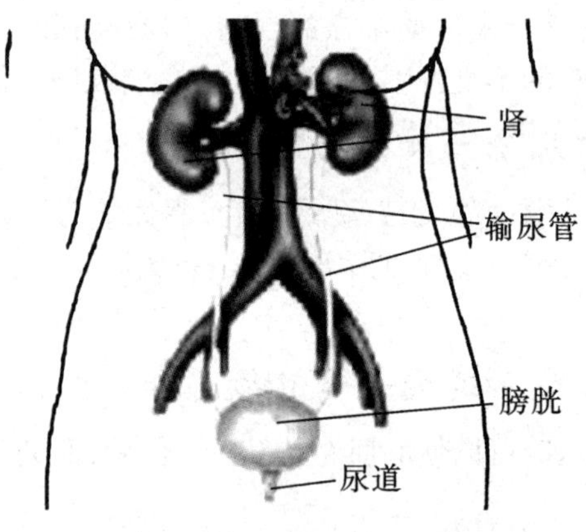

图1-41　泌尿系统示意图

肾　人体肾脏左右各一,位于腹腔后壁腰部脊柱的两侧,右肾较左肾位置稍低。肾的形状似蚕豆,肾内侧中间凹陷叫肾门,血管和输尿管由肾门出入肾脏。肾内有一个漏斗形的空腔为肾盂,它与输尿管相通。肾的实质部分又分为颜色较深的皮质和颜色较浅的髓质两部分。每个肾的实质包括100多个肾单位(由肾小体和肾小管组成),肾单位是肾脏的结构与机能的基本单位。

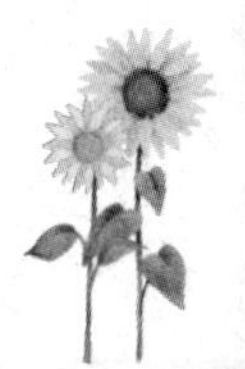

输尿管　是一对输送尿液的肌性管道，上端起于肾盂，下端开口于膀胱。

膀胱　位于盆腔里，是储存尿液的肌性囊袋，其大小形状、位置及壁的厚薄均随尿液充盈的程度、年龄和性别而有所不同。

尿道　是膀胱通向体外的管道，起于膀胱，止于尿道外口。男性尿道细长，约 20 厘米，女性尿道较短，约 3—5 厘米。

【案例分析】

姗姗是一个很健康的小姑娘，但不注意个人卫生。有一天，她突然得了急性肾盂肾炎，医生说可能是姗姗经常不洗屁股造成的，姗姗妈妈很纳闷，不洗屁股怎么会得尿路感染呢？

（二）泌尿系统的特点

肾　学前儿童泌尿器官正处在生长发育过程中。小儿年龄越小，未成熟的肾单位越多，所以当学前儿童患肾病后，不仅损伤肾功能，而且影响肾脏的发育。

学前儿童年龄越小，肾小管越短，对水分再吸收和浓缩功能差，6 个月以后浓缩功能可接近成人。因此，与成人相比，学前儿童肾的功能发育不完善。所以更要加强保护。

输尿管　学前儿童输尿管相对比成人宽，管壁肌肉和弹力发育不全，紧张度较低，弯曲度大，因此容易造成尿流不畅、易潴留细菌而引起尿道感染。

膀胱　学前儿童膀胱肌肉层较薄，弹力组织发育不完善，储尿机能差。一般年龄越小，新陈代谢越旺盛，所以每日总尿量较多。学前儿童膀胱的容量小，储尿少，年龄越小排尿次数越多。当然排尿次数也易受到饮水量、运动量、气温和疾病等因素的影响。学前儿童神经系统发育不完善，对排尿控制能力差，1 岁前的小儿，表现得尤为突出，也时有遗尿现象。随着年龄的增长，神经系统的发育，学前儿童会从“无约束”到“有约束”地排尿。一般在 1.5 岁左右能养成控制排尿的习惯了。

尿道　学前儿童尿道较短，女孩更短，其尿道长约 1 cm，到青春期才长到 3 ~ 5 cm，而且粘膜薄嫩，尿道与外界相通，因此，容易发生上行性感染（即上行性感染是细菌由尿道至膀胱、输尿管的方向自下而上所致的感染）。

（三）泌尿系统的卫生保健

1. 培养学前儿童及时排尿的习惯，防止遗尿。

2. 保持会阴部清洁卫生，防止尿路感染。每晚洗屁股（用温开水，盆、毛巾专用消毒）。1 岁后应穿整裆裤，园所的便盆每天消毒。教会幼儿自己擦屁股（从前往后擦），保持会阴部清洁。教育个别玩弄生殖器的幼儿。

3. 教育学前儿童每天坚持喝一定量的白开水，以使体内废物及时排出体外，预防尿道感染。

4. 积极锻炼，增强体质，预防上呼吸道感染、扁桃体炎、皮肤化脓性炎症等疾病的发生。保护肾功能。

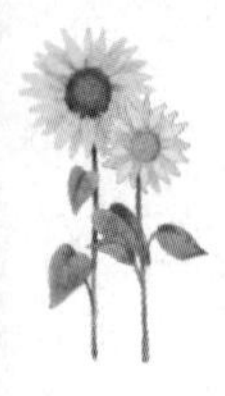

二、皮肤

（一）概述

皮肤是人体中最大的保护器官，覆盖全身。成人皮肤总重量占其体重的5% ~15%，总面积为1.5 ~2 m^2，厚度因人、部位、年龄、性别、工种而异，为0.5 ~4 mm。皮肤的颜色因人种、年龄、部位和阳光照射有关。

1. 皮肤的构造

皮肤由表皮、真皮、皮下组织以及皮肤的附属物组成。皮肤的附属物包括毛发、汗腺、皮脂腺和指（趾）甲等（图1–42）。

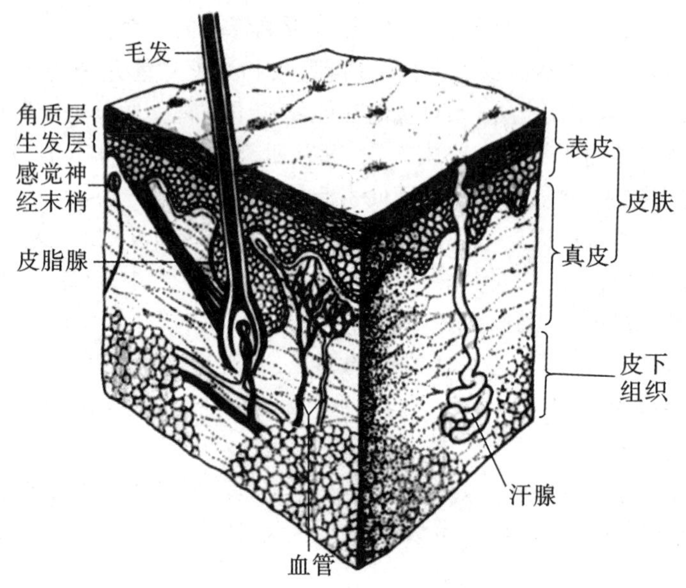

图1–42　皮肤的结构示意图

【案例分析】

晶晶是一个漂亮的小女孩，妈妈喜欢给她穿鲜艳的漂亮衣服，还带上项链和手镯，总是把她打扮得像一个美丽的小公主。有一天，晶晶的皮肤过敏了，起了很多的小疹子，奇痒难忍，这是为什么？

表皮　是皮肤最外面的一层，平均厚度为0.2 mm，从外向里可分为角质层、生发层等。

角质层　由数层角化细胞组成，含有角蛋白。角蛋白能抵抗摩擦，防止体液外渗和化学物质内侵，并维持皮肤的柔润，在手掌、脚掌易受摩擦的部位角质层特别厚，俗称“老茧”；表皮内层为生发层，其细胞具有很强的增生能力。生发层内有黑色素细胞，能产生黑色素，黑色素含量的多少，决定着皮肤颜色的深浅。经常受日光照射的皮肤，黑色素增加。

真皮　比表皮厚，由致密结蹄组织构成。真皮里含有丰富的血管、淋巴管和神经。因此，当损伤至真皮时，就会有疼痛感并伴有出血现象，不及时处理易感染。感染如果仅限于

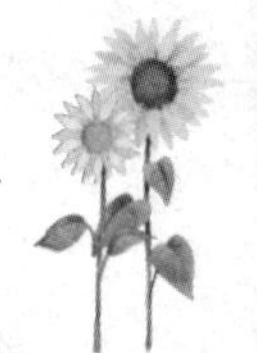

表皮层，不会留瘢痕，一旦感染深入到真皮则可能会留下瘢痕。

皮下组织　主要成分为脂肪细胞构成。皮下组织的厚薄依年龄、性别、部位及营养状况而异。它有防止散热、储备能量和抵御外来机械性冲击的功能。

附属器官　包括汗腺、皮脂腺、毛发和指（趾）甲等。

毛发　人体除手掌和脚底外，一般都有毛发，头发最多。如果毛囊受损，毛发脱落就不能再生。

指甲　人的指甲是表皮角质层的变形物。指甲根部的生发层不断增生，使指（趾）甲不断生长。

汗腺　位于真皮深部，开口于表皮的汗孔，且以手掌、足底为多。汗腺可以分泌汗液，调节体温。

皮脂腺　开口于毛囊，分泌的脂液经毛囊排出。全身各处都有皮脂腺，以颜面、头皮、胸前、背部最多。皮脂腺分泌皮脂液，润滑皮肤和毛发，防止皮肤干燥；皮脂腺丰富的人易患青春痘。

2. 皮肤的生理功能

保护机体　皮肤有保护身体内部不受外来刺激损伤的作用。如皮肤可以形成某些抗菌作用的物质，抑制和杀死细菌。同时，皮肤中的色素可吸收阳光中的紫外线，避免穿透皮肤损伤内部组织。

代谢作用　皮肤中的 7 脱氢胆固醇在紫外线的作用下，可转化为维生素 D。

感觉作用　皮肤的真皮中有丰富的神经末梢，能感受触、痛、冷、热、压、痒等刺激。

分泌与排泄作用　皮脂腺分泌皮脂，能滋润皮肤和毛发。汗腺能分泌汗液排出体外。

调节体温　汗液的排出对体温起调节作用。以保持机体体温的恒定。

吸收作用　某些物质可以通过完整的皮肤吸收。如酒精消毒，外用药物涂抹等。

（二）皮肤的特点

保护作用差　学前儿童表皮的角质层细且薄嫩，保护机能差，易感染和受损伤。同时，皮下脂肪少，极易流失水分，故容易干裂。这些特点影响了学前儿童皮肤的保护功能，使其的皮肤不仅容易摩擦受损，在干燥的环境中干裂，且会被有害物质损伤、过敏或渗入皮下而造成其他组织和器官的伤害。

体温调节能力差　学前儿童体温调节能力比较差，皮肤上的血管丰富，流动皮肤的血液相对比成人多，其年龄越小，皮肤表面积相对比成人大，因此，皮肤散热相对比成人多而快。由于皮下脂肪少，皮肤保温差，而且神经系统对体温的调节能力不如成人。因此，学前儿童对外界环境温度的变化比较敏感，容易受冷热影响而患病。

吸收功能强　学前儿童皮肤细、薄嫩，吸收能力强。当遇到一些有害物质时，容易通过其薄嫩的皮肤吸收进入体内而中毒。

感受刺激不敏锐　皮肤的感觉：包括触觉、压觉、振动觉、痛觉和温度觉等。学前儿童神经系统发育不完善，感觉器官感受力不灵敏，因此，容易造成皮肤和身体的损伤。例如，抓炉子上的物品被烫伤等。

排泄机能强　学前儿童汗腺发育较好，排泄机能强，所以小儿活动时往往汗多，应注意预防感冒。

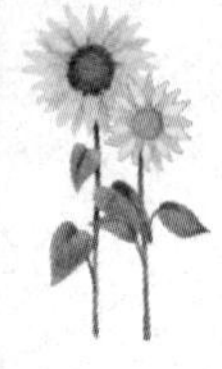
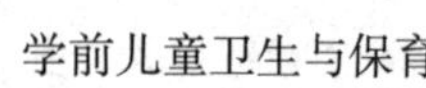

（三）学前儿童皮肤的保健

1. 保持皮肤清洁　勤洗澡、勤换衣。

2. 内衣应为棉织品且宽松舒适。

3. 组织学前儿童参加适宜的体育锻炼

（1）参加适宜的体育锻炼，可以促进人体的新陈代谢，改善皮肤的血液循环，使汗液排泄快，减少患病。

（2）根据季节组织“三浴”锻炼，提高皮肤的冷热适应能力。

4. 禁用化妆品　教育小儿不戴项链等饰品，演出结束后要及时卸妆。

5. 要勤剪指（趾）甲，保持手的卫生。

6. 避免接触有毒物品，使用外用药物时一定要谨慎。

思考与实践

1. 怎样预防学前儿童泌尿道感染？

2. 学前儿童皮肤有哪些特点，怎样保护？

第七节　内分泌系统

一、概述

人体的内分泌系统是由许多内分泌腺组成的。内分泌腺是一些无管的腺体，所分泌的物质叫“激素”，可以直接进入血液循环，到达全身各处。调节机体的新陈代谢、生长发育、生殖、适应、应急和免疫机能。内分泌调节和神经的调节一起，共同构成人体统一的调节控制系统，使身体各部分的恒定协调一致，成为一个有机的整体。

人体内主要内分泌腺有：脑垂体、甲状腺、甲状旁腺、胸腺、肾上腺等。见图 1-43。

【案例分析】

培培的父母都是高个子，可是培培的个子不高，到了幼儿园大班还是不见长，妈妈很着急，到医院检查得知，培培长不高是因为其体内生长激素分泌不足所致。

人体的主要内分泌腺和激素功能见表 1-12。

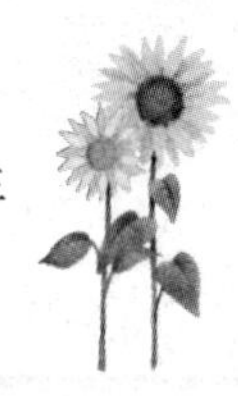

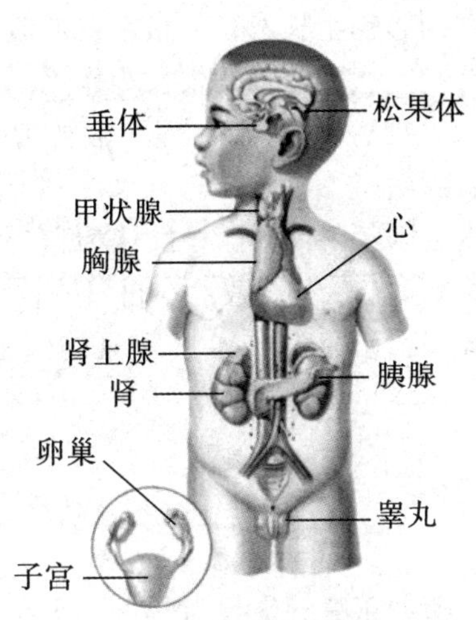

图 1–43　内分泌系统

表 1–12　人体主要的内分泌腺和激素功能

内分泌腺	位置	分泌的激素	激素的主要生理作用
垂体	位于脑的底部	促甲状腺素	促进甲状腺的增生和分泌
		促性腺激素	促进性腺的生长和分泌性激素
		促肾上腺皮质激素	促进肾上腺皮质的增生和糖皮质激素的分泌
		生长激素	促进蛋白质的合成和骨的生长
甲状腺	颈前部、喉和气管的两侧	甲状腺激素	促进新陈代谢和生长发育，提高神经系统的兴奋性
胰岛	胰腺中	胰岛素	降低血糖浓度
		胰高血糖素	升高血糖浓度
肾上腺	肾上腺位于肾脏的上端，左右各一	盐皮质激素	调节水盐代谢
		糖皮质激素	调节糖类、脂肪和蛋白质的代谢，升高血糖，增强人体的应激功能
		雄激素	分泌量减少，作用不明显

二、脑垂体

脑垂体是人体最重要的内分泌腺，可分泌促甲状腺激素、促肾上腺激素、生长激素等多种促激素。多种促激素可以调节甲状腺、肾上腺、性腺的激素分泌水平。生长激素能促进人

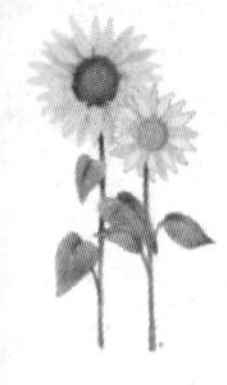

体的生长发育，是从出生到青春期影响生长发育的最重要的激素。

生长激素具有促进蛋白质的合成、加速骨的生长等作用。在学前期，如果生长激素分泌不足，则生长迟缓，可患侏儒症，表现为身材矮小，但一般智力正常。相反，如果生长激素过多，则生长速度过快，可患巨人症。

首先，脑垂体分泌生长激素会因年龄而异。一般认为，它在人的两个生长发育的高峰期（即婴儿期和青春期）分泌较多 。其次，生长激素在每日不同时段的分泌也有差异，表现为在白天分泌较少，在夜间分泌较多。研究表明，生长激素的分泌还会受到情绪、生活制度、营养以及运动等因素的影响。

三、甲状腺

甲状腺在出生时已经形成，随着年龄的生长，到 14 ~ 15 岁时腺体发育最快，功能达到最高峰。甲状腺分泌甲状腺素，调节物质与能量代谢，促进生长发育。

甲状腺素的合成原料是碘，如果碘摄入不足就会造成甲状腺激素分泌不足，甲状腺激素分泌不足在不同发展时期影响不同，年龄越小危害越大。如果在胎儿期缺碘，就会患“呆小症”。呆小症是一种先天性甲状腺功能低下所引起的病症，表现为智力低下、头大、身材矮小、身体比例失调（上身长，下身短）、皮黄、脸肿，牙齿发育不全、言语和听力障碍等症状。如果在出生后 3 个月之内及时发现并补碘，可使患儿发育基本正常。如果错过了早期治疗的时机，则呆小症的症状会不可逆转。在学前期甲状腺分泌不足，可引起甲状腺功能低下，会不同程度地影响学前儿童的智力、身高和新陈代谢等。

学前期甲状腺分泌过多会引起甲状腺功能亢进（甲亢），表现为心跳呼吸加快、汗多、情绪易激动、多食而消瘦等症状。

四、胸腺

胸腺位于胸骨柄后方，紧贴气管和大血管的前面，分左右两叶。小儿出生两年内胸腺生长最快，随年龄增长继续增长，青春期达到最大体积，以后逐渐退化。

胸腺与机体的免疫机能有密切关系。胸腺分泌胸腺激素，其作用是用于诱导造血干细胞发育成淋巴细胞，从而增强机体的免疫能力和调节机体的免疫平衡，小儿因为胸腺发育不全而免疫功能较差，以致可能出现反复呼吸道感染及腹泻，或发生其它免疫缺陷病。因此，在日常生活中，应采取积极有效的干预措施，给予充足的睡眠、均衡的营养、适宜地锻炼，保证学前儿童获得正常的生长发育。

思考与实践

1. 为什么说脑垂体是人体内最重要的内分泌腺？
2. 甲状腺激素分泌过多、过少时，对学前儿童生长发育有何影响？
3. 生长激素分泌过多、过少时，对学前儿童生长发育有何影响？

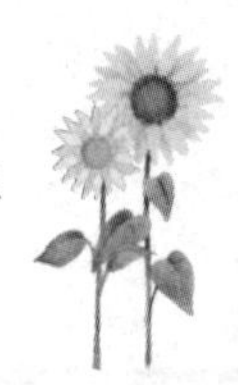

第八节　免疫系统

一、免疫的概念

免疫是机体一种保护性生理反应，其作用是识别和排除抗原性异物，以维持机体内环境的平衡和稳定。其免疫功能是由免疫系统实现的。故免疫系统是人体的保护防疫系统。

二、免疫系统的组成

人体的免疫系统是由免疫器官、免疫细胞和免疫分子组成的。

（一）免疫器官

人体的免疫器官主要有脾脏、淋巴结、扁桃体、胸腺、骨髓、阑尾、淋巴细胞、淋巴组织及巨噬细胞等（图 1-44）。免疫器官能产生免疫细胞。（其中骨髓、胸腺是中枢免疫器官；脾脏、淋巴结、扁桃体、阑尾等是周围免疫器官）。

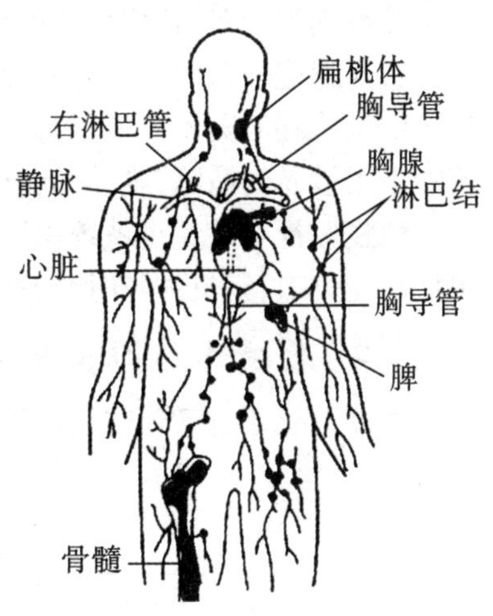

图 1-44　免疫系统

中枢免疫器官　是免疫细胞的发源地，免疫细胞在这里产生、发育和成熟，然后再送到周围免疫器官发挥免疫作用。如果把免疫功能视为一个军队对于国家的保护，那么，免疫细胞和免疫分子就是免疫军队，中枢免疫器官既是军营也是军校，它们生产免疫细胞输送到周围淋巴器官。B 细胞和 T 细胞是两种重要的免疫细胞，其中 B 细胞由骨髓生产并输送，T 细胞由胸腺所提供。

周围免疫器官　包括相互连接成网络的血液循环和淋巴循环两个循环通路，包括脾、分布于全身各处的淋巴结、肠壁淋巴小结、呼吸道粘膜的淋巴组织、扁桃体、阑尾等，由骨髓和胸腺而来的成熟 T 细胞和 B 细胞通过血液循环到达淋巴结、脾和扁桃体等周围免疫器官，在固定的部位进行防御，一旦遇到有害物质入侵，就会投入战斗。我们身体某个部位发炎或淋巴结肿大时，就表明它们正在积极战斗而保护我们的身体。

脾　是人体最大的淋巴器官，它是血液循环中的重要过滤器，当血液中出现有害物质或衰老、死亡的细胞时，脾中的巨噬细胞、淋巴细胞就会将其清除，脾还可以制造免疫球蛋白、补体等免疫分子而发挥免疫作用。

（二）免疫细胞

免疫细胞是人体内具有免疫功能的细胞，主要有淋巴细胞和巨噬细胞两种。淋巴细胞主要由 T 淋巴细胞和 B 淋巴细胞组成。T 淋巴细胞可以直接消灭侵入人体的致病微生物，

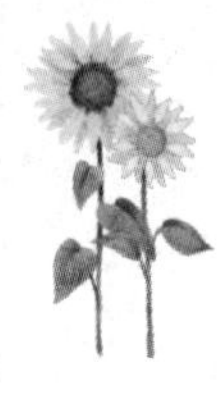

并监视和清除体内出现的异常细胞，出生时T淋巴细胞已完善，随着日后与多种抗原物质接触，T淋巴细胞功能更趋完善。B淋巴细胞可以产生抗体，参与体液免疫。

（三）免疫分子

免疫分子是具有免疫效应的物质。一般分为两类：一类是抗体，又称免疫球蛋白，人体的免疫球蛋白分子目前分离出5种，即IgG、IgA、IgM、IgD、IgE，它们对病原体有很强的针对性；另一类是补体，即一个多种血清蛋白酶系统，其免疫作用没有针对性。当机体受到外来致病物质等有害物质的刺激时，T细胞、B细胞和巨噬细胞等会产生免疫分子以清除或溶解有害物质。免疫分子主要有免疫球蛋白、淋巴因子、补体和单核因子等组成。

三、免疫系统的功能和分类

（一）免疫系统的功能

防御感染　是免疫系统抵御细菌、病毒等有害物质侵入，使人不患感染性疾病的过程。如果此种功能不足，任何微小的伤口，细菌和病毒侵入都可能引起疾病甚至致命。

自身稳定　及时把衰老和死亡的细胞识别并清除，以维持机体内环境稳定的过程。人体组织细胞在时刻不停地进行新陈代谢，随时会产生大量衰老、受损和死亡的细胞，这些细胞如果不被及时清除，则会影响机体内环境的稳定和健康。

免疫监视　是免疫系统识别、杀伤并及时清除体内突变细胞，防止肿瘤发生的功能。如果此功能失效，则机体随时会发生各种肿瘤。

（二）免疫作用的分类

免疫系统通过三道防线保护机体的健康（图1–45）。

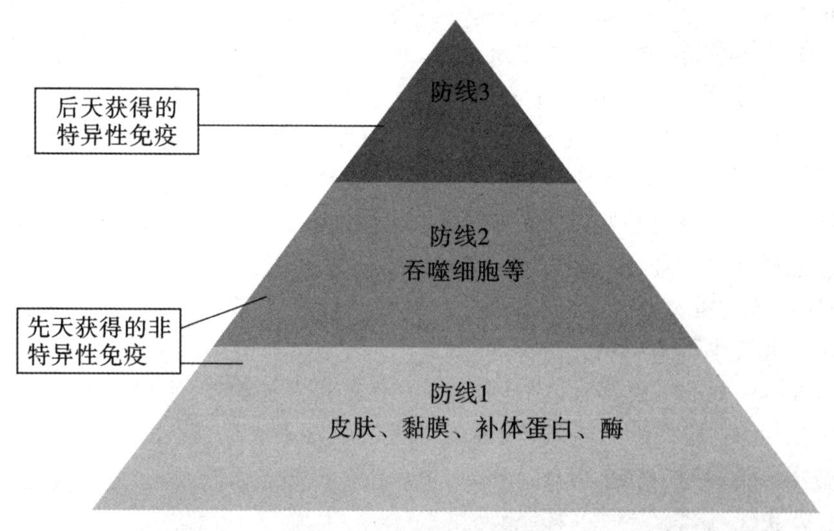

图1–45　免疫的三道防线

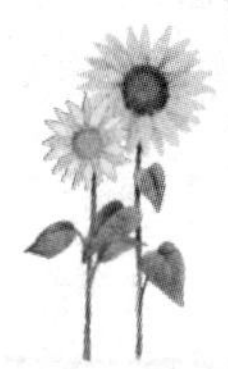

1. 非特异性免疫(先天免疫)

非特异性免疫是生来具有的免疫功能。

外部屏障　皮肤和粘膜是人体的第一道防线,能够阻挡病原微生物侵入人体内。其分泌物(如乳酸、胃酸、酶等)还有杀菌的作用。如呼吸道粘膜上有纤毛,可以清除异物。

正常体液　体液是人体的第二道防线,具有多种非特异性抑菌、杀菌和协助吞噬的细胞,直接阻挡细菌和病毒等的侵入。如溶菌酶广泛存在于泪液、唾液、乳汁及某些脏器组织中,能杀灭多种细菌。又如补体,存在于正常人的血清中,参与多种免疫反应,在机体正常的防御机能中起着重要的作用。

吞噬细胞　人体内有许多具有吞噬能力的细胞,如巨噬细胞、中性粒细胞、大单核细胞等,它们对入侵淋巴和血液中的异物有一定的过滤清除等作用。

多数情况下,这些防线可以防止病原体对机体的侵袭。身体素质好、抵抗力强不易得病的人非特异性免疫能力强。

内部屏障　血脑屏障是防止中枢神经系统发生感染的重要保卫机构。学前儿童较成人更易发生中枢神经系统感染,可能与其血脑屏障尚未发育完善有关。

2. 特异性免疫(获得性免疫)

特异性免疫是出生后逐渐建立起来的后天防御功能,只针对某一特定的病原体或异物起作用,故称特异性免疫,又称后天性免疫(即获得性免疫)。根据作用方式,又可以将特异性免疫分为特异性细胞免疫和特异性体液免疫。

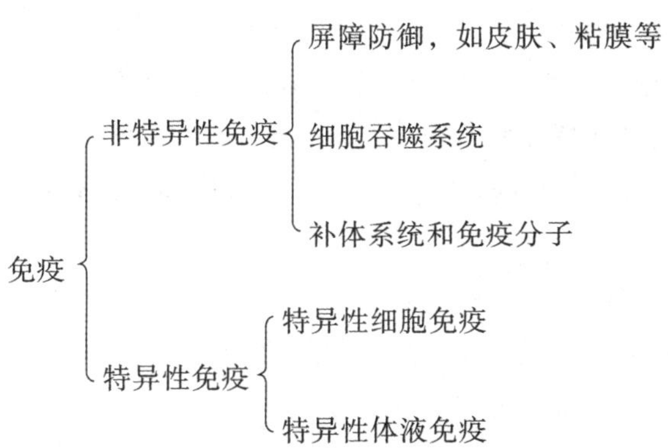

特异性细胞免疫　是由 T 细胞完成的一种特异性免疫反应。其主要功能是防御病毒、真菌等感染,并对突变细胞进行免疫监视。杀伤性 T 淋巴细胞一旦找到被感染的人体细胞,便会将这些受感染的细胞消灭,防止病毒和真菌等的进一步繁殖。

特异性体液免疫　由 B 细胞完成。当某种细菌、病毒侵入时,B 细胞产生特异的免疫球蛋白,直接杀灭该细菌或病毒等。

【案例分析】

明明从小跟奶奶长大,为了不让明明得病,奶奶严格按照国家计划免疫的要求给明明进行预防接种。可是,明明还是很爱生病,奶奶疑惑不解,为什么按程序进行预防接种,还是经常患病呢?

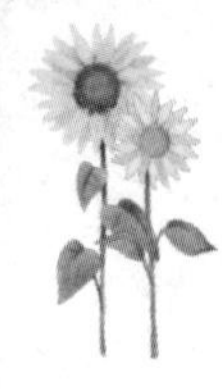

四、学前儿童免疫系统的特点和保健

(一)学前儿童免疫系统的特点

1. 非特异性免疫发育不完善

学前儿童的非特异性免疫功能发育不完善,其表现特点:

(1)免疫的第一道防线脆弱　免疫的第一道防线是由皮肤、粘膜等组成屏障防线。学前儿童的皮肤比较娇嫩,屏障作用差,呼吸道纤毛稀少而运动力差,胃酸较少而抑菌力有限,小肠壁薄通透性高,大脑的血脑屏障差,所以,学前儿童的这些屏障防线比较脆弱。

(2)第二道防线战斗力不强　第二道防线是由吞噬细胞、白细胞等构成的细胞防线,学前儿童的吞噬细胞吞噬能力有限,往往不能有效地消灭细菌、病毒等有害物质。

2. 特异性免疫薄弱

特异性免疫是指需要致病微生物抗原侵入人体,才能逐渐获得特异性免疫能力。学前儿童特异性免疫能力薄弱,因为他们缺乏对麻疹、水痘等致病微生物的特异性免疫,需要在出生后通过预防接种或自然感染而获得特异性免疫,才能构成机体免疫的第三道防线——特异性免疫防线。

预防接种　是在没有感染某种致病微生物时,就主动进行预防接种,用经过减毒处理的疫苗或菌苗,刺激机体产生特异性的免疫物质获得特异性免疫,如打过麻疹疫苗就可以获得预防麻疹的特异性免疫能力等。

自然自动免疫　是指患过某种传染病后,所获得的免疫力。

自然被动免疫　是母体传给胎儿或婴儿的,这种抗体在出生 6 个月左右自行消失。

人工自动免疫　向机体输入抗原,在抗原作用下,机体产生抗体而产生免疫作用。但有的抗原是有免疫年限的。

(二)学前儿童免疫系统的保健

1. 保证学前儿童生活环境的卫生,减少接触病原微生物的概率。
2. 用鼻呼吸,维护皮肤、粘膜等屏障的健康,充分利用身体的屏障机制。
3. 加强锻炼、合理营养等增强体质,提高身体的非特异性免疫能力。
4. 按程序预防接种,提高身体的特异性免疫能力。促进学前儿童健康成长。

思考与实践

1. 免疫系统对人体有哪些重要作用?
2. 在日常生活中应采取哪些有力的措施,来提高学前儿童的免疫力?

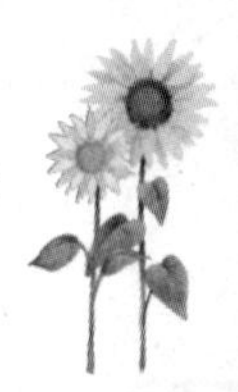

第九节　感觉器官

敏锐的感受力是大脑思维和调控的基础。人体内的感受器遍布全身，有的结构比较简单，如痛觉感受器，触压感受器等，有的结构比较复杂，如眼睛和耳，这些结构比较复杂的特殊感受器就称为感觉器官。“耳聪目明”“眼观六路耳听八方”都是对这些感觉器官的赞誉。

一、视觉器官——眼

（一）眼的结构

眼主要由眼球和一些附属部分（眉、眼睑、睫毛、泪腺、结膜和动眼肌）等所构成（图 1–46）。

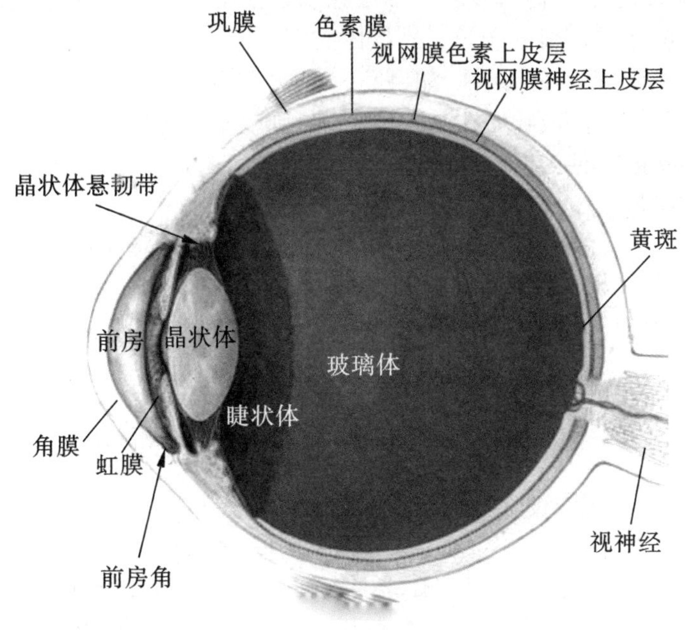

图 1–46　眼球

1. 眼球壁

眼球壁分为三层，由外模、中膜和内膜构成。

外模（纤维膜）　该层由角膜和巩膜组成。前 1/6 是角膜，角膜有丰富的神经末梢，角膜透明，感觉敏锐；后 5/6 是巩膜，俗称“白眼珠”。

中膜（血管膜）　含有丰富的血管和色素。由后向前分为脉络膜，睫状体和虹膜。

中层的后 2/3 为脉络膜，富含血管和色素，呈棕黑色。主要是营养眼球和防止光线散

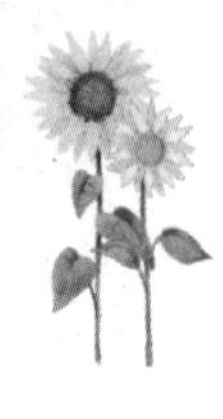

射，形成暗室作用。脉络膜前缘增厚的部分叫睫状体，再向前是环形的虹膜，呈棕黑色，中央有一圆孔，称为瞳孔，是光线进入眼球的通道。虹膜由环形肌和放射肌组成，在光的刺激下发生反应，使瞳孔扩大或缩小，调节进入眼球的光线。

内膜（视网膜）　视网膜是眼球壁的最内层，是视觉器官最重要的部分。视网膜上有无数感光的神经细胞，能接受光的刺激，并形成物像。视网膜的中央部分有视锥细胞，能接受强光和色光的刺激。视网膜的边缘部分有视杆细胞，主要在弱光下起作用。视杆细胞中含有一种感光的色素叫视紫红质。维生素 A 与视紫红质的合成有关，如果人体缺乏维生素 A，视紫红质合成不足，在弱光下看不清东西，即夜盲症。

2. 眼球内容物

房水、晶状体和玻璃体。三者都是透明的，具有折光作用。

房水　由睫状体产生，是一种无色透明的液体，能不断地生成和回收，并有营养角膜、晶状体和保持眼内压力的作用。如果房水循环障碍，就会发生青光眼等疾病。

晶状体　位于虹膜后方，有弹性，形状为双凸透镜形的透明体。其边缘由韧带与睫状体相连，由于睫状体的收缩与舒张，使悬韧带松弛或紧张而改变晶状体的凸度，使远近物体都能在视网膜上聚焦，形成清晰的物像。晶状体的调节能力随年龄的增长而逐渐下降。如果调节能力下降，就会出现近视或远视，如果发生混浊，就可能形成白内障。

玻璃体　呈透明胶冻样，物质在晶状体和视网膜之间，具有折光和支撑眼球呈球状，对视网膜保持一定的压力，使视网膜与脉络膜不分离。

眼球的结构和功能：

- 眼球
  - 眼球壁
    - 外层（纤维膜）
      - 角膜　在巩膜前方，占外层的 1/6，无色透明，有丰富的神经末梢，感觉敏锐
      - 巩膜　占外层的 5/6，白色坚韧，有维持眼球外形和容纳、保持眼内容物的作用
    - 中层（血管膜）
      - 虹膜　为睫状体向前延伸的部分，棕黑色，中央有瞳孔，是光线进入眼内部的孔道，虹膜内有平滑肌，可调节瞳孔的大小
      - 睫状体　为脉络膜延伸到巩膜前增厚的部分，内有睫状肌，能调节晶状体的曲度
      - 脉络膜　是中层后 2/3 的部分，含有丰富的血管和色素细胞，有营养眼球和使眼球内部成为暗室的作用
    - 内层　视网膜，含有许多感光细胞，能感受光的刺激
  - 眼球内容物（和角膜共同构成眼球的折光系统）
    - 房水　由睫状体产生，为水样液体，充满前房和后房之间，有营养眼球和维持眼内压力的作用
    - 晶状体　位于虹膜的后方，像双凸透镜，有弹性，由晶状体悬韧带附在睫状体上。它能将光线聚集在视网膜上，形成清晰的物象
    - 玻璃体　为晶状体和视网膜之间透明的胶状物质，能支撑眼球呈球体状，对视网膜能保持一定的压力

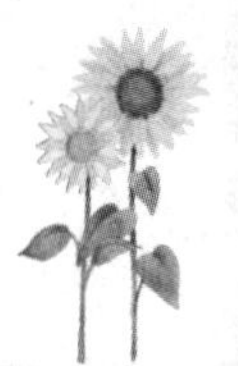

【案例分析】

畅畅喜欢看书读绘本，经常把书拿得很近，妈妈总说："傻孩子，你拿那么近看着多难受啊，快拿远一些。"但畅畅总是不听。渐渐地，妈妈发现畅畅眼睛有些近视，远一点的东西好像看不清楚。到医院一检查果然不出所料。这是为什么呢？

（二）学前儿童眼球的特点

1. 新生儿眼球的前后径比较短，故呈生理性远视。婴儿只有 18.7 mm，成人为 24 mm，随着年龄的增长逐渐变长，3 岁时达到 23 mm 左右，之后增长缓慢。一般而言，此种远视随年龄的增长，前后径增长而被矫正。

2. 学前儿童晶状体较大且透明度高、弹性好，具有较强的调节能力，所以能看清很近的物体，但看近物体时间不易过长，易导致睫状肌过度紧张而疲劳。久而久之就会降低晶状体的调节力而发生"假性近视"。假性近视是功能性近视，如果不及时纠正，就有可能使晶状体变形而发生轴性近视，又称"真性近视"。

3. 重视视神经发育的敏感期　学前期是视觉发育的敏感期，良好的用眼习惯和合理的营养能让孩子拥有一双美丽健康的眼睛。否则会带来各种视力问题。比如弱视、斜视、眼干症、夜盲症等。

无论是弱视、斜视和近视，如果在学前期及早发现、及时矫正，都会收到良好的预后效果，一旦错过了学前期，矫正的难度就会成倍提高，甚至终身遗憾。

（三）学前儿童眼的保健

眼睛是智慧之窗，保护眼睛要像保护生命那样重要。学前儿童眼球发育还不成熟，可因不良因素而影响视力。所以托幼园所要为学前儿童创造良好的生活环境，注意用眼卫生，保护和促进眼球的正常发育。

1. 注意科学采光　为学前儿童创设良好的采光条件、适宜的读物和教具，保护视力。
2. 合理营养　预防眼干燥症和夜盲症。
3. 注意安全　预防眼外伤。
4. 保护视力　及早发现视力问题及时矫正。
5. 发展儿童变色力　培养和发展学前儿童的辨色力。
6. 坚持做眼保健操等。

二、听觉器官——耳

（一）耳的概述

耳由外耳、中耳和内耳所组成。外耳收集声音，中耳传导声音，内耳感受和辨别声音。（图 1–47）

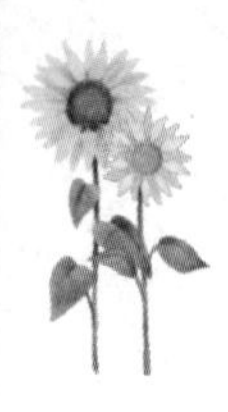

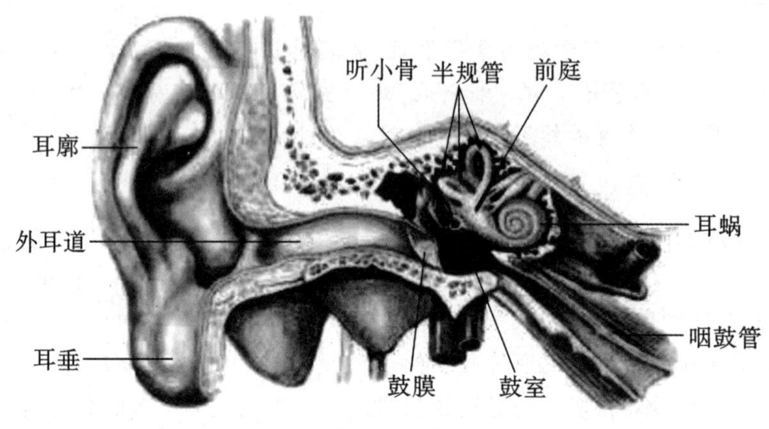

图 1-47　耳

耳的结构和功能：

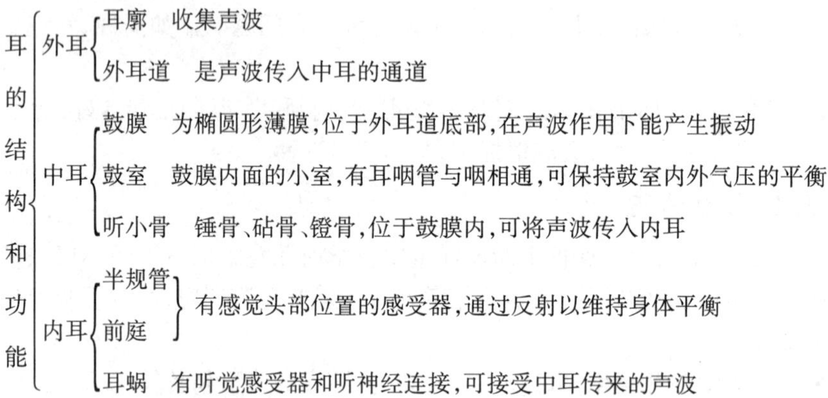

耳的结构和功能
- 外耳
  - 耳廓　收集声波
  - 外耳道　是声波传入中耳的通道
- 中耳
  - 鼓膜　为椭圆形薄膜，位于外耳道底部，在声波作用下能产生振动
  - 鼓室　鼓膜内面的小室，有耳咽管与咽相通，可保持鼓室内外气压的平衡
  - 听小骨　锤骨、砧骨、镫骨，位于鼓膜内，可将声波传入内耳
- 内耳
  - 半规管、前庭　有感觉头部位置的感受器，通过反射以维持身体平衡
  - 耳蜗　有听觉感受器和听神经连接，可接受中耳传来的声波

（二）耳的构造和机能

外耳　由耳廓和略呈“S”形的外耳道组成。

外耳的功能主要是收集声音，将声音传入中耳。

中耳　包括鼓膜、鼓室和三块听小骨。鼓膜是外耳和中耳的分界，是一层厚约 0.1 mm 的薄膜，容易受到损伤。听小骨外接鼓膜，内连内耳。声音振动鼓膜，鼓膜将声音传导到听小骨，三块听小骨将声音传导到内耳。

中耳内有一个相对封闭的腔，称为鼓室，只通过一个开口与外界大气压保持平衡。这个开口就是咽鼓管，咽鼓管会在吞咽、打呵欠时开放管口，使鼓室内的气压与外界气压保持一致，以保证鼓膜的正常振动。

内耳　内耳的结构相对比较复杂，是由前庭、半规管和耳蜗组成。前庭、半规管有感受头部的位置变动的感受器，它接受刺激产生的兴奋由神经传入脑，通过反射来维持身体的平衡。在耳蜗内有听觉感受器与听神经末梢相连。耳蜗感受声波的刺激，感受声音后，将神经冲动传入大脑听觉中枢，产生听觉。

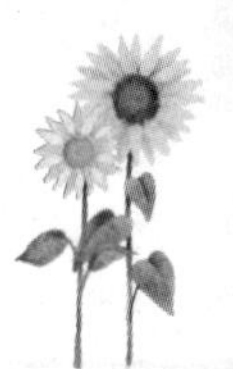

（三）学前儿童听觉器官的特点

1. 学前儿童的耳廓皮下组织较少，血液循环差，易患冻疮。外耳道粘膜娇嫩，容易感染生疖。

2. 学前儿童的咽鼓管短、粗、平直，上呼吸道感染易经咽鼓管蔓延至中耳，引起中耳炎。

3. 学前儿童对声音的感受比较敏感，对噪声更敏感。一些药物会损害听神经，引起药物性耳聋，这些药物称为耳毒性药物。目前所知的耳毒性药物近百种，如庆大霉素、链霉素、新霉素等。

（四）学前儿童听觉器官的保健

学前儿童听觉器官的保健主要包括：

1. 注意保暖，防止外耳廓冻伤；

2. 禁止用锐利的工具给学前儿童挖耳耵聍，以免损伤鼓膜和外耳道；

3. 积极锻炼，预防感冒，注意擤鼻涕的正确方法，防止中耳炎；

4. 听到噪音要捂耳、张口，防止强音震破鼓膜，影响听力。减少环境噪声，避免喧哗、吵闹；

5. 洗头时防止污水入外耳道；

6. 严格限制应用对听神经有损伤的药物；

7. 对学前儿童的听力进行日常监测；

8. 教师要帮助学前儿童发展听力。如通过欣赏音乐、唱歌、打节拍等来培养学前儿童的节奏感，丰富想象力；教会学前儿童辨别各种细微和复杂的声音，促进学前儿童的听觉的分化和神经系统的发育。

复习题

一、思考与实践

1. 如何保护学前儿童的视力？

2. 如何保护学前儿童的听力？

第十节　生殖系统

人体生长发育成熟以后，才会有生殖能力。男性生殖系统可分为内外生殖器。外生殖器阴囊、阴茎；内生殖器睾丸、附睾、输精管、精囊、射精管和前列腺等。女性生殖系统分为内外生殖器官。外生殖器有大阴唇、小阴唇、阴蒂和前庭大腺等；内生殖器有卵巢、输卵管、子宫和阴道。这些器官基本未发育，到了青春期才迅速发育。

在学前期，我们应教会幼儿学会保护自己的生殖器官。注意生殖器官的卫生。

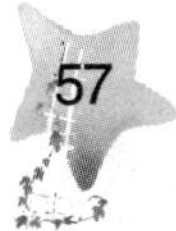

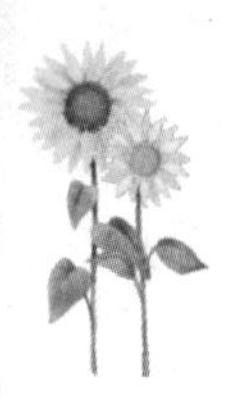

附:教师资格证近五年国考题及参考答案

一、《学前儿童卫生与保育》教师资格证国考模拟试题

(一)单选题(每空3分)

1. 成人脑的耗氧量约占全身耗氧量的1/4,学前儿童脑耗氧量几乎占全身耗氧量的(　　)。

A. 1/2　　B. 1/3

C. 1/4　　D. 1/5

2. 由于幼儿的肌肉中水分多,蛋白质及糖原少,不适合他们的运动项目是(　　)。

A. 拍球　　B. 投掷

C. 长跑　　D. 跳绳

3. 学前儿童骨骼发育的特点是(　　)。

A. 有机物多,无机物少;硬度大,弹性小

B. 有机物少,无机物多;硬度大,弹性小

C. 有机物少,无机物多;硬度小,弹性大

D. 有机物多,无机物少;硬度小,弹性大

4. 学前儿童的血液量与体重的比例相对的比成人(　　)。

A. 少　　B. 多

C. 相等　　D. 不明显

5. 血液中有三种不同功能的细胞,它们分别是(　　)。

A. 红细胞、白细胞、血小板　　B. 红细胞、白细胞、淋巴细胞

C. 红细胞、血小板、淋巴细胞　　D. 血小板、白细胞、淋巴细胞

6. 在常规化验中一般缩写RBC,它是血液中数量最多的一种血细胞,也是体内通过血液运输氧气的最主要媒介,同时还具有免疫功能。这里的RBC指的是(　　)。

A. 白细胞　　B. 红细胞

C. 淋巴细胞　　D. 血小板

7. 人的身体里布满血管。下列关于人体血管的表述不正确的是(　　)。

A. 人体内的血管分为动脉、静脉和毛细血管

B. 毛细血管是极细微血管,连接动脉和静脉

C. 动脉是将血液送到心室血管

D. 静脉是引导血液流回心房血管

8. 教师引导幼儿擤鼻涕的正确方法是(　　)。

A. 把鼻涕吸进鼻腔　　B. 先捂一侧鼻孔,再轻擤另一侧

C. 同时捏住鼻翼两侧擤　　D. 用手背擦鼻涕

9. 学前儿童新陈代谢旺盛,4~7岁儿童每分钟呼吸(　　)。

A. 16~20次　　B. 20~25次

C. 25~30次　　D. 30~35次

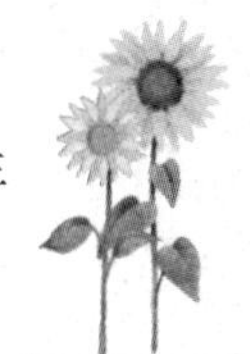

10. 大气层中最主要的成分是(　　)。

A. 氧气　B. 二氧化碳

C. 氮气　D. 稀有气体

11. 空气中粒径小于 10 μm 的颗粒物能通过呼吸进入人体肺部，特别是小于 2.5 μm 的细粒子还会被吸入到人体血液和淋巴液中。我国空气质量报告中的“可吸入颗粒物”是指(　　)。

A. 粒径小于 2.5 μm 的颗粒物　B. 粒径小于 10 μm 的颗粒物

C. 粒径小于 5 μm 的颗粒物　D. 粒径小于 25 μm 的颗粒物

12. 儿童的正常听力一般为 0 ~20 dB，判断轻度听力障碍的标准是听力在(　　)。

A. 71 ~90 dB　B. 56 ~790 dB

C. 36 ~55 dB　D. 21 ~35 dB

13. 下面几种新生儿的感觉中，发展相对最不成熟的是(　　)。

A. 视觉　B. 听觉

C. 嗅觉　D. 味觉

14. 吸收营养物质的重要器官是(　　)。

A. 胃　B. 大肠

C. 肝脏　D. 小肠

15. 乳牙有多少颗(　　)。

A. 12　B. 16

C. 18　D. 20

16. 小儿易患甲型肝炎的生理原因是(　　)。

A. 卫生意识差　B. 肝脏解毒能力差

C. 胃消化能力差　D. 营养不良

17. 学前儿童皮肤薄嫩，渗透作用 (　　)。

A. 弱　B. 强

C. 一般　D. 不确定

(二)简答题

1. 根据幼儿高级神经活动的特点，在教育教学活动中应该注意哪些问题？(8 分)

2. 如何注意学前儿童视力的保健？(15 分)

3. 适宜地体育锻炼对幼儿运动系统的益处有哪些？(4 分)

(三)案例分析题(12 分)

一天户外活动时间，小朋友们都玩得兴高采烈。突然，两个小朋友打起来，一个小朋友把对方仰面朝天推倒在水泥地上，只听“哇”的一声，这位小朋友就再也没有发出声音了。老师急忙抱起幼儿往校医室跑，经医生检查：没有外伤。

请完成下列两题：

(1)分析该幼儿受伤的部位，并说明该部位对人的生命活动的重要性。

(2)老师应怎样教育幼儿注意安全？

第二章 学前儿童的生长发育特点及保健

人的生长发育是一个非常迷人的研究领域。受精卵的产生已经让人惊讶,从肉眼莫辨的受精卵到呱呱坠地的新生儿,从柔弱软骨的新生儿到能够直立行走、跑跳自如、能说会唱、聪明伶俐的幼儿园孩子,人的变化日新月异。整个学前期是人一生中最为神奇的时期,许多生长发育的纪录都是这个时期创立并保持的。进入小学、中学乃至大学,我们还会有生长发育,但除生殖系统和身高体重外,其他系统的发育变化都与学前期无法相比。

第一节 生长发育概述

一、生长发育的概念

生长 指细胞的繁殖和增大,表现为身体各个器官、系统的变化以及身体的大小、长短和重量的增加。例如,体重的增加、头围的增长等都是生长。量的变化。

发育 发育源于细胞的分化和功能的完善,指组织、器官在结构和功能上的改变。例如,各个器官的功能不断成熟与完善,属于质的变化。又如运动能力的提高、心理的丰富、消化能力的改善等都是发育。

生长和发育是相辅相成不可分割的。生长发育包含着机体质与量两方面的动态变化。例如,大脑在重量增加的同时,皮层的记忆、思维、分析的功能也在不断地加强。又如,新生儿的消化系统功能比较弱,只能消化简单的流质食物,随着消化系统的生长,消化器官体积和重量都在增加,其分泌胃酸和消化酶的能力逐渐增强,所以消化的食物种类逐渐增多。因此,生长是量的增加,发育是质的变化。

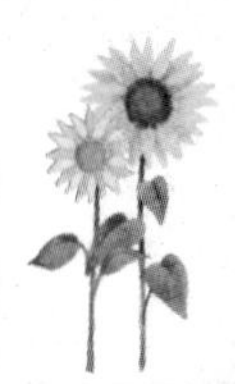

成熟　指生长和发育达到完备，机体在形态、生理、心理上全面达到成人水平，具备生殖养育下一代的能力，同时要具备家庭责任感。

成熟水平可用成熟度来表示，也就是达到成人水平的百分比。譬如3岁时身高达到成人身高的56%，6岁时身高达到成人身高的60%等。

人的生长发育是指从受精卵到成人的成熟过程。未成熟阶段称为儿童期。生长发育是儿童不同于成人的重要特征。学前期（从受精卵到7岁）这一历程是最初阶段，离成熟还有比较大的距离。

二、研究生长发育的意义

生长发育期也是人生的准备期。在这一时期，儿童的身体和心理发生着翻天覆地的变化。生长发育的奥秘何在，它怎样开始又怎样结束，期间的规律怎样，什么因素在影响着它的变化，怎么评价等问题早已进入人类的研究视野，生长发育问题不仅是生物学、医学的重要研究领域，而且是体育学、教育学和心理学的研究领域，研究生长发育意义重大，体现在如下几个方面。

（一）探寻生长发育规律

生长发育非常复杂、千变万化，具有非常大的个体差异。有的孩子不到4个月就出牙了，有的孩子要到10个月甚至1岁时才会出牙。同样是4岁，有的身高看起来像小学生，有的好像还只是两三岁的孩子。在这些纷繁复杂的生长发育现象中，我们如何探寻规律、把握规律，具有更好的预见能力，犹如把握天气变化的规律来安排自己的生活和工作，而不至于在多变的天气中一筹莫展。

所谓生长发育规律，是指大多数儿童在生长发育过程中所表现出的普遍现象。目前对生长发育规律的研究还是从现象上来进行描述，大多从统计调查和现象观察中发现生长发育的共性，这些共性的规律对我们的科学保健、教育教学均具有重要的价值。从生长发育规律中，我们可以了解学前儿童生长发育的过去，预见其生长发育的未来，从而更好地把握并促进其当前的生长发育。

（二）阐述生长发育的影响因素

生长发育具有普遍的规律，比如，正常的新生儿都会经历说话、走路，都要长高长大，但是什么时候会说话与走路、身高等都有个体差异性。其个体差异的原因在于不同的遗传和环境因素。研究影响生长发育的遗传和环境因素，发现有利和不利的影响因素，对于我们解释、预测和促进儿童的生长发育具有重要的价值，同时也是科学保健的基础。譬如，研究发现，身高受到遗传和环境因素双重影响，环境因素中的合理营养、积极锻炼、保证睡眠、良好的情绪等可以促进身高的增长，反之亦然。因此，我们可以努力消除不利因素，创造有利条件，促进儿童身高的增长。

（三）评价学前儿童的生长发育状况

对于现实生活中的个体或群体儿童，其目前的生长发育状况如何也是我们关注的热点。如果一个儿童已经超出了生长发育的正常水平我们却浑然不知，就会给其带来负面影响。

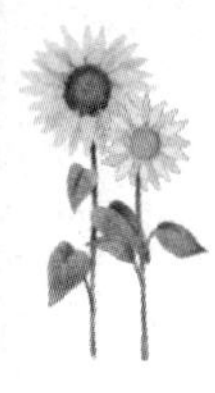

如果一个班级、幼儿园或学校的孩子大多超重，我们还不以为然，就会影响儿童身体健康。所以，必须研究如何评价和判断儿童生长发育的状况。

目前对生长发育的评价主要从发育水平、发育速度和匀称程度来进行。评价的方法比较多样，但距简洁、快速、灵活、全面、动态的要求还有不少的距离。相信未来的相关研究会探索出更好的评价方法，使我们能够随时把握儿童的生长发育动态，再根据生长发育的影响因素及时干预，以促进儿童的生长发育。

（四）探究生长发育的机制

生长发育的现象可以通过观察和调查进行研究，这些现象的内在机制何在？生长发育是怎样开始又为什么结束了？为什么人们到了20多岁就停止生长了，难道不能一直生长吗？这些问题就是对生长发育机制的探究。对于生长发育机制的研究，一直以来都是人们的追求。但是，囿于研究技术和手段，该领域的研究一直比较薄弱。近20年来，对生长发育的研究已经进入到分子生物学和细胞生物学的研究领域，取得了令人欣喜的成绩。譬如，已发现激素的变化对人体成分和人体脂肪的分布有调节作用；发现了青春期萌动的部分原因；探寻了发育障碍的原因等。随着人类基因组计划的实施，未来的研究将会在基因水平上探究生长发育的机制，相信在不远的将来，人类会揭开更多生长发育的奥秘。

（五）为教育机构制定卫生政策等提供依据

生长发育期也是受教育期。在幼儿园、学校等各类教育机构中，如何接受教育，不仅要从教育学和心理学的知识进行探讨，也要关注儿童的生长发育，从生长发育的规律、影响因素等方面进行研究。同时，教育机构环境和氛围的卫生健康也是必须考虑的问题。这些问题的解决都要从生长发育研究成果中寻找答案。根据其成果，我们来制定教育机构的卫生政策、卫生制度和卫生措施，使儿童在卫生健康的教育机构中接受符合卫生学要求的教育。这样的教育才能真正促进儿童的发展。那种忽视儿童的生长发育所进行的教育都是不科学的。例如，在昏暗、拥挤的教室里进行教学活动，儿童的近视率提高，发生流感呼吸道感染的概率大大提高，以牺牲休息、睡眠来提高成绩而使学生生长发育和健康状况每况愈下等。

第二节　生长发育规律及保健

学前儿童生长发育是一个相当复杂的过程，既有共性，又存在着个体差异。只有了解学前儿童生长发育的基本规律，才能结合不同年龄的学前儿童的具体情况，采取有力的措施，促进学前儿童正常的生长发育。

一、阶段性和连续性

儿童的生长发育具有阶段性，每阶段都有其各自的特点，各阶段按顺序衔接，不能跳跃。

譬如，在儿童生长发育的整个过程中，可以分为胎儿期、新生儿期、婴儿期、幼儿期、学前期、学龄期、青春期等若干时期，前一阶段都在为后一阶段打基础。对学前期儿童各个年龄阶段的判断，我们可以从外部形态特征加以区分，也可以从语言能力、消化能力、运动能力等功能上进行鉴别。

生长发育的连续性是指生长发育是一个由量变到质变的连续过程。连续性是生长发育固有的特性，譬如，消化能力的发育是一个从弱到强循序渐进的连续过程。

认识到生长发育的连续性必须认识到这种连续性中的阶段性，两者是相辅相成紧密相关的。以学前儿童的直立行走动作发育为例，从仰卧到直立行走经过“二抬四翻六会坐，七滚八爬周会走”的发育过程（见图2-1）。2个月抬头、4个月会翻、6个月会坐等说明了动作发育的阶段运行规律，在这一发育过程中，前一阶段是后一个阶段的基础，后一阶段是前一个阶段的延续。如果前一个阶段发育出现问题，就会对后一个阶段的发育造成不利影响。这种阶段之间的相互衔接又说明了生长发育的连续性。况且，动作发育的阶段性是大致的划分，变化是慢慢发生的，不可能截然区分。所以，学前儿童的生长发育既有阶段性，又有连续性。

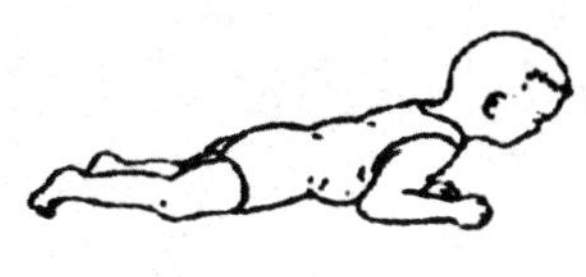

2～3个月会抬头

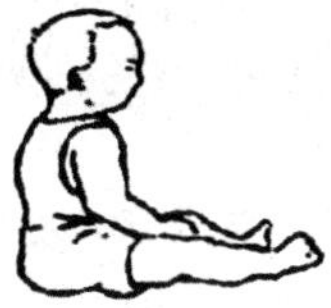

6～7个月会坐

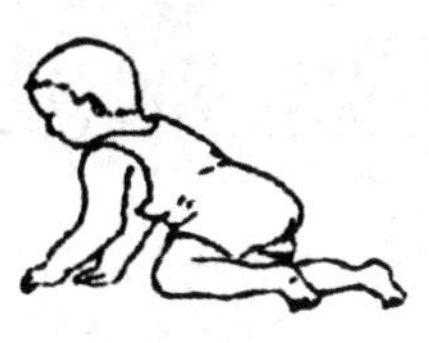

7～8个月会爬

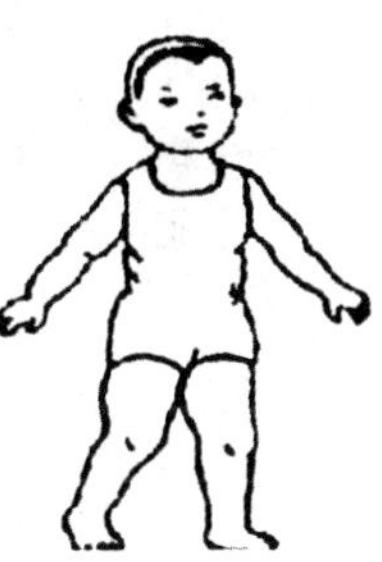

12～15个月会走

图2-1　婴儿动作的发育

二、程序性

学前儿童的生长发育存在着高矮、胖瘦的差异，出牙、走路、抓握发育早晚的不同，却遵循一些共同的发育程序，有着明显的程序性。其在发育过程中的基本程序是“头尾律”和“正侧律”。

（一）头尾律

所有的儿童的生长发育都从头部开始的，胎儿时期，头脑的发育最早也最快，所以出生时头是全身最大的部位。之后，头部的发育优势逐渐让位于躯干、四肢，发育速度和优势是沿着头—躯干—四肢的方向发育的，这一规律就是“头尾律”，也称为“头尾发展律”（见图2-2）。

随着这一发育程序的进行，婴儿动作的发育也呈现该程序，遵循抬头→翻身→坐→爬→走的发育程序。

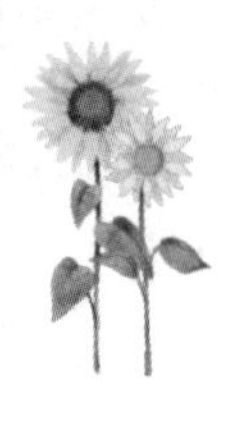

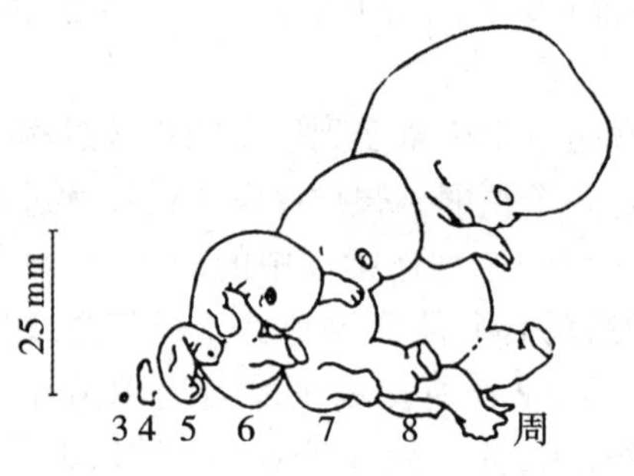

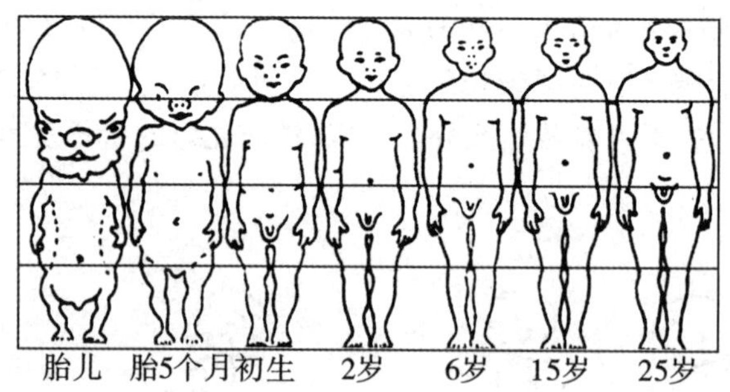

图 2–2　人体生长发育过程中身体各部分发育比例的变化

上图为 3 ~ 8 周的胚胎;下图为胎儿到 25 岁。

(引自 Robbins W. T. 1928)

(二)正侧律

婴儿手的抓握动作的发育遵循“正侧律”,也就是从中心到边缘的发展方向。

4 个月大的婴儿见到妈妈时两手会手舞足蹈,却不会抓握东西,妈妈给其一个玩具,他要么拿不住,要么就是满手抓,到了 8 个月时能用拇指和食指一起抓物,1 岁时能用拇指和其余指尖捏住细小的物体,抓握逐渐自如。2 岁后动作更加准确,会用勺子吃饭,五六岁时手眼配合协调,能绘画、前书写,用筷子比较自如地吃饭。

学前儿童的抓握能力或者说精细动作发育之所以有上述现象,其原因在于:近躯干的肩部肌肉先发育,然后按照上臂肌→前臂肌→手腕和手指细小肌肉的发育顺序逐渐发育,呈现从中心到远端的“正侧律”。

学前儿童生长发育的基本程序,如图 2–3 所示。

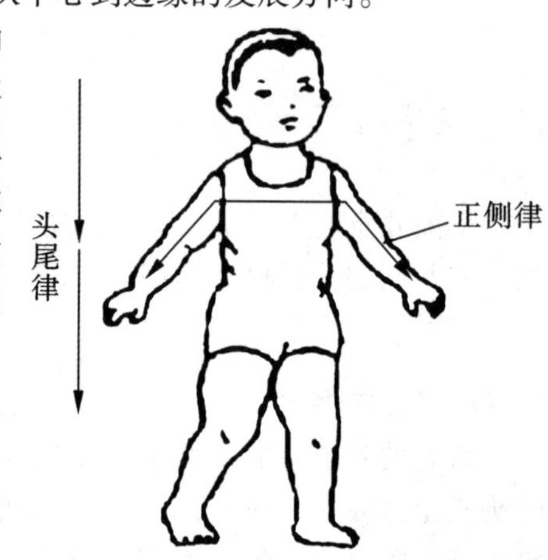

图 2–3　学前儿童生长发育的头尾律和正侧律

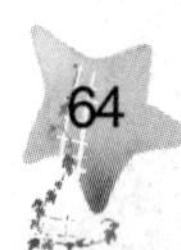

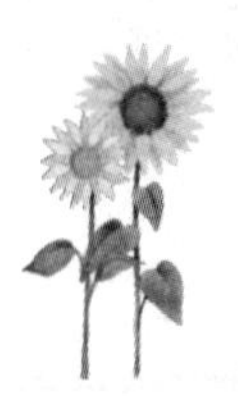

三、生长发育速度的不均衡性

在生长发育的过程中,学前儿童身高、体重各部分比例的变化以及各器官系统的发育也是不均衡的。身高、体重的增长在各个年龄阶段不是直线上升的,而是呈"波浪式"的不等速地、时快时慢地交替进行着。如新生儿的身高约 50 cm,在第一年内增长约 25 cm,这是婴儿生长发育最快的第一个突增期。1 岁后,增长速度减慢,2 岁后,身高每年增长 4 ~ 5 cm。又如,新生儿出生时体重约 3 kg,其增长速度和身高一样,第一年内增长最多 6 ~ 7 kg,之后逐渐缓慢下来。2 岁后,每年增加 1.5 ~ 2.0 kg,保持相对平稳。儿童的整个生长发育期存在两次发育的高峰期,一个高峰期在胎儿和婴儿时期,许多生长发育的记录是这个时期创造的,另一个发育的高峰期是青春期,身高体重和生殖系统的发育再度加速(图 2-4)。

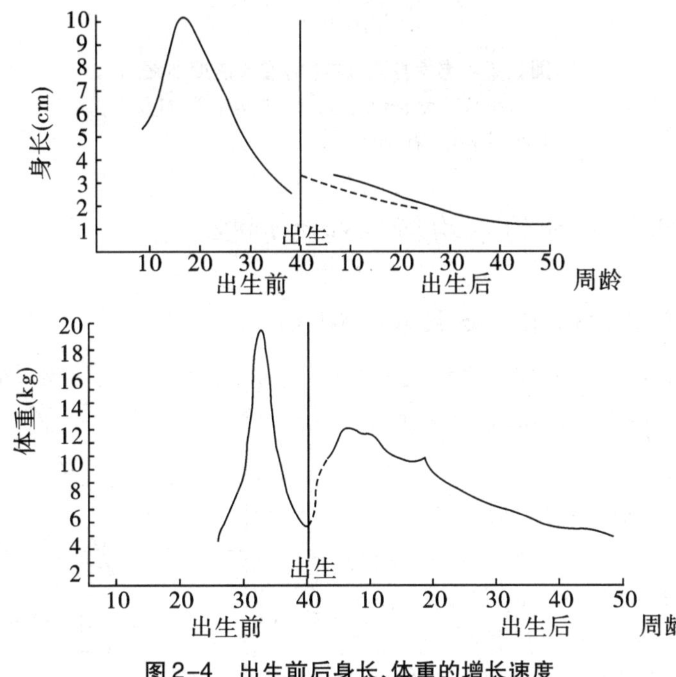

图 2-4 出生前后身长、体重的增长速度

(引自张欣,庞淑兰. 儿童少年卫生学[M]. 北京:科学出版社,2009)

青春发育期是第二个高峰期。在这一时期,身高每年增长 5 ~ 12 cm,体重每年增长 4 ~ 10 kg。进入青春期的年龄女孩一般是 9 ~ 10 岁,男孩一般是 10 ~ 12 岁,这个时期的高峰期一般持续 3 年。之后生长发育的速度再度减慢,然后逐渐停止。女孩在 17 ~ 18 岁,男孩在 19 ~ 20 岁,生长发育结束,步入成人的成熟期。由于男孩每年的身高、体重增长较多,结束生长发育的时间又较晚,故其身高体重均高于女孩。

生长发育过程中身高、体重增长速度趋势,如图 2-5 所示。

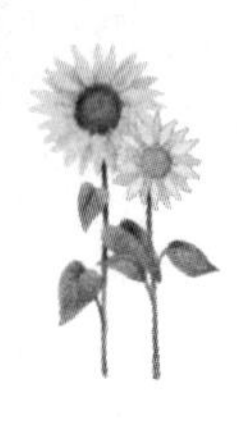

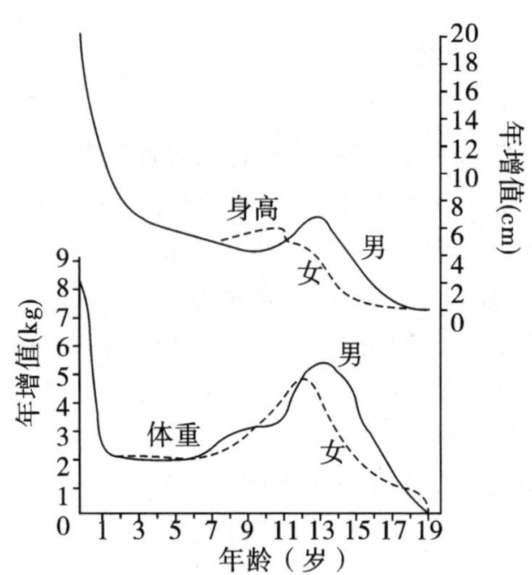

图 2-5　男女身高、体重的增长速度曲线

（引自张欣，庞淑兰. 儿童少年卫生学[M]. 北京：科学出版社，2009）

四、各系统各部位发育的不均衡性和协调性

（一）各系统发育的不均衡性和协调性

在生长发育的过程中，各器官系统的发育是不均衡的，表现为四类生长模式（图 2-6）。

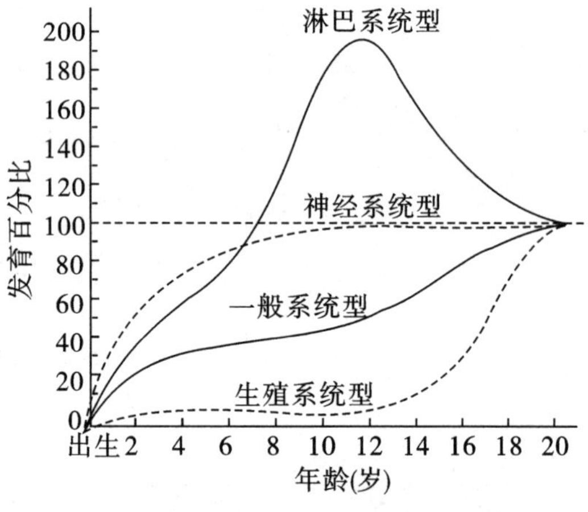

图 2-6　身体器官系统的四种生长模式

（据 Scammon，1930）

1. 一般系统型

一般系统包括运动、呼吸、循环、消化等维持人体基本生理活动的主要系统，这些系统与身高体重一样，存在两个发育的高峰期，一个在胎儿期和婴儿期，另一个在青春期，所以，在达到成人生长发育百分比上表现为“S”形的发育曲线。

2. 神经系统型

神经系统发育最早，在胚胎期就开始发育了。出生后神经系统发育一直处于领先的地位。从大脑的重量来看发育是比较快的，年龄越小增长速度越快。由此可见，神经系统发育与其他系统相比是绝对优先的。

3. 淋巴系统型

淋巴系统中的胸腺、淋巴结等在出生后头 10 年生长发育非常迅速，12 岁左右基本达到成人发育水平的 2 倍，之后，随着其他系统功能的逐渐成熟和免疫系统的完善，淋巴系统逐

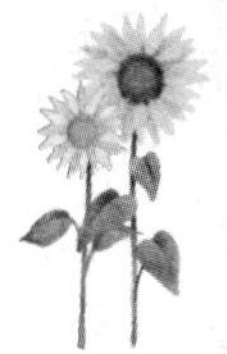

渐萎缩退回成人水平。

4. 生殖系统型

生殖系统发育最晚，在学前期发育缓慢，到青春期迅速发育，很快达到成人水平。

各系统发育的不均衡性，并不是生理的缺陷，而是正常的生理发育规律所决定的。

神经系统的优先发育，是其他系统发育的基础；一般系统有两个发育的高峰期，第一个高峰期可以保证最基本生命活动的需要，第二个高峰期可以与生殖系统的发育和繁殖第二代的功能相一致；淋巴系统在人生的头 10 年能逐渐发育到成人发育水平的 2 倍，其主要原因在于淋巴细胞和吞噬细胞的免疫功能比较有限，为了更好地保护机体，必须扩充淋巴细胞的数量来满足机体对于免疫功能的需要，一旦淋巴细胞等免疫细胞的免疫能力提高，就会逐渐减少数量而达到成人的正常水平；生殖系统比其他系统发育较晚，只有等其他系统接近成熟时才发展第二代的功能。综上所述，身体各系统的发育是不均衡的，但又是统一协调的。

（二）各部位发育的不均衡性和协调性

在生长发育期，身体各部分的发育也是不均衡的，从出生到发育成熟，呈现如下规律：头部增长了 1 倍，躯干增长了 2 倍，上肢增长了 3 倍，下肢增长了 4 倍（图 2-7）。

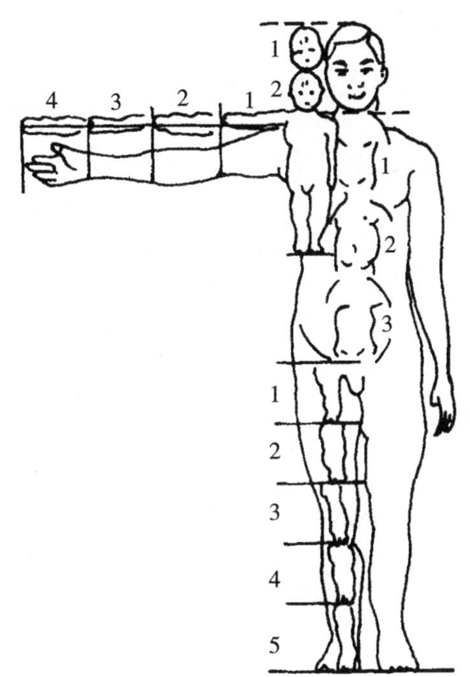

图 2-7　学前儿童至成人身体各部分发育的比例

（据 Knopt，1943）

这种不均衡使成年期人体比例达到美学和生理上要求的黄金比例。我们还会记得新生儿期乃至学前早期儿童头大四肢短的蹒跚和踉跄。可见，身体各部发育的不均衡也是身体协调和均衡的需要。

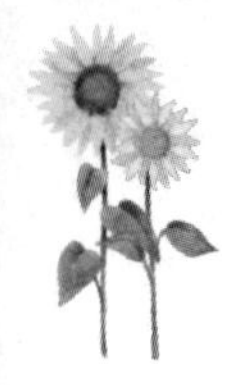

五、生长轨迹现象和关键期

（一）生长轨迹现象

从个体儿童的发育来看，在内外环境无特殊变化的情况下，个体儿童的发育过程比较稳定，总是沿着一定的轨道生长，呈鲜明的轨迹性，这种现象称为“生长轨迹现象”。

生长轨迹现象与遗传对生长发育的调控有关。但是，如果内外环境变化，这种相对稳定的生长轨迹就会发生变化。

例如，一个有着身高遗传优势的男孩，在 4 岁之前一直高于同龄儿童，在 4 岁时父母离异，生活制度紊乱、营养差、情绪低落心理压抑，于是他开始频繁生病，身高增长逐渐缓慢，6 岁时已经体现不出自己的身高优势了。这就是先由外环境的变化再到内环境变化的例子。这个内外环境有较大变化的孩子就会逐渐脱离原有的生长轨迹。

这个孩子会回到原来的生长轨迹吗？这是我们所关心的问题。研究表明，如果及时改变不利的内外环境，这个孩子是可以回到原来的生长轨迹的，这种回归现象称为“赶上生长”。所谓“赶上生长”，是指克服阻碍生长发育的因素后，儿童的生长发育表现出加速生长并恢复到正常轨迹的现象。

图 2-8 比较直观地显示了“赶上生长”的现象。该儿童 4 岁左右时身高在正常标准的 50% 左右，患病后身高逐渐落后同龄儿童，12 岁时身高已经在正常标准的 10% 以下，在 12 岁经过甲状腺素治疗后身高迅速出现“赶上生长”，17 岁时身高又恢复到正常标准的 50% 左右。这里尽管由于环境的改变（疾病），我们没有看到这名儿童正常生长轨迹的运行轨道，但从其赶上生长的运行趋势，可以推测其正常的生长轨迹应该在正常标准的 50% 以上，可惜当其赶上正常儿童的时候已经是 17 岁了，离生长发育停止的时间之窗已经很近了。

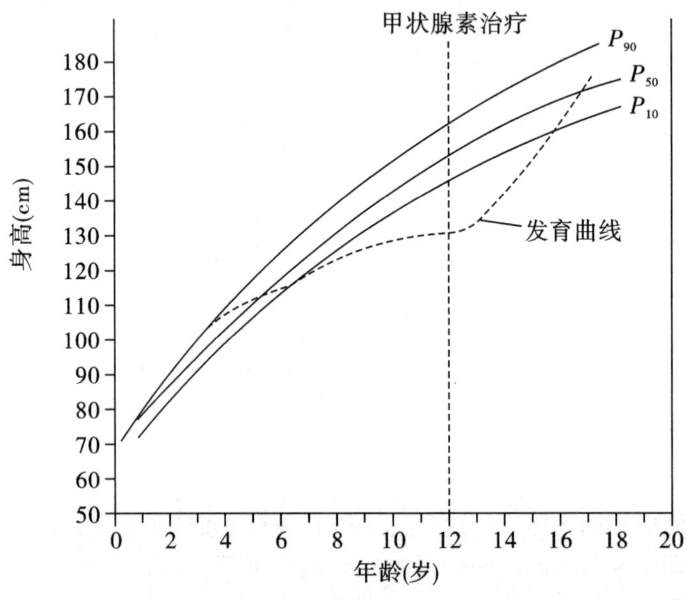

图 2-8　一名 4 岁儿童甲状腺激素治疗前后的发育

（引自张欣，庞淑兰. 儿童少年卫生学［M］. 北京：科学出版社，2009）

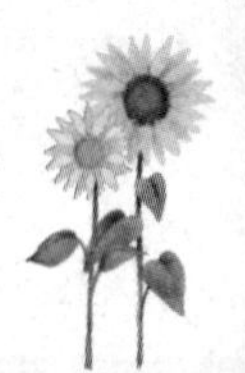

赶上生长有没有时间的局限？是否消除阻碍生长发育的因素后均会出现赶上生长现象？学术界对这些问题的回答是：赶上生长有时间局限，有些赶上生长可以完全赶上正常儿童，称为完全赶上生长，否则称为不完全赶上生长。也有些儿童不能出现赶上生长。赶上生长是否理想与许多因素有关，譬如，阻碍因素的严重程度、个体的康复能力、阻碍因素的持续时间等。其中，排除阻碍因素的时机对于干预的效果非常重要，决定赶上生长是否启动及启动的是否理想。

（二）生长发育的关键期

许多重要的器官和组织的发育都有发育的关键期，若在此期发生永久性损伤或异常的生长，就会使器官正常发育受到干扰，给予干预后出现的赶上生长往往是不完全的。

一般组织的器官的生长发育分为四个阶段：增生期、增生增大期、增大期和成熟期。以脑细胞的发育为例，脑细胞增生期和增生增大期在胎儿的中后期和出生后的前 6 个月，这期间，脑细胞以增生繁殖为主，脑细胞大量增加，因而是脑细胞发育的关键期。在这个时期如果营养不良，就会比较严重地影响大脑的发育，然而，在此期若能及时增加营养，脑细胞的发育会出现比较理想的赶上生长。如果过了这个时期再采取措施加强营养，那么也难以实现完全的赶上生长。出生 6 个月后，脑细胞依然增长，但已经不是细胞数量的繁殖增生了，而是细胞体积的增大，此期如果营养不良，其负面影响远低于 6 个月以前。因此，胎儿期和出生后 6 个月以前的营养是非常重要的。

各个组织器官的生长发育的关键期不同，易受损害的时间也各异。对生长发育的研究如果能够找到不同组织器官生长发育的关键期，就会事半功倍地促进儿童的发展。

六、生长发育的长期变化

生长发育的长期变化最早出现在发达国家中的经济比较好的城市儿童，20 世纪上半叶，西欧各国的新生儿身长从 50 cm 增加到 53 cm，体重从 3. 15 kg 增加到 3. 3 kg。1880—1950 年间，中国没有对学前儿童的相关研究。学者对北京、沈阳、上海、广州等 12 所城市7 ~ 18 岁汉族儿童所进行的研究发现，20 世纪 50 ~ 80 年代的 40 年中，每 10 年男孩身高平均增长了 2. 66 cm，体重平均增长了 1. 64 kg，女孩每 10 年身高平均增长了 2. 4 cm，体重平均增长了 1. 14 kg，尽管在 20 世纪 60 年代有暂时的偏离，但很快恢复正常，特别是近 20 年来，随着我国国民经济的高速发展，儿童生长发育速度明显加快。1979 ~ 2000 年的 16 省市调查数据表明，7 ~ 17 岁儿童每 10 年男孩身高平均增长了 2. 95 cm，体重平均增长了 3. 56 kg，女孩平均身高增长了 2. 28 cm，体重平均增长了 2. 88 kg。不断增长的不仅是身高、体重，而且胸围、肩宽、手长、足长等都在不断增长，第二次发育高峰出现的时间和月经初潮的年龄均提前 1 ~ 2 年。

对生长发育长期变化日益增多的研究，越来越多的证据说明了这种长期变化影响的广度和深度。有必要对学前儿童的生长长期变化进行研究，因为新生儿出生身高、体重等形态指标，1 岁、2 岁以及各种健康检查中所使用的正常值都可能因这种长期变化的趋势而需要改写，否则，我们很难认识和评价当前学前儿童的生长发育状况。也许学前儿童所使用桌椅、床具、玩具的尺寸等都需要调整。

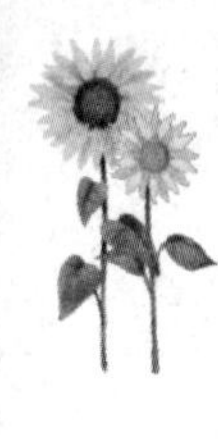

应该说，生长长期变化趋势的发现，对我们认识儿童的生长发育，及时修订生长发育的标准以及卫生保健等具有重大的意义。这种趋势带来的不仅是体质提高、外观漂亮等正面效果，也带来了诸如增加社会消耗、未婚先孕、人口老龄化等负面问题，这些问题都需要我们去应对。

第三节　影响学前儿童生长发育的因素

【案例分析】

我在1995年遇到贾斯丁的时候，他只有6岁。当时他正在儿童重症监护病房（PICU），PICU的医生邀请我去那里，想通过我们所擅长的精神治疗疗法，来制止这个孩子朝医护人员扔粪便和食物，以及不断发出的尖利而又奇怪的叫声。我通过查阅贾斯丁的病程记录了解到，他的母亲15岁就生下他，从他两个月大开始，就由外婆抚养。贾斯丁的外婆是个善良而富有爱心的女性，她很爱外孙。不幸的是，在贾斯丁约11个月大时，她因身体病态的肥胖和相关的健康问题，住进医院，几个星期之后就去世了。

在外婆生病期间，她的好友亚瑟担任起照顾贾斯丁的责任，亚瑟也曾求助于儿童保护机构，但是儿童福利机构觉得贾斯丁的处境很安全，在找到安置点之前希望亚瑟代为照顾。亚瑟是个一辈子独居的老人，他靠养狗为生，可悲的是，他对孩子的需求一无所知，他用养狗的方法来照顾这个婴儿。他每天将贾斯丁关在一个狗笼里，保证孩子有东西吃，食物有变化，会每天有规律地将贾斯丁和其他的狗一起放出笼子玩耍。就这样，贾斯丁一直在笼子里长到5岁，大多数时间都与狗做伴。

在贾斯丁2岁时，他还不会走路，无法发出几个单词；5岁的时候，他仍然不会走路和讲话。同时，他在感知觉和认知发展上也与同龄儿童具有特别大的差距。

（引自布鲁斯·佩里，迈亚·塞拉维茨著，曾早垒译.登天之梯——一个儿童心理咨询师的诊疗笔记[M].重庆：重庆大学出版社，2012：94-116.）

从生长发育的影响因素考察这个故事，我们能够发现什么？贾斯丁尽管携带人的各种遗传基因，却由于童年早期在狗笼里度过，其身体各个系统的发育受到严重影响，与正常儿童差别较大，这说明环境对人的生长发育具有重要的影响。同时也充分说明，遗传决定生长发育的潜力和可能性，环境决定生长发育的现实性和发育的速度。也就是说，先天只是一种可能，而后天决定它的现实。

一、遗传

我们可以通过一些特殊的研究方法了解遗传对生长发育的影响。

遗传对发展的影响程度可用遗传力来衡量。遗传力又称为遗传率、遗传度，是指遗传对发展的影响程度，即遗传能解释变异的百分比。遗传度在0～1之间，越接近于0，环境的影响力越大；越接近于1，遗传的影响力越大。比如，身高的遗传度为0.7，说明身高的70%差异决定于遗传，遗传的作用比较大。

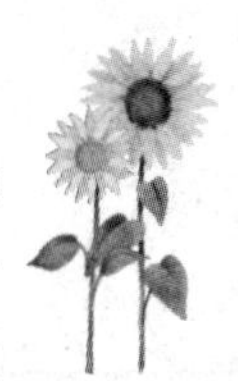

表2-1列出了比较公认的一些生理心理指标的遗传力，可以发现，在生理指标上，身高和骨龄主要受到遗传的影响，体重和头围受到遗传和环境的双重影响且几乎难分伯仲。在智力指标上，瑞文智力测试的总分遗传力在0.5～0.7之间，其中，言语智商的遗传力在0.735，受到遗传的影响更大，词汇和理解受到遗传和环境的双重影响。在性格遗传力的研究结果中，可以发现，学前儿童的内外向性格主要受遗传的影响，对3岁双生子的研究表明，内向性行为问题的遗传力比较大，受到遗传的影响较大；外向性行为问题也受到较多的遗传影响，这提示学前儿童产生问题行为的最主要因素是遗传作用。而情绪的稳定性、神经质、掩饰性则主要受到环境的影响。

表2-1　一些生理心理指标的遗传力

观察指标	遗传力	观察指标	遗传力	观察指标	遗传力
身高	0.705	瑞文智力总分	0.5～0.7	内外向性格	0.7
体重	0.494	言语智商	0.735	内向性行为问题	0.64～0.66
头围	0.555	词汇	0.584	外向性行为问题	0.54
骨龄	0.8	理解	0.513	情绪稳定性、神经质、掩饰性	0.1～0.5

当我们看到身高的遗传力是0.705，不要以为自己的身高有70%决定于遗传，也不要以为这么高的遗传力我们已经注定不可更改。在认识遗传力这个指标时，一定要有如下认识：

①遗传力是一个群体指标，不能据此说明个体的情况；

②遗传力是从不同的研究群体中得出的结论，不能任意推广；

③高遗传力的指标并不是命定不可更改的。譬如，生于矮身材家族的儿童可通过增加营养、加强锻炼、保证充足的睡眠以促进骨骼生长，达到正常的身高水平，而出生于高身材家庭中的儿童也会因缺乏营养、锻炼及睡眠等成为一个矮个子。

二、环境

【案例分析】

1998年国家体委《中国成年人体质监测报告》的数据表明：中国7～22岁男性所有各年龄组身高平均低于日本同龄男生1.96 cm。而在20世纪30年代，日本成年男性的平均身高是1.60 m，我国成年男性平均身高是1.68 m。日本国民在1902年～1997年间增长了12 cm，在1948～1997年间增长了7 cm，在1945～1965（战后20年）年间增长了4.6 cm。

由此可见，尽管身高的遗传度高达0.7，改善环境因素，依然可以收到显著的效果。这里所说的环境是一个比较宽泛的概念，它是指除了遗传以外的一切其它影响因素。根据已有的研究显示，影响学前儿童生长发育的环境因素包括如下几个方面。

（一）营养

营养是生长发育的物质保障。学前儿童正处于迅速发展阶段，需要均衡的营养。学前儿童必须从外界摄取多种营养素，尤其是足够的蛋白质、糖类、脂肪、维生素、无机盐等，只有

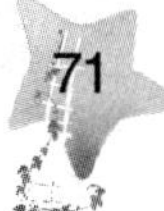

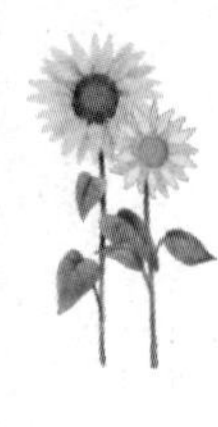

满足机体需要，才能促进其生长发育。反之，营养不良就会产生各种生长发育的问题，譬如，免疫力低下、佝偻病、体格矮小。又如，2 岁前是大脑发育的关键期，如果在此阶段营养不良，就会影响脑组织的正常发育，甚至会影响智力的发展等。

（二）体育锻炼

体育锻炼可以促进学前儿童生长发育：促进生长激素的分泌，研究表明，体育锻炼时，脑垂体分泌的生长激素增加，可促进氨基酸的合成和骨骼的增长；可促进呼吸系统和心血管功能的发育，通过适宜的运动，身体的血液循环加快，呼吸肌和心脏肌肉的收缩力增强，从而增强肺的换气功能和心脏的泵血功能；促进肌肉和骨骼的发育，使肌纤维变粗变长，骨骼细胞繁殖能力提高，骨骼的硬度和弹性更好；提高对环境的适应能力，增强机体的免疫力，从而减少疾病的发生。如“三浴”锻炼可以有效地促进学前儿童身体素质的发展。

（三）疾病

学前儿童身体的各个组织器官还比较稚嫩，容易患病。疾病对学前儿童的生长发育有着直接的影响，而影响的程度取决于病变部位、严重程度和病程长短。无论是急性病还是慢性病，都会影响正常的新陈代谢，尤其是在体温升高时，体内酶的活性受到影响，代谢率升高，可增加各种营养物质的消耗。有些疾病会严重地影响组织器官的正常功能，如急性胃肠道疾病对消化吸收能力有明显的干扰，会造成体重减轻。有些传染病，如流行性脑膜炎、流行性乙型脑炎、脊髓灰质炎，不仅会影响小儿的生长发育，甚至会对身体的某些部位造成严重的障碍。

（四）生活作息制度

合理安排学前儿童有规律有节奏的生活制度，可以保证学前儿童有足够的户外活动、适宜的学习、定时进餐及充足的睡眠时间，这些对学前儿童的生长发育都起到重要的作用。在合理的生活制度下，学前儿童身体各部分（包括大脑皮层在内），活动和休息都能得到适宜地交替，可以消除疲劳。身体的营养消耗也能得到及时补充，从而保证机体的正常代谢，促进生长发育。合理的生活制度还可以培养学前儿童从小养成良好的生活习惯，而受益终身。

（五）气候和季节

季节对学前儿童的生长发育具有显著影响。身高在 3—5 月的春季增长最快，体重在 9—11 月的秋季增加最快。可见，在一年四季中，身体的生长发育是不均衡的。

在全国历次大规模的儿童生长发育的调查中，生长发育的水平存在南北差异，具有“北高南低”的现象，这一现象在日本、欧洲等大部分国家和地区都存在。譬如，在日本列岛，越向东北身材越高大魁梧，越向西南则越显矮小。这可能与饮食和气候有关。

（六）环境污染

现代化所带来的环境污染是一个前所未有的挑战。环境污染不仅可以引起各种疾病的发生，而且影响儿童的健康。汽车尾气带来的铅中毒、空气中的飘尘、雾霾和化学物质都会影响学前儿童的生长发育。水源受污染造成的镉中毒会影响学前儿童的骨骼发育。研究显示，由于大气污染使紫外线含量降低，污染地区的儿童佝偻病发病率比对照区高。还有研究显示，在冶金工业区，由于大气中存在一些危害健康的污染物，该地区身高与对照组没有差

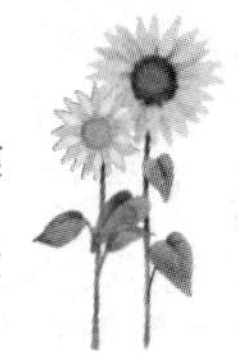

异，体重显著低于对照组。习近平指出，建设绿色家园是人类的共同梦想。我们要着力推进国土绿化、建设美丽中国，“绿水青山，就是金山银山”。

（七）社会、家庭

1. 社会生活环境

社会生活环境直接影响学前儿童的生长发育。在过去的边远山区、贫困的农村，学前儿童的生长发育会落后于社会经济状况良好的经济发达的城市地区。如经济贫困、食物匮乏、文化落后、居住条件差、医疗卫生条件落后等因素，必将严重影响学前儿童的身心发育。在我国，随着经济逐渐脱贫和发展，综合国力的日益增强，社会生活环境也越来越好，许多危害极大的传染病得到有效控制。所以，学前儿童的生长发育水平明显提高。

2. 家庭结构

父母离异成为影响学前儿童生长发育的主要因素之一，子女的肥胖、偏食、龋齿，以及由于长期缺乏体育锻炼所致的身体抵抗力下降等问题日趋突出。因此，父母离异对学前儿童生长发育的影响不容忽视。由于生活在单亲家庭所致爱的缺失，这些儿童会出现程度不同的情绪或心理问题，食欲、睡眠等基本生理过程也受到影响。这样，通过心理→生理和生理→生理这两个通道危害学前儿童的生长发育。所以，家庭结构要健全，教育功能要跟上。

3. 家庭教养方式

家庭教养方式可分为民主、放任和专制三种类型。民主家庭中的学前儿童的生长发育比较理想，放任和专制家庭中的学前儿童容易出现各种生长发育的问题。正如高尔基所说：“爱自己的孩子，这是母鸡都能做到的事，但要把他们真正培养成人，就是一项伟大的公共事业。”所以，家长要有责任感，给孩子营造一个和谐温馨的家庭氛围，就是给孩子一份健康的营养。

第四节　生长发育的测量与评价

学前儿童身体的生长发育是衡量其健康状况的一个重要指标。了解学前儿童生长发育的规律，掌握正确的测量方法，运用一定的评价指标和评价方法能够对学前儿童的生长发育状况做出科学的评价，并以此作为提出改进措施的依据，促进学前儿童的健康成长。

一、学前儿童生长发育的评价指标

（一）形态指标

生长发育的形态指标是指身体及其各部分在形态上可测出的各种量度，如长、宽、围度以及重量等。最重要和最常用的形态指标为身高和体重，它们不仅测量方便，而且能为准确评价生长发育的水平和速度提供重要依据。

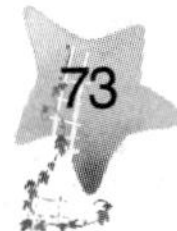

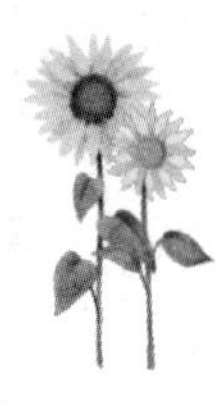

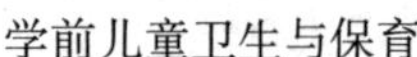

1. 身高(3 岁以下称身长)

身高(身长)是人体站立时从颅顶到脚跟的垂直高度,是生长长度的重要指标,也是正确评估身体发育水平和速度的重要依据。身高的个体差异比体重所表现得更明显。身高方面的异常,大多是由先天性的骨骼发育异常与内分泌疾病造成的。

一般新生儿出生时身长平均为 50 cm,第一年增长最快,前半年平均每月增长 2.5 cm,后半年平均每月增长 1.0～1.5 cm,1 岁时约为出生时的 1.5 倍,即 75 cm 左右。第二年增长速度明显减慢,平均年增长 10 cm,以后每年递增 5～7.5 cm。2 岁以后平均身高(身长)估算公式为:

身高(cm)≈(年龄×7)+70 cm

测量身高(身长)　对 3 岁以下儿童可用量床测量身长(卧位时,从颅顶点到脚跟的垂直长度),对 3 岁以上儿童可用身高计测量身高(站立时,从颅顶点到脚跟的垂直高度)。

测量身长　测量时,小儿取卧位,脱去鞋、袜、帽,穿单衣裤卧于量床底板中线,助手将小儿的头扶正,使小儿面向上,两耳在同一水平,颅顶接触头板。主测量者位于小儿右侧,左手固定小儿双膝以使下肢伸直,保持头、肩胛间、臀部紧贴底板,右手移动足板以使其接触小儿双足跟部。量床两侧的刻度一致时读刻度,以厘米(cm)为单位,精确到小数点后一位数。卧位时身长往往比立式时身长多 2～3 cm。

测量身高　采用身高计(测量板、平台、立柱刻度)或固定于墙壁上的立尺或软尺,宜在清晨进行。测量时,小儿取立正姿势,脱去鞋、帽,穿单衣裤站于平台,头部保持正中位置,两眼平视前方,躯干挺直,两臂自然下垂,足跟并拢,足尖分开约 60°,使足跟、臀部、两肩胛间紧靠身高计的垂直立柱。测量者立于右侧,将测量板向下滑动,使测量板与颅顶接触,测量者目光与读数同一水平面时应读测量板与立柱刻度的交叉值,记录时以厘米(cm)为单位,精确到小数点后一位数。

测量坐高

坐高是指头顶到坐骨结节的长度。测量仪器为标准身高坐高计。测量时,被测者端坐在身高坐高计底板上,头正,躯干挺直紧靠立柱,测量单位为厘米(CM),精确到小数点后一位,测量误差不得超过 0.5CM。坐高是指头顶到坐骨结节的长度。

3 岁以下使用测量床,小儿取平卧位。注意三个垂直:大腿与躯干,大腿与小腿,足板与测量床。准确读数至 0.1CM。

3 岁以上测量方法与成人完全一致,使用坐高计,小儿身体先前倾使骶部紧靠测量板,再挺身坐直,大腿与躯体垂直,膝关节屈曲成直角,两脚平放在地面上,准确读数至 0.1CM。

2. 测量体重

体重是人体的总重量,在一定程度上它代表着儿童的骨骼、肌肉、皮下脂肪和内脏重量及其增长的综合情况。身高(身长)和体重以及二者之间的比例,是衡量学前儿童营养状况和体型特点的重要标志。

估算学前儿童的体重,可遵从下列公式:

1～6 个月体重(g)≈出生时体重(g)+月龄×700 g

7～12 个月体重(g)≈6 000(g)+月龄×250 g

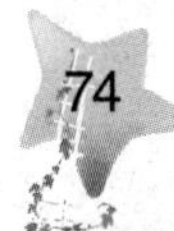

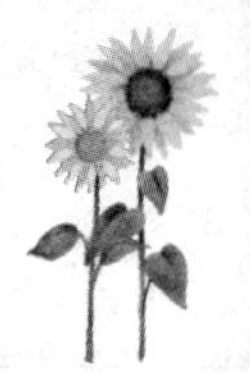

出生后第二年全年增加 2.5 kg 左右，一般在 1 岁时体重是出生时的 3 倍；2 岁时为出生时的 4 倍，体重平均为 12 kg 左右；到 7～8 岁，体重每年增长不足 2 kg，故 2～10 岁儿童的体重可按下列公式估算：

$$体重(kg) \approx 实足年龄 \times 2+8$$

测量体重　通常选用杠杆式体重计（砝码、游锤、杠杆）测量体重。1 岁以下者通常选用盘式杠杆秤，1～3 岁者选用坐式杠杆秤，3 岁以上者选用立式杠杆秤。测量时间应在空腹或餐后 2 h，被测小儿要脱去外衣，仅穿内衣裤（在室温适宜的情况下，应尽量脱去外衣，只留短裤、背心；如果不能脱去外衣，在计算体重时应减去衣服重量），尽量排空二便。测量时保证被测小儿不晃动、不接触其他物体，以免影响准确性。测量前应校正体重计"零"点，称量时放置与所测小儿年龄的体重接近的砝码，迅速调整游锤至杠杆正中水平，将砝码及游锤所示读数相加，以千克（kg）为单位，精确记录到小数点后两位数。

定期测量体重可了解学前儿童的生长发育状况，并作为指导其喂养及早期发现健康状况的依据。

定期测量体重可以绘成体重增长曲线进行比较，便于了解儿童的生长发育是否在正常范围内。

用体重评价儿童的营养和健康状况时，一般用两种方法：一种是按年龄评价的体重。按儿童年龄分组，以体重的均值作为标准，以均值±10% 作为正常范围，大于 10% 时为超重，大于 20% 时为肥胖；小于 10% 时为轻度营养不良，小于 20% 时为中度营养不良，处于 40% 以上时为重度营养不良。另一种是按身高（身长）评价的体重。根据世界卫生组织的标准，以不同数值的身高（身长）所应有的体重为基准，不分年龄和性别，用百分位数法列表，使用时按照儿童的身高（身长）值查出标准体重，如果所测儿童的体重位于第 20 个百分位数到第 80 个百分位数之间，则说明该儿童的体重属于正常范围。

3. 测头围

头围表示颅与脑的大小与发育状况，是判断大脑发育障碍（如脑积水、头小畸形等）的主要诊断依据。因为胎头的发育在全身处于领先地位，故出生时头相对较大，世界卫生组织提供的胎儿出生时头围的参考值为 34.8 cm。1 岁时头围增加约 12 cm，第一年前 3 个月与后 9 个月增加量几乎相等，第二年只增加 2 cm，3～4 岁共增加 1.5 cm，5～14 岁增加总量仅为 6～7 cm。所以，头围的监测在出生后最初 2 年尤为重要。

测量头围　采用无伸缩性的软尺测量。被测小儿取坐位，测量者位于小儿右侧或正前方，左手拇指固定软尺零点于小儿头部右侧眉弓上缘处，软尺紧贴头部皮肤（头发），经右耳上、枕骨粗隆及左侧眉弓上缘回至零点，读取与零点交叉的刻度，获得最大头围径。精确到小数点后一位数。

4. 测胸围

胸围表示胸廓获得的容积以及胸部骨骼、胸肌、背肌和脂肪层的发育情况，并在一定程度上说明身体形态和呼吸功能的发育，也能反映体育锻炼的效果。正常情况下，出生时胸围比头围小 1～2 cm，在 12～21 个月时两者基本相等，之后胸围大于头围，且胸围大于头围的厘米数约等于周岁数减 1。胸围是从双侧乳头经双侧肩胛骨下角绕胸部一圈的长度。胸围

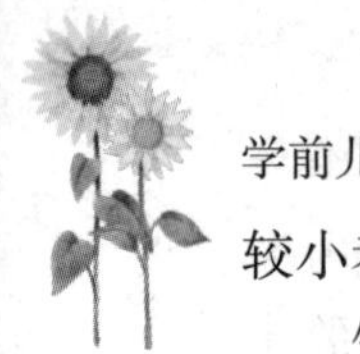

较小者说明胸内心、肺器官发育差，胸围较大者可能与佝偻病造成的“鸡胸”有关。

生长发育的主要形态指标还包括：表示躯干发育的坐高，它与身高的比值能反映躯干和下肢的比例关系；代表营养状况的臂围、腿围和各部位皮褶厚度等。

测量胸围　采用无伸缩性软尺测量。3 岁以下小儿取卧位，3 岁以上小儿取立位，小儿双手自然下垂，双眼平视。测量者位于小儿前方或右侧，左手拇指固定于小儿右侧乳头下缘，右手持软尺贴儿童胸壁，使其绕经右侧腋下、肩胛下角下缘、左侧腋下、左侧乳头回至零点，读取与零点交叉的刻度，取平静呼气吸气时的中间读数。精确至小数点后一位数。

（二）生理功能指标

生长发育的生理功能指标是指身体各系统各器官在生理功能上可测出的各种量度。握力、拉力和背肌力为骨骼肌肉系统的基本指标，呼吸频率、肺活量及肺通气量则为呼吸系统的基本指标，脉搏、心率和血压为心血管系统的基本指标。

肺活量　常用湿式肺活量计测量，测量时被测者取站立位，做一两次扩胸动作或深呼吸后尽力深吸气，吸满后再向肺活量计里尽力深呼气，直到不能再呼气为止。此时立即关闭进气管的开关，待浮筒平稳后读数。每人测 3 次，按最大数记录。单位为毫升（mL）。注意：

吹气时　气流不可中断，一旦中断，仪器便自动记为一次测量的结束；

吹气时　吹时嘴要紧靠器具，不可使吹出的气体通过吹嘴与面部之间的空隙溢出，否则，会影响测量结果；测量结束后，吹嘴应放入桶或盒中集中消毒。

测量脉搏　首选身体浅表的大动脉，最方便、最容易摸到的是手腕掌侧面拇指侧的桡动脉，它接近于体表；其次，也可以摸靠近外耳道处的颞动脉或颈部两侧的颈动脉。常用的是桡动脉处的测量。测量脉搏时，测量者用手指轻轻托住小儿的腕关节，把自己的食指和中指，放在小儿掌面腕部皮肤的横纹下偏拇指侧部位，这时即可感受到动脉搏动的冲击感。由于脉搏的个体差异较大，易受体力活动及情绪变化的影响，故应在小儿安静时进行测量。连测 3 个 10 s 的脉搏数，其中 2 次相同并与另一次相差不超过 1 次脉跳时，可认定是安静状态时的脉搏，然后再测 1 min 的脉搏数记录。

血压　血压需在儿童安静时测量。血压易受多种因素的影响。运动、情绪紧张、体位变化都能使血压暂时升高。在测量前必须使被测者静坐休息 10 min，测其安静时的血压。一般测右臂血压。测量时所用的袖带宽度应视年龄的不同而异。袖带的宽度不宜超过上臂长的 2/3 或小于 1/2。7 岁以下的儿童常用 8 cm 宽的袖带。将袖带缠于右上臂，紧贴皮肤，袖带下缘距肘关节 2～3 cm。将听诊器听头胸件放在被测者的肘部肱动脉上，打气至脉跳声消失。缓缓放气，同时听诊，第一次出现脉跳声时，血压表上所示的数字为收缩压。继续放气，脉跳声由强至逐渐变弱而没有声音了为舒张压。也有极个别人的脉跳响声一直到零，该舒张压应从变调开始计算。当一次测量不满意而需要重复测量时，复测前应将气袋排空。记录血压的单位为毫米汞柱（mmHg）或千帕（kPa）。

二、学前儿童生长发育的评价

（一）生长发育标准

生长发育标准是评价个体或集体儿童生长发育状况的统一尺度指标。一般是在某一段

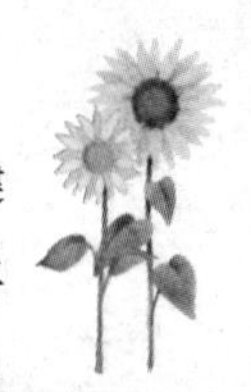

时间内，在一定的地区范围，选择有代表性的儿童，就某几项发育指标进行大量的测量，并将测量数值进行统计学处理，所得的资料即为该地区个体和集体儿童的发育评价标准。

在生长发育标准中，常用的形态指标包括身高、体重、胸围、头围（5 岁以内）、坐高、上臂围等，常用的生理功能指标有脉搏、血压、肺活量等。

一般而言，生长发育标准都是相对的、暂时的，只能在一定地区及一定的时间内使用。同时，由于学前儿童的生长发育出现了生长速度逐年加快，发育和成熟提前的“长期加速趋势”，所以生长发育标准每 5 ~ 10 年需要重新修订一次。

（二）生长发育的评价方法

1. 身体指数评价法

身体指数评价法是指利用人体各部分的比例关系，借助数学公式编程指数，用以评价发育水平的方法。在儿童身体发育的评价中，常用的指数有：

身高体重指数　体重（g）/身高（cm），又称克托莱（Quitlet）指数，它反映了体重与身高之间的比例关系。此指数随年龄的增加而加大。指数大时，说明体重相对较大。例如，出生时此指数约为 62，1 岁时约为 120，2 岁时约为 138，6 岁时约为 160。

身高胸围指数　胸围（cm）/身高（cm）×100。它是一个体质指数，反映了儿童胸廓的发育情况以及胸围与身高之间的比例关系。粗壮型的儿童，此指数较高；瘦长型的儿童，此指数较低。

身高坐高指数　坐高（cm）/身高（cm）×100。该指数通过坐高与身高的比值说明人体躯干和下肢的比例，以反映体型特点。随着年龄的增长，上身所占的比例逐渐减少，下身所占的比例逐渐增加。肢体发育与躯干发育异常的儿童，该指数与生长发育标准之间有显著差异。

BMI（body mass Index）　体重（kg）/身高（cm）2×10^4。该指数旧称 Kaup 指数，原来较多运用于学前儿童营养评价，实际含义是单位面积中所含的体重数。按照 Kaup 指数来评价，15 以下时有瘦的倾向，15 ~ 18 时为正常，18 以上时有肥胖的倾向。但是后来欧美学者认为，它不仅能敏感地反映体型的胖瘦程度，而且受身高的影响比 Rohrer 指数小，且与皮褶厚度、上臂围等营养状况评价指标的相关性也比较高。

Rohrer 指数　体重（kg）/身高（cm）3×10^7。该指数表示单位体积的充实程度，反映肌肉、骨骼、脂肪和内脏器官的发育状态。均值曲线呈“V”字形，7 岁后指数随年龄的增长而减小，女在 11 岁、男在 13 岁时为最低点，之后随年龄的增长而增大。该指数在反映体型的胖瘦程度方面比较敏感，故被广泛应用于营养状况评价。但它容易受身材高低的影响，甚至导致评价结果明显不准确。

2. 发育离差评价法

离差评价法是将个体儿童的发育数值与作为标准的均值及标准差比较，以评价个体儿童发育状况的方法。它根据某一指标数值与均值差异的大小和高低，判定儿童发育是否良好。常用的方法有发育等级评价法、发育曲线图评价法、体型图评价法等。

其中，发育等级评价法是离差评价法中最为常用的一种。它用标准差与均值相离的远近划分等级，即以均值（X）为基准值，以标准差（S）为离散距，确定生长发育评价标准。评价

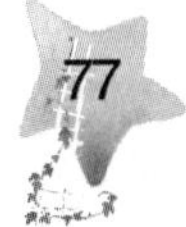

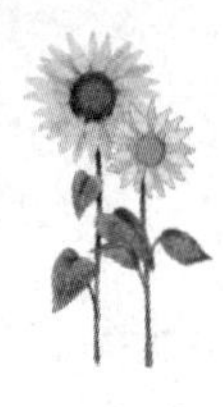

时，将个体各项发育指标的实测数值与当地发育“标准”中同年龄、同性别相应指标的均值进行比较，从而确定单项发育等级。国内常用五等级评价标准（表 2-2）。

等级评价法常用的指标是身高和体重。个体儿童的身高、体重数值在标准均值±2 个标准差范围内，可视为正常，大约 95% 的儿童属于此列。但在标准均值±2 个标准差以外的儿童也不能简单判定为异常，应在连续观察、深入了解的基础上，结合疾病、营养和家族遗传等具体情况再下结论。

表 2-2　五等级评价标准表

等级	标准
上等	X-+2S
中上等	(X-+S)→(X-+2S)
中等	X-±S
中下等	(X--S)→(X--2S)
下等	X--2S 以下

3. 百分位数评价法

百分位数评价法是以某发育指标的第 50 百分位数为基准值，以其余百分位数为离散距，制成生长发育标准，对个体或集体儿童的发育水平进行评价的一种方法。通常以 3、10、25、50、75、90、97 等几个百分位数值划分发育等级。若个体儿童某些发育指标的测量值低于第 3 个百分位或高于第 97 个百分位，则应进行严密地定期追踪观察，并结合体格检查结果确定是否属于发育异常。

4. 三项指标综合评价法

通常在使用年龄标准体重或年龄标准身高进行评价时，只能判断某个体单项指标在体格发育中所占的位置，而不能综合评价一个儿童的生长发育状况，有时还会将体型匀称的正常矮身材儿童误认为是营养不足，或将匀称体型的高身材儿童误认为肥胖。因此，三项指标综合评价法便被许多学者所提倡，该生长发育评价法也是世界卫生组织近年来推荐的一种国际通用的评价标准。我国规定，在评价儿童体格发育时，也应采用这种评价标准，即从“年龄别身长”“年龄别体重”和“身长别体重”3 个方面进行综合评价。

5. 发育年龄评价法

是指用身体某些发育指标的平均水平制成标准年龄，从而评价学前儿童身体发育状况的方法。由于遗传和环境因素的影响，个体儿童之间在成熟类型和生长类型上存在着个体差异，学前儿童日历年龄很难独立而准确地反映生长发育的程度，而形态年龄（如身高年龄、体重年龄）、牙齿年龄和骨骼年龄等各种发育年龄，都可被用于评价学前儿童生长发育的状况。

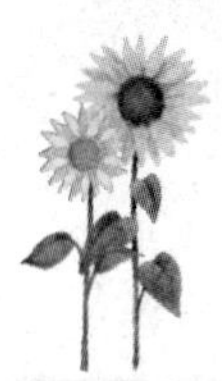

复习题

一、思考与实践

1. 什么是生长,什么是发育?

2. 研究生长发育的价值。

3. 怎么理解生长发育的连续性和阶段性?

4. 生长发育有哪些程序性?

5. 影响生长发育的因素有哪些?

6. 如何理解遗传因素决定生长发育的潜力和可能性,环境因素决定生长发育的现实性和发育的速度,请举例说明。

二、《学前儿童卫生与保育》幼儿教师资格证国考模拟试题

(一)单选题(每空3分)

1. 在胎儿期和出生后生长发育一直领先的系统是(　　)。

A. 神经系统　　B. 淋巴系统

C. 呼吸系统　　D. 运动系统

2. 婴儿的"认生"现象通常出现在(　　)。

A. 3~6个月　　B. 6~12个月

C. 1~2岁　　D. 2~3岁

3. 下列符合儿童动作发展规律的是(　　)。

A. 从局部动作发展到整体动作

B. 从边缘部分动作发展到中央部分动作

C. 从粗大动作发展到精细动作

D. 从下部动作发展到上部动作

4. 婴幼儿手眼协调的标志动作是(　　)。

A. 无意触摸到东西　　B. 握住手里的东西

C. 伸手拿到看见的东西　　D. 玩弄手指

5. 婴幼儿手眼协调的时间是在(　　)。

A. 2~3月　　B. 4~5月

C. 7~8月　　D. 9~10月

6. 下表表明儿童发展具有(　　)。

年龄(月)	细致动作
4	能抓住玩具,握物时常大拇指参与
8	能用拇指和食指平夹取物
15	能多页翻书
18	能叠2~3块方木
24	会叠6~7块方木,能一页一页地翻书
36	能叠9~10块方木

A. 连续性
B. 个体差异性
C. 整体性
D. 不均衡性

7. 评价幼儿生长发育最重要的指标是(　　)。

A. 体重和头围
B. 头围和胸围
C. 身高和胸围
D. 身高和体重

8. 下列哪一种活动重点不是发展幼儿的精细动作能力(　　)。

A. 扣纽扣
B. 使用剪刀
C. 双手接球
D. 系鞋带

9. 评估幼儿发展的最佳方式是(　　)。

A. 平时观察
B. 期末检测
C. 问卷调查
D. 家长访谈

10. 导致幼儿发育迟缓可能有先天因素和后天因素,下面各项不属于导致幼儿发育迟缓原因是(　　)。

A. 先天性矮小
B. 染色体异常
C. 营养不良
D. 心理阴影

11. 人从出生到成熟有几次生长发育高峰期(　　)。

A. 一次
B. 两次
C. 三次
D. 四次

(二)简答题

1. 简述影响儿童生长发育的因素及相互关系。(15 分)
2. 简述幼儿发育迟缓的原因。(15 分)

(三)案例分析题(12 分)

小吴怀孕了,可小两口怎么也高兴不起来,因为前两天同学们聚会时,大家你一言,我一语地说:你们两人的孩子个子肯定长不高,因为你们两位都不高嘛!小吴两口很是郁闷,决定到医院就孩子的身高问题咨询医生,听了医生的分析,他们两位又高兴起来了,这是为什么呢?

请猜测医生的分析?

第三章　学前儿童的保育

第一节　保育的概述

学前儿童的保育是托幼园所工作的重要组成部分，它直接关系到学前儿童的正常发育与健康成长。保育工作不仅是做好学前儿童教育工作的基础，更是促进学前儿童健康和谐发展的重要保证。

一、现代保育的含义

从字面上理解，“保育”就是“保健”和“教育”。随着保育模式的发展和现代学前儿童保育需求的变化，“保育”的含义在扩展。现代保育不仅关注学前儿童身体健康，还要关注其心理健康和社会性发展。与过去的学前儿童相比，现代生活水平的提高，家庭结构的变化，都会影响其健康。一方面，生活水平的提高，使学前儿童躯体疾病的发病率大大下降；另一方面，父母的溺爱、二、三胎的开放及家庭、社会对他们的期望值上升，生活节奏不断加快，在很大程度上增加了他们的心理压力，使他们的心理行为问题日益增多。现在，学前儿童健康问题正从生理疾病方面转向心理卫生和环境适应方面。因此，保育工作应该从传统的“保护身体发育”扩展到“促进其心理和社会适应能力的发展”，即实施“生理—心理—社会”的全面保育。

二、生理保育

注重学前儿童的疾病防治和健康促进，加强营养和锻炼，注意安全保护工作。要求科学

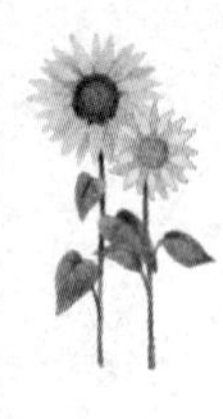

护理学前儿童的生活，根据其生长发育的规律及特点，合理地安排与照顾学前儿童的饮食、睡眠等生活起居活动，为其身心健康地发展创造良好的生活条件。

比如，活动室应宽敞、明净、空气流通、光线充足；幼儿园的基础设施、设备应符合学前儿童的身材比例；玩具及各种日常生活用品（如碗筷、喝水杯等）都应定期科学消毒，符合卫生安全要求；户外的游戏场地应平坦、整洁无杂物；部分有条件的幼儿园活动场地可以综合利用塑胶地、光滑的石子地和原生态自然土地。家庭和幼儿园都应为学前儿童创设安静舒适的睡眠环境，保证有充足的睡眠时间，以培养学前儿童良好的睡眠卫生习惯。家长和保教人员都应注意学前儿童的着装卫生，服装大小应适宜，式样也应方便穿脱，要随气温变化及时给学前儿童增减衣服。

三、心理保育

学前儿童心理行为不断增加，其心理卫生问题已成为家长、幼儿教师乃至于全社会都日益关注的问题，也成为现代学前儿童保育工作的重要内容。学前儿童心理的保育，应注重情感保育，培养学前儿童良好的情绪和个性，提高心理健康水平。在托幼园所每日生活中不仅要关注学前儿童的身体健康，而且还要关注其心理健康，满足学前儿童合理的心理需要，如安全的需要，爱抚的需要，与伙伴交往的需要，被同伴和成人接纳、尊重、认可的需要等。建立和谐的师生关系和同伴关系，帮助学前儿童尽快地适应幼儿园的生活。家长也要配合教师关注孩子的心理成长，营造民主的家庭氛围，促进亲子间、幼儿同伴间的情感交流，多与孩子交流、沟通，家里的一些事情同孩子商量，让孩子感受到他也是家里的主要成员，让孩子真正从心里感受到家庭和幼儿园都是生活的乐园。

【案例分析一】

早上我正在院子里带孩子们做操，忽然发现阳阳抹着眼泪，不做操了。“怎么了，阳阳？”我过去问。他不作声。旁边看操的奶奶过来拉起他的手走出了做操队列。我做完操回到教室后发现奶奶正在抚摸着他的头说着什么。我刚要问个究竟，奶奶冲我递了个眼色，拉我到一边说“做操时，他看见张辰喧妈妈亲了一下辰喧走了，他可能又想起了自己的妈妈，心里难过了”。奶奶眼圈红了，我的心里也酸酸的。我走过去对阳阳说：“来，让老师妈妈亲亲！”亲一下胖脸蛋，“来当老师的小助手，给小朋友们发勺子好吗？”“好吧！”他高兴地忙开了。

【案例分析二】

一天离园时间快到了，娇娇的妈妈和姥姥都在幼儿园门外等候。大门开了，姥姥进来接她，可娇娇怎么也不跟姥姥走，她哭闹着说：“我要妈妈来接我，我要妈妈来接我，我都看见妈妈在门口了……”娇娇的话让接送她的姥姥很是尴尬。姥姥走出大门，既生气又哭笑不得地对女儿说：“你去吧，你女儿不要我接……”老师抱起娇娇问她：“为什么不让姥姥接呢？每天都是姥姥接送你呀？姥姥生气了，妈妈没有来呀……”娇娇哭着说：“妈妈来了，妈妈来了，我看见了……”

评析　从上述案例可以看出，孩子对父母的情感需求是第一位的、超出一切的，在孩子心中，父母的关爱是任何人都无法替代的。现代社会生活节奏快，年轻夫妇工作压力大，大都把孩子托付给祖辈照看，虽然隔代亲的说法经常出现在现实生活中，但父母的关爱仍然是

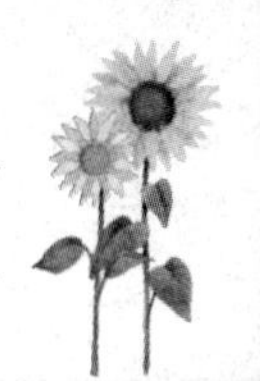

孩子心理情感最重要的支持源。所以,年轻的父母要多给予孩子情感上的关爱,多关注孩子的成长,给予孩子安全感、幸福感,促进孩子心理健康成长。

四、社会性保育

改善幼儿的生活环境,培养儿童的探索精神和社会适应能力,增进友好交往。学前儿童在幼儿园能否心情愉快地生活,也与其能否与小朋友建立良好的关系有直接联系。教师要帮助指导学前儿童学习与同伴交往、友好相处的社会交往技能,如怎样加入小朋友的游戏,怎样与小朋友协商玩具的使用及合作分享。在日常教学中,教师还可利用展览其作品的方式游戏,让学前儿童向同伴介绍自己的活动过程及发现等,通过这些活动的保育方式,以促进学前儿童喜欢并善于与小朋友交往,这样既培养了学前儿童分享与交往的能力,又增强了学前儿童同伴之间互相学习与经验交流。

例如,教师应帮助学前儿童多参与社会性活动,为他们搭建学习与社会交往的生活平台。教师不仅需要在幼儿园组织开展丰富的与学前儿童社会生活密切相关的教育活动,还应经常带领学前儿童走向社会,如参观商场、到超市购物、去公园认识动植物、到图书大厦阅览、郊游了解大自然等。通过这些活动,教师不仅使学前儿童开阔了眼界,直接体验了社会生活,为其适应社会生活提供了最初基础,同时,也为他们创造了相互交流的机会,通过与小伙伴们之间的交往、游戏,促进他们对集体生活的适应与热爱。此外,家长也应鼓励孩子多与亲朋好友的小伙伴一起活动、游戏。日久,孩子会逐渐习得交往的经验,从而进一步促进孩子社会交往能力的发展。

【案例分析三】

春季的某天,某幼儿园的园长和老师带领大班的小朋友到幼儿园附近的菜市场买菜。老师分发给每人2元钱,小朋友们表现得十分兴奋,他们拿着钱在向菜农询问蔬菜的名称和价格,在这个过程中认识了许多蔬菜,理解了一些抽象的词,比如:贵、便宜、斤、两,体验到了父母赚钱的辛苦,在菜场,小朋友们轻松愉快地与菜农交流,天真、高兴地释放着自己的天性和心灵——充满故事、充满情感、充满生命力。当小朋友们带着自己买的水果蔬菜回园时,心中充满了喜悦和成就感。

由此可见,树立全面的保育观十分重要,它是做好现代学前儿童保育工作的基础,更是维护和增进学前儿童身心健康的重要保证。现代的保教工作者必须更新保育观念,加强学习,与时俱进,跟上社会的发展和时代的要求。努力做好保育工作,以促进学前儿童的健康成长。

第二节　托幼园所保育工作的基本内容

《幼儿园教育指导纲要(试行)》明确指出:现代学前儿童保育的中心内容是做好学前儿童的生理、心理与社会全面的保育,并将保育工作渗透到教育过程的各个环节中。具体来说,主要包括以下几个方面的内容:

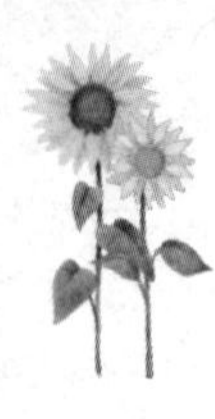

一、为学前儿童的发展创设适宜的气氛与环境

环境是学前儿童教育过程中不可缺少的重要因素，它直接参与着学前儿童的教育活动，影响着学前儿童的教育过程与效果。适宜的气氛与环境是学前儿童身心健康发展的重要条件，为学前儿童发展提供适宜、"有准备"的环境是教师的重要职责之一。适宜的环境不仅包括良好的、符合安全卫生要求的物质环境，如创设有规律、有秩序的生活环境，提供有吸引力的、美丽的、适宜的设备和玩具等，还包括对学前儿童心理健康发展更重要的精神环境，如对学前儿童的理解、关爱、鼓励和支持，允许其独立自主地活动、自然地表现，丰富生活印象，鼓励同伴间的交往，促进他们智力、自我和社会性发展。这种环境既有益于学前儿童获得积极、良好的情绪状态又对其社会性品质与行为的发展起着重要的作用。同时，良好的学习氛围也将有助于学前儿童更积极主动地、大胆地探索外部世界，建构他们的知识与经验。教师应积极成为这一"有准备的环境"的创造者、维护者和管理者，使这种环境充满舒适、温馨、安全和秩序，且能起到"环境是班级第三位教师"的教育效果。所以说环境是教育教学活动不可缺少的重要组成部分。

例如，让学前儿童参与环境创设。班级主题墙是学前儿童艺术作品最直观的展示方式，也是其审美创造主体性的一种体现。班级主题墙的主题源于学前儿童的生活体验，孩子们用艺术的形式表达对生活中各种人与物、情与景的理解、愿望，用自己的"天真之眼"发现生活中的美，既装饰了教室的环境，更滋养了幼小的心灵。此外，还可以将生活情境延伸到社会情境中，例如，以各种传统节日、民俗文化为依托，进行主题活动设计，将审美教育从幼儿园的小环境引入到更广阔的文化世界中，真正地实现环境与学前儿童对话。

二、做好学前儿童日常生活的保育工作

科学、合理地安排学前儿童每日生活。包括的内容有：为学前儿童提供科学、合理的膳食；对学前儿童的进餐、睡眠、穿脱衣服、盥洗、排泄等生活环节给予精心地照顾与指导，培养其生活自理能力，养成良好的生活卫生习惯。

例如：有的孩子喝水时，一杯水一饮而尽，有的孩子则不喝；有的孩子挑食，有的孩子却暴饮暴食；有的孩子存在睡眠姿势与睡眠质量不佳等不良习惯……这就要求我们的保教人员认真负责地做好各个环节的保育工作，有效地提高保育质量。

【案例分析四】

我发现有些小朋友不爱喝水，多次提醒也没有用。一天，游戏结束时，我有意地说"我渴了，该喝水了"，然后走到水箱旁拿起杯子接水喝，有的小朋友就问："老师，水好喝吗？"我说："好喝，不但好喝，而且每人每天必须喝水，不喝水会生病的。"借此机会，我对身边的小朋友做了喝水好处多的教育，接着生成了一节课：喝水的好处。通过身教和日常的潜移默化，我班的小朋友也开始爱喝水了。

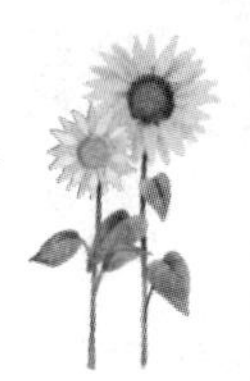

三、做好教育过程中的保育工作

保育工作始终渗透于托幼园所一日生活的教育活动中。对学前儿童的各种卫生要求，如孩子们坐、立、行的姿势，用眼卫生，运动量的大小，活动的时间长短，是否注意动静交替等，都是保教人员每天必须注意的工作细节，要保证学前儿童在每日活动的过程中始终保持轻松愉快的情绪，提高教育活动的质量。

例如，在日常生活中，要注意学前儿童的用眼卫生，细心观察学前儿童的看书习惯，若发现学前儿童歪头侧脸看书，应及时纠正，发现有斜视后要及时通知家长带孩子到医院就诊；教育学前儿童保持良好的坐、立、行姿势，以防止骨骼变形；应安排动静结合的游戏，教师要注意掌握活动时间不宜过长，以免使学前儿童产生疲劳感。

四、做好卫生保健工作

托幼园所是集体教养场所，卫生保健工作是托幼园所每日生活的重要内容。卫生保健工作包括对学前儿童的日常护理、清洁卫生及消毒工作、疾病的防治工作，学前儿童身体健康检查工作、合理营养与膳食卫生及坚持每日对学前儿童进行“晨检”等。卫生保健工作不仅是保健医生的职责，也需要全园保教人员及其他人员的有力配合。而在现实工作中，一些幼儿园存在着不符合《幼儿园教育指导纲要（试行）》规定的现象，例如，晨检是切断传染病的有效途径，保证学前儿童身体健康的第一关，而有的园所却往往忽视这一环节，有的园所虽然有“晨检”工作，却流于形式；还有相当一部分基层幼儿园为了节省开支而没有保健医生。这些问题应当引起政府部门及幼儿园领导的高度重视。又如，在拟制食谱时，不但要考虑营养均衡，而且还要注意色、香、味的烹调等因素。教师可以对食谱提出一些有益的建议，使膳食更加科学合理。炊事人员在学前儿童进餐时，应经常到班上听取孩子们对饭菜的评价，以便把饭菜做得更好。每周的食谱应当根据季节和市场供应情况进行调整，并把食谱张贴出来，这样，不仅能让家长放心，还可作为家长拟制科学家庭食谱的参考，从而使孩子在家也能享受到科学的膳食。

五、做好托幼园所的安全管理工作

《幼儿园教育指导纲要（试行）》提出：“幼儿园必须把保护幼儿的生命和促进幼儿的健康放在工作的首位。”因此，托幼园所必须建立卫生安全管理制度，落实各项卫生安全防护措施，预防意外伤害事故的发生。安全管理工作的内容包括房舍、设备、消防、交通、饮食、药物的管理、教育教学活动以及接送学前儿童时的安全管理等。托幼园所应当购置符合卫生要求的玩具及大型设备，园所的房舍、玩具应经常检查维修，应经常以游戏的形式有目的地对学前儿童进行交通、消防等方面的安全教育，如教育幼儿不跟陌生人走，不吃陌生人给的食物，不告诉陌生人自己家的住址、电话和姓名等，增强学前儿童的自我保护意识，提高学前儿童的自我保护能力。安全教育应注意正面教育，让学前儿童了解应该做什么和怎样做，懂得

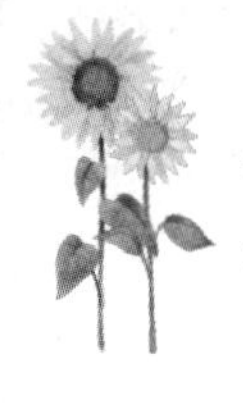

注意安全的简单道理，培养学前儿童自我保护能力。

六、科学合理地组织学前儿童参加户外锻炼

充足的户外活动，可以保证学前儿童每日能充分利用“日光、空气、水”等自然资源进行锻炼，不断增强他们对气候变化的适应能力和对疾病的抵抗力。在户外锻炼时，首先要做好准备工作，预见可能出现的意外情况并尽量避免。应为学前儿童提供卫生实用的器材、舒适的场地，以保证其安全。在户外锻炼的过程中，教师应成为儿童的帮助者、参与者、鼓励者、指导者，教师在关注全班学前儿童的同时，应兼顾个别年小体弱的儿童；每位学前儿童是否都积极参与活动，处于情绪饱满状态；学前儿童是否都能遵守活动的规则与同伴友好合作；个别儿童是否有需要帮助等细节问题，都是我们保教人员应当重视的内容。

七、做好特殊儿童的保育工作

许多研究表明：早期教育对残疾儿童的智力发展、行为矫正、缺陷补偿、正常人格的培养等均能产生重要作用。对特殊学前儿童应给予特别的关爱、照顾、帮助与指导，这是我们家长和教育工作者的责任，对残疾儿童的特别教育体现着教育公平、社会文明。此外，残疾儿童与正常儿童一起生活学习的融合教育模式，不仅有利于残疾儿童的发展，而且对正常儿童的爱心、责任感及培养其助人为乐的精神都起到积极的促进作用。

例如，听力障碍的儿童需要丰富的视觉刺激，可以在各种物件上贴一些图片。这样，尽管听不到教师的声音，听力障碍的儿童也能通过眼神指出设备所在位置。视力障碍的儿童需要用的玩具应在重量、质地、声音方面都有所不同。如在小球内部装有铃铛的和装有珠子的容器上蒙上天鹅绒，或者在一个盛有小积木的盒子上蒙上灯芯绒，对特殊儿童尤为适宜。当正常儿童使用同样的玩具时，也能深刻地体会残疾儿童的感受，进一步加深正常儿童与特殊儿童之间的理解与交往。

第三节　托幼园所保育工作的实施原则

为了做好学前儿童的保育工作，更好地维护和促进学前儿童的身心健康，在具体的实施过程中，应坚持以下原则：

一、坚持保育和教育相结合的原则

要实施保育和教育相结合的原则，做好幼儿园的保育工作，必须树立科学的保育观。保育是提高学前儿童综合素质的重要途径。因此，提高保育质量，促进学前儿童身心健康和谐地发展，是我们家庭、社会和幼教工作者的任务和责任。

保教结合是我国幼儿园工作实践经验的积累，已经被现代学前教育理论充分论证。保

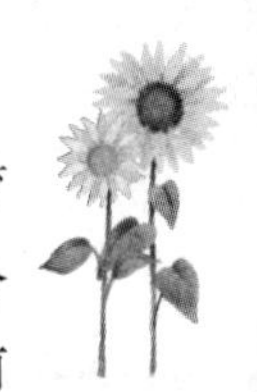

育和教育是一个整体，相互联系、相互渗透。教师和保育员的工作应该是既有分工，又有合作，做到保中有教、教中有保、保教结合，共同担负起保育和教育学前儿童的责任，促进学前儿童身心和谐发展。在工作中，我们要努力把园所的保育与教育贯穿于学前儿童的全部生活中，在保育过程中渗透教育内容，在教育活动中注重保育工作。

在各种活动中重视对学前儿童心理与身体健康的保护，培养学前儿童的生活自理能力，提高学前儿童的智力水平。

在日常生活中，既要照顾好学前儿童的起居、饮食，又要注意学前儿童的情绪、情感，还要注意在学前儿童每日活动中进行一些生活常识、生活技能、行为习惯、智力和美感等方面的教育与培养。要用爱心去保护学前儿童、教育学前儿童、养育学前儿童，使学前儿童获得全面健康的发展。

二、坚持全员参与的原则

保育员是托幼园所实施保育工作的主体，要用心做好学前儿童的保育工作，与教师分工协作，通过保育活动的过程对学前儿童进行积极有效的教育。而托幼园所的保育工作，不只是保育员的责任，更需要全体工作人员的主动参与积极配合，托幼园所的全体工作人员必须从岗位职能上明确各自的保育任务。

保教结合是一个统一的过程，并无主次之分，任何一个环节处理不好，都会影响到整个保教质量。园长要把保育作为园所的中心工作来抓，将保育和教育工作有机地结合，建立保育规章制度，制定保育工作量化评估标准，支持保育员的业务培训与学习提高，将保育员和教师同等看待。

保育员要树立终身学习的思想，不断加强自身的业务学习，掌握一定的保教知识和技能，提高学历层次，提升保育水平。

幼儿教师不但要注重提高教育教学水平，还要重视提高保育工作技能，在教育教学过程中注重保育环节。如通过每日生活常规训练来实施教育，加强学前儿童的心理保育，学会观察学前儿童的身心状况，通过游戏活动进行安全教育，提高学前儿童的自我保护能力等。

园医也要转变工作职能，走出诊室，深入学前儿童的活动室，参与保教过程，不仅要负责本园各项保健制度的制定和检查落实，拟订学前儿童食谱，做好常规体检和疾病防治，还要协助保教人员对学前儿童进行健康教育，全面实施保教过程的卫生监督。

学前儿童来园、离园时的安全，也离不开园所大门管理人员的配合。总之，只有托幼园所的全体工作人员密切配合、协同工作、尽职尽责，才能做好保育工作。

三、坚持家园同步的原则

家庭是学前儿童生活的主要环境，家长理应承担起维护和增进学前儿童健康的重任。托幼园所应通过家长会、网络、展板画等途径向家长传授系统的科学育儿知识，引领家长树立现代保育观念，不断提高科学育儿质量。帮助家长了解学前儿童身心发展的规律，从而主动地去关注孩子的衣食住行，关心孩子的心理发展，尤其是个性、品格的发展。托幼园所的

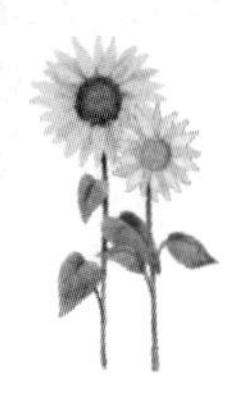

保教人员也应注意在培训家长的过程中，不断充实自己、提高自己，做到教学相长。

例如，园所的保教人员可以通过家访、家园联系册、家长开放日、网络、信件和培训等多种形式，与家长沟通，了解孩子的健康状况，向家长介绍不同时期的保育内容和要求，让家长了解相关的科学育儿知识以及保健常识、同时还可以通过一些育儿经验的文字交流，把保教结合的内容渗透到家园共育之中。托幼园所和社区还可以开展学前儿童保育咨询活动，成立咨询机构，针对孩子养育过程中遇到的问题适时提出建议和解决策略。

总之，保育员对自己的工作一定要有正确的认识，增强事业心、责任感，树立终身学习的思想，通过多种途径丰富知识，更新观念，提高保育技能，做好对学前儿童身心健康的保育工作。

家庭、社会、托幼园所都应为学前儿童身心健康的发展，创设良好的物质和精神文明环境，让学前儿童在良好的保育条件下得到人格的熏陶、智力的开发，让每位学前儿童获得富有个性的发展，让学前儿童在快乐的童年生活中获得有益于身心发展的经验。

【案例分析五】

一堂保教结合的音乐课

今天，小班活动是“小鸟找窝”。活动前，老师弹奏入座音乐，幼儿从各个活动区或厕所走向教学区，保育员帮助刚从厕所出来的两名幼儿整理衣裤，又提醒动作慢的幼儿：“比比看，谁的动作最快?”待幼儿坐好，开始做活动时，保育员在一边巡视每位幼儿，发现没有系好鞋带者，就悄悄上前帮他系好，老师点头表示谢意。活动开始了，老师头戴“鸟妈妈”头饰，每位幼儿头戴“鸟宝宝”头饰，头饰的色彩和形状都很美丽。“鸟妈妈”给每位“鸟宝宝”准备了一个色彩亮丽的小呼啦圈作为“鸟窝”。音乐欢快流畅，“鸟妈妈”的语音清晰柔和，动作舒展漂亮。这一切把幼儿一下子带入了情境，孩子们兴趣很浓地注视着鸟妈妈。当鸟妈妈要求鸟宝宝飞起来时，每个幼儿都把自己的双臂张开，飞起来了。然而，没飞多久，就有几个鸟宝宝因碰撞而互相扭打起来。鸟妈妈立即把他们隔开了，并请全体鸟宝宝回到座位上，教育他们“你们要团结友爱，不要去碰朋友，好吗?”孩子们齐声回答“好!”可是，音乐响起不久，碰撞的现象又发生了，甚至还有几个小朋友准备打人，幸亏保育员及时制止。老师开始焦急了：“孩子们，谁再碰撞朋友，妈妈就不喜欢他了!”当孩子们又一次飞起来时，保育员快速地把幼儿座椅往后移，并轻声提醒幼儿：“散开一些，退后一点。”活动空间一下子增大了，碰撞扭打现象随之消除了。接下来，老师顺利地教幼儿学习了“小鸟吃虫”的动作，玩了“小鸟找窝”的游戏。活动结束后，老师请幼儿自己把头饰送进筐里，把呼啦圈送回运动区。保育员则照顾幼儿喝水、上厕所。

点评　上述实例在教学内容、形式、材料、组织各方面都较成功地渗透了保育内容，例如，在动作编排上，安排了“小鸟飞”“小鸟捉虫”和“小鸟找窝”等活动，注意到了动静交替，符合幼儿的生理特征；在教学活动的组织上，安排“小鸟找窝”这一情境游戏，那色彩亮丽的鸟窝、欢快的音乐、“鸟妈妈”亲切的话语，让幼儿充分感受到了亲切和安全，感受到了爱与美，对幼儿健康心理的形成极为有利。同时，在上述活动中，保育员在活动前做好巡视，帮幼儿做好准备，活动过程中对幼儿扭打进行制止，对场地空间及时调整；活动结束后又及时照顾幼儿喝水、如厕。在整个活动过程中，保育员与教师密切配合，充分体现了好的保教结合质量。同时也说明，教学活动中的每一环节都包含保育的内容，若不进行周密细致的分析与

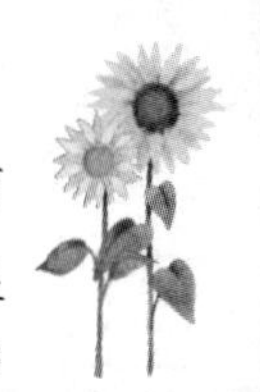

思考，工作不到位，就可能导致教学失误，对孩子产生不良影响。如在上述实例中，幼儿的碰撞现象就是因为椅子摆放太挤，活动空间太小而造成的，如果没有保育员的灵活应变，教师无论怎样要求幼儿，碰撞现象也在所难免，孩子们的纠纷和不愉快情绪将会继续存在。因此，周密细致的保育工作是教学活动成功的基础。

可以看出，教学活动中的保教结合越自然、越细致、越深入，教学活动就越容易得到幼儿的喜欢，越容易获得成功。

第四节　保教人员的基本素质

2016年《幼儿园工作规程》中第三条　幼儿园的任务是：贯彻国家的教育方针，按照保育与教育相结合的原则，遵循幼儿身心发展特点和规律，实施体、智、德、美等方面全面发展的教育，促进幼儿身心和谐发展。幼儿园同时面向幼儿家长提供科学育儿指导。

一、保育员应具备的职业素质

保育员要接受时代对自己的挑战，勇于承担起这份重任，要从自身做起，加强自身的专业修养和能力。保育员是在幼儿园中主要负责幼儿的卫生保健、生活管理及配合教师的教育教学活动的人员，需要具备以下的素质：

1. 身心健康，保育员与幼儿密切接触，应具备良好的身体素质、心理素质。没有各类传染性疾病。

2. 爱岗敬业，优质服务，具有劳动快乐之心。热爱幼儿并尊重幼儿。用平等和民主的态度对待每位幼儿，满足每位幼儿的合理需求。

3. 具备善良仁爱之心，要成为有爱心、耐心、诚心和责任心的保育员，站在儿童的角度考虑问题。以饱满的热情投入到工作中去，全心全意为幼儿及家长服务。

4. 具有一定的现代教育观念和科学育儿的专业知识，以及广泛的爱好和宽泛的知识。

5. 遵纪守法，诚实守信。遵守国家法律法规及幼儿园的规章制度。诚实守信，不做有损于幼儿园的事，不说不利于团结的话。

6. 善于沟通，具有与人合作的能力和解决问题的能力。

7. 勤奋学习，认真学习保健及保育知识，做到与时俱进。

8. 爱清洁，勤劳，做事有条理，工作有创新。

9. 为幼儿园的发展献计献策。

二、保育员岗位职责

1. 热爱幼儿，热爱本职工作、忠于职守。关心、耐心、细心、热心对待幼儿，配合教师，全面细致地照顾幼儿每日生活，培养幼儿良好的行为习惯和生活卫生习惯。

2. 负责全园房舍、设备、环境的清洁卫生工作，经常保持寝室、教室内空气的流通，做到

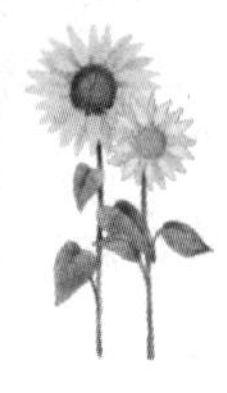

幼儿园时时干净整洁，保证幼儿有一个舒适、干净的环境。

3. 指导督促幼儿餐前、便后洗手，帮助幼儿剪指甲，培养幼儿养成良好的生活、卫生习惯。

4. 按照消毒制度的规定，认真做好每天幼儿水杯、毛巾、碗、筷的消毒（每天负责把碗、勺、毛巾、水杯送入厨房进行蒸汽消毒），认真做好活动室和寝室的消毒工作。

5. 严格执行各项安全制度，做好幼儿的生活管理和卫生保健工作。上班时做到精神饱满，不干私事，每天及时统计幼儿就餐人数并上报。

6. 细心观察幼儿情绪、食欲、睡眠及大小便情况，发现病情应及时报告。班上发现有传染病后要及时对玩具、被褥、用具等进行消毒。

7. 了解幼儿体质情况，对体弱幼儿要进行特殊照顾。若有幼儿尿床，要及时更换衣服、晾晒被褥，严禁斥责幼儿；根据季节注意保暖与通风。收拾床铺，仔细检查被褥下是否有影响幼儿安全的物品，创设安静、整洁的睡眠环境。

8. 保证幼儿有足够的温热卫生饮用水，并提醒幼儿多次少量饮水。

9. 帮助幼儿整理衣着，检查幼儿大小便后整理服装的情况，幼儿便溺后及时处理，清洗衣物并帮助把湿衣裤吹干。根据天气、活动量及时为幼儿增减衣物。做好防暑降温、防寒保暖工作。

10. 妥善保管幼儿的衣物和本班的设备、用具，防止霉烂、损坏、丢失。

11. 掌握幼儿生活照料、护理、教育的专业知识和技能；了解幼儿发育的特点和规律，用科学的方法喂养和教育。

12. 宣传科学育儿、保教并重的基本理念。平等对待每位幼儿，让他们充分享有安全感、自信心和自尊心。

13. 根据家长和社会有关方面反映的意见，不断改进和提高工作质量。

附一　北京市幼儿园保育员技术等级标准（试行）

根据国家和教育部对托幼机构制定的《幼儿园教育指导刚要》和《幼儿园工作规程》的精神，北京市各级保育员应具备的条件：

拥护中国共产党的领导，热爱社会主义祖国。品德良好，为人师表。热爱保育工作，热爱幼儿。忠于职责，身体健康。受过幼儿保育职业培训考核。

一、初级保育员

（一）初级保育员应知

1. 熟知本岗位的业务、工作内容和程序。

2. 了解幼儿生理特点、生长发育规律。

3. 了解幼儿心理特点、发展规律的基本知识。

4. 了解必要的卫生保健知识，掌握 4 种传染病的隔离期及简单护理知识。

5. 了解幼儿教育的基本知识。

（二）初级保育员应会

1. 在本班教师指导下，能按保育工作程序管理好幼儿的每日生活，确保幼儿的健康和生命安全。

2. 能遵循保育与教育相结合的工作原则，在保育工作中，从情感教育入手，坚持正面教育。培养幼儿良好的品德、生活、卫生行为习惯等。

3. 能搞好本班房舍、设备、环境的清洁卫生工作。保管好幼儿衣物和本班的设备用具等。为幼儿创设良好的生活、教育环境。

4. 能在医务人员和本班教师指导下，严格执行幼儿园安全、卫生保健制度。做好日常消毒工作。能处理2～3种幼儿意外损伤及简单护理。能鉴别2～3种幼儿常见病（传染病）。能发现病情并及时报告，减少幼儿发病率。

5. 能配合本班教师组织教育活动、游戏活动、体育活动，促进幼儿体、智、德、美全面发展。

二、中级保育员

（一）中级保育员应知

1. 掌握本岗位的业务、工作内容和程序。

2. 熟知幼儿生理特点、生长发育规律。

3. 熟知幼儿心理特点、发展规律的基本知识。

4. 熟知幼儿卫生保健知识，掌握8种传染病的隔离期及护理知识。

5. 熟知幼儿教育的基本理论知识。

（二）中级保育员应会

1. 能按保育工作程序独立承担管理各年龄班幼儿的每日生活，确保幼儿的健康和生命安全。具有一定保育工作经验，保育工作效果较好。

2. 能遵循保育与教育相结合的工作原则，在保育工作中，从情感教育入手，坚持正面教育。培养幼儿养成良好的品德、生活、卫生行为习惯等。

3. 能认真搞好本班房舍、设备、环境的清洁卫生工作。妥善保管幼儿衣物和本班设备用具等。为幼儿创设良好的生活、教育环境。

4. 能严格执行幼儿园各项安全、卫生保健制度。认真做好日常消毒工作。预防常见病、传染病的发生与流行。能处理4～5种幼儿意外损伤及护理。能鉴别4～5种幼儿常见病（传染病）。能护理好体弱儿。

5. 能积极配合教师组织教育活动、游戏活动、体育活动，促进幼儿体、智、德、美全面发展。

6. 会写学期保育工作计划总结。

三、高级保育员

（一）高级保育员应知

1. 精通本岗位的业务、工作内容和程序。

2. 掌握幼儿生理特点、生长发育规律。

3. 掌握幼儿心理特点、发展规律。

4. 掌握幼儿卫生保健基本理论知识，掌握11种传染病的隔离期及护理知识。

5. 掌握幼儿教育的基本理论知识。

6. 熟知保育工作管理研究的基本理论知识。

(二)高级保育员应会

1. 能按保育工作程序熟练地承担、科学地管理各年龄班幼儿的每日生活,切实做好幼儿生理和心理卫生保健工作。具有丰富的保育工作经验,保育工作效果显著。

2. 能积极贯彻执行保育与教育相结合的工作原则,在保育工作中,从情感教育入手,坚持正面教育。培养幼儿养成良好的品德、生活、卫生行为习惯等。

3. 能认真完成本班房舍、设备、环境的清洁卫生工作。能妥善保管幼儿的衣物和本班的设备用具等。为幼儿创设良好的生活、教育环境。

4. 能严格执行幼儿园各项安全、卫生保健制度。严格做好日常消毒工作。积极预防常见病、传染病的发生与流行。能处理6~8种幼儿意外损伤及护理。能鉴别6~8种幼儿常见病(传染病)。护理好体弱儿。

5. 善于配合教师组织教育活动、游戏活动、体育活动,促进幼儿体、智、德、美全面发展。有组织管理教育幼儿的能力。

6. 具有组织管理保育工作的能力,保育工作研究能力,指导初级、中级保育员的工作能力,并做出成绩。

7. 具有一定水平的保育工作经验总结。

附二　保育员工作评价表

项目	细目	权重	达标度(%)	得分
保健卫生40分	注意幼儿情绪、饮食、大小便,照顾个别幼儿	4		
	为幼儿增减衣服,提供浴巾,严格幼儿固定用被	6		
	照顾幼儿进餐,鼓励幼儿把食物吃完,照顾食欲缺乏、体弱和吃得慢的幼儿	6		
	每周换洗枕袋,每月清洗玩具、抹床	8		
	按作息时间开餐,准备碗筷\骨碟\餐巾,给幼儿打晚饭时戴口罩	8		
	保持班室包干区整洁,每天一小扫,每周一大扫	8		
教育工作35分	热爱幼儿,态度和蔼,坚持正面教育	6		
	严格执行作息制度	3		
	与老师一起组织教育活动和指导游戏	4		
	按要求准备和收拾好教学用具、材料	5		
	按教育要求制作教具、玩具,布置环境	5		
	培养幼儿良好行为习惯	4		
	做好幼儿安全防范工作	5		
	大胆使用普通话	3		

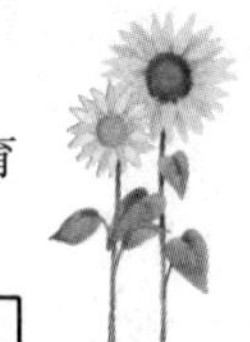

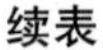

续表

项目	细目	权重	达标度(%)	得分
协作方面15分	协助老师做好班上各项工作	6		
	班上及别班缺人时主动顶班和协助	6		
	协助园内做好各项工作	3		
家长工作10分	主动与家长联系	2		
	及时了解幼儿缺勤的原因	4		
	热情有礼接待家长,帮助家长解决困难	4		
总分				

附三　幼儿园保育员岗位考核细则

项目	评比内容	分值		
师德	1. 参加各类学习与活动;学习有关保育文章或记录;积极撰写保育心得(每月至少一篇)	4	3	1.5
	2. 关心、热爱、尊重每个幼儿;不体罚和变相体罚幼儿;坚持正面教育与鼓励引导幼儿	2	1	1.5
	3. 对本职工作认真负责;确保幼儿安全无责任事故;工作区域内及时排除不安全因素与隐患(要求有检查、有措施、有记录)	4	2	1.5
	4. 遵守幼儿园的园规和制度;同事之间团结协作、互相尊重;不说消极话,不在背后议论他人	2	1.5	1
	5. 服从安排,按时完成各项任务;工作有始有终,有责任心;主动争做分外事	6	3	2.5

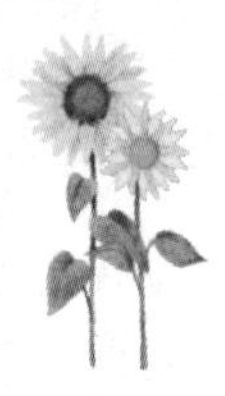

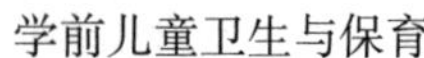

续表

项目	评比内容	分值		
日常消毒	1. 包干各室每天开窗通风,保持空气清新;每天晚上放学前检查水、电并关锁好各室门窗;遇到特殊情况应及时巡查包干区内的工作内容,无损坏、无混乱、无遗失	2.5	2	1.5
	2. 认真做好两点一餐前的桌面消毒准备工作;科学分配消毒液比例,熟练操作程序;熟练掌握消毒知识,经得起抽查	4	2.5	1.5
	3. 幼儿用杯、擦手毛巾需每天清洗消毒;餐车两点一餐前后清洗消毒;幼儿用杯、擦手毛巾、擦嘴毛巾需经常清点查找	6	4	2
	4. 消毒毛巾、消毒桶、卫生用具等需每天清洗晾放;垃圾需坚持每天清除干净;爱护各种用具和节约使用清洁用品(依照领用记录)	3	2	1
	5. 按规定认真消毒玩具、图书;积木无污垢	3	1.5	1
	6. 活动室、午睡室空气按规定认真消毒;流行病季节应增加消毒次数;积极采取各种方法,预防疾病,降低发病率	5	4	2
	7. 每周日晒被褥一次时间确保 3 h;阴雨天改用紫外线消毒;每月按时清洗床单及被套	4.5	3	1.5
	8. 日常消毒登记应及时、认真、规范、准确;每周五主动上交	4	3.5	2
保育工作	1. 细致照顾好幼儿用餐,特别关心体弱儿;教育幼儿不挑食、不偏食、注意食量;能运用各种手段正面引导鼓励幼儿养成良好的饮食习惯	5	4	2
	2. 关心照顾好幼儿睡眠,注意室内通风,关注幼儿睡眠质量,提醒幼儿小便,注意幼儿盖被情况;不在午睡室闲聊,不与幼儿同睡;不随意客串午睡室,不随意占用幼儿床铺	6	4	2
	3. 协助教师组织教学活动,适时为幼儿增减衣服;体育锻炼时能为易出汗的幼儿塞毛巾;能积极为教学活动提供适宜的保育措施	3	2.5	1.5
	4. 管理本班幼儿衣物,衣物摆放整齐;随时处理幼儿弄脏的衣裤及物品;所包管班级让幼儿家长放心	4	3	2
	5. 每天准时为幼儿供水,保证保温桶清洁;注意水温恒定;关注幼儿并提醒幼儿多喝水;视幼儿需要及气温情况保证幼儿能喝上卫生的温开水	3	2	1

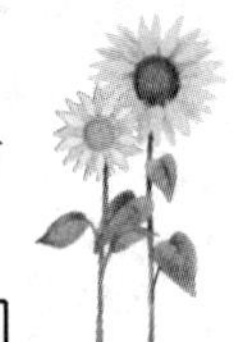

续表

项目	评比内容	分值		
卫生工作	1. 认真管理本班及包干区的卫生工作,做到窗明几净,整齐到位;班内桌椅、柜、电脑、钢琴、厕所无积灰积垢;包干区内没有任何卫生死角	6	5	3
家长工作	1. 尊重家长,有服务家长的意识;多与家长沟通,密切联系;注重与家长共同转变和纠正幼儿的不良习惯	3	2	1
	2. 积极配合老师开展家长工作;重视与老师探讨保育工作的内容;保育工作做得好,家长满意	3	2	1
爱护公物	1. 有集体利益意识;关心集体,爱护公物;注意节约用水、用电、用料	4	3	2
	2. 自己保管的工具定点放置,注意安全放置,不随意丢失;玩具、图书洗晒时无遗失;打扫清洁卫生时发现幼儿遗失物品后能及时收拾	4	3	2
	3. 工作时间内坚守岗位,认真履行职责;不随意离开自己的工作区域或聚集闲聊;能为幼儿园出谋划策	4	3	1
	4. 体育锻炼时,负责收放幼儿体育器具;活动前准备到位,活动后场地上无器具漏落;能关心体育器具的清洁卫生,常清洗整理或修补幼儿的各种体育器具等	5	3	1.5

思考与实践

1. 保育的含义是什么?
2. 学前儿童保育工作的基本内容有哪些?
3. 在实施学前儿童的保育工作中,应该注意哪些问题?
4. 谈谈在见习和实习中对幼儿园实施保教结合的看法,怎样做才能使保教结合得更有力?(用实例说明)
5. 请分析案例分析四“一堂保教结合的音乐课”的成功与不足。

第四章　学前儿童生活与教育过程的卫生

托幼园所是对学前儿童实施保育和教育的机构。托幼园所的保育和教育任务的完成，有赖于托幼园所科学、合理地组织和安排学前儿童的日常生活与各项活动。因此，掌握学前儿童身心发展的特点和规律，依据卫生学的原理和原则，制定和安排适合学前儿童身心发育特点的生活制度及各项活动，是提高保教质量和管理水平，促进学前儿童身心健康发展的重要保证。

第一节　学前儿童的生活制度

一、制定生活制度的意义

生活制度就是在时间上和顺序上科学合理地安排学前儿童的每日生活。科学合理地安排学前儿童每日活动的内容，有利于学前儿童生活丰富多彩、有规律，防止神经系统的疲劳，提高每日活动的效率；有利于学前儿童身心健康的发展；有利于培养学前儿童良好的生活习惯；有利于托幼机构各项工作有计划、有步骤地进行。因此，科学合理的生活制度，是有效组织学前儿童一日生活的基础，是保教人员做好各项工作的有力保证。

二、制定生活制度的原则

1. 符合学前儿童年龄和体质特点

安排学前儿童每日活动，应充分考虑到学前儿童年龄和体质特点。例如，学前儿童年龄

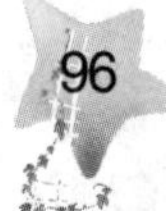

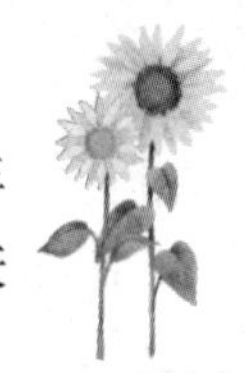

越小，教育教学活动的时间应相对较短、内容较浅，睡眠的时间则应相对较长。同时还应兼顾体弱儿的特殊性。

因此，各年龄班应有不同的日程安排，如果同一个班的学前儿童月龄差异较大，可按月龄组安排活动。

2. 符合学前儿童生理活动特点

学前儿童神经系统发育不完善，神经细胞比较脆弱，易疲劳。因此，托幼园所的每日活动内容既要生动活泼、丰富多彩，又要做到劳逸结合、动静交替。例如，在教育教学活动之后，可以安排学前儿童自由的游戏；在室内较安静的活动之后，可以让学前儿童到户外进行体育活动等。

3. 符合学前儿童心理发展特点

托幼园所每日生活制度要适合学前儿童心理发展的特点。学前儿童活泼、好动、好奇，模仿性强，大脑皮层易兴奋、也易疲劳。因此，在安排学前儿童每日活动内容时，应注意活动的趣味性、新颖性和动态性，以满足学前儿童的心理需要，提高教育活动的质量。

4. 考虑地区和季节变化特点

制定托幼园所的一日生活制度时还要考虑到当地的自然与社会文化环境。在不同的地区和季节里，托幼园所一日生活制度应有所不同。如在气候寒冷的冬季，可把学前儿童户外活动的时间做适宜的调整；在气候炎热的夏季，可安排学前儿童早晨提早 15 分钟起床，延长午睡时间。总之，各园所应根据本地区的具体地理特征及本园的实际情况，制定科学合理的生活制度，促进学前儿童健康和谐地发展。

5. 方便学前儿童家长，为社会服务

因为我们的工作是为学前儿童和家长服务的，所以，托幼园所在制定生活制度时，既要满足学前儿童生理和心理的需要，也要考虑到学前儿童家长工作的实际情况，方便家长工作与接送孩子，为家长解除后顾之忧。

例如，托幼园所上下班的时间，可以根据家长工作的需要每日早晚应留有值班人员，确保学前儿童来园、离园的顺利，让家长安心地工作。

三、生活制度与学前儿童家庭生活的联系

托幼园所应与学前儿童家庭保持经常联系，尽可能在生活安排上做到家园同步，保证托幼园所生活制度的正常进行。

（一）组织新生入园

做好新生入园工作，使学前儿童能尽快地适应新的集体生活环境，不仅有利于教育活动的顺利开展，而且有利于保护和增进学前儿童的身心健康。

为了减少新入园学前儿童的不适应性，缩短其焦虑时间，教师和保育员应提前了解和熟悉新入园的学前儿童，查看每位学前儿童的身心发育和健康状况资料，了解其家庭背景、生活习惯、特殊需要；通过家访，与家长交谈，与学前儿童接触，消除陌生感；通过邀请家长带孩

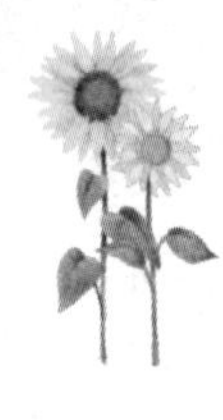

子到幼儿园参观、参加亲子活动等多种形式，使孩子提早认识和熟悉幼儿园的环境，利用幼儿园的设施、优美的环境和丰富多彩的活动激发学前儿童入园的意愿，减少学前儿童的心理陌生感和恐惧感。另外，教师应在孩子入园以前，提醒家长培养和训练孩子如厕、洗手、进餐、饮水等基本能力，帮助孩子做好入园前的生理和心理准备，为他们能尽快适应集体生活奠定一定的基础。

试园活动　在开园前两周，组织设计丰富多彩的亲子活动，让家长带领孩子一起参观幼儿园并参与幼儿园的亲子游戏，帮助孩子熟悉幼儿园的生活，鼓励孩子参加各种教育活动和游戏，安定情绪，使学前儿童逐步脱离对家长的依赖性，适应园所的生活。对于部分适应能力较差的学前儿童，应允许他们有较长的一段时间来适应，如在新入园的最初阶段，可允许他们第一周先来三个半天，第二周五个半天，逐步过渡到全天。教师应给予他们更多的照顾与关心，以稳定他们的情绪。对于适应较快的学前儿童，教师更要给予表扬和鼓励，避免学前儿童之间不良情绪的相互影响。

（二）入园后的家园联系

托幼园所可定期或不定期地召开家长会，或用“告家长书”的形式，宣传托幼园所的作息制度，宣传科学、合理、健康的育儿方法，使家长能主动配合，并建立合理的家庭作息时间，以保证学前儿童在家中有充足的休息和自由活动时间，消除在园活动中所产生的疲劳。教师应引导家长，不应利用双休日安排孩子参加各种类型的辅导班，以免加重孩子负担，对孩子的身心健康造成不良影响。

家访是教师向家长介绍学前儿童在园表现及了解学前儿童在家生活状况的有效途径。因此，教师应特别重视家访工作，做好充分的准备，在家访过程中，教师应注意切勿冷落了小朋友，因为家访的成功与否直接影响日后的师生情感。许多教师在家访时，只顾与家长交谈，而忽略了小朋友，以致多数学前儿童觉得与己无关，自己玩耍去了。如何改变这种状况，是我们幼儿教师值得研究的课题。

家访技巧

首先，教师按预约时间到后，轻轻地敲开门，应亲切地问：“这是×××小朋友家吗？”使孩子从心理上感受到老师是来看望他的，拉近老师与孩子的心理距离。然后像朋友似的与孩子聊聊天，并与孩子一起看图书、玩玩具，向孩子了解其家庭成员，放学后常在家做什么，喜欢什么电视节目、什么样的玩具，喜欢看什么样的图书等。接着将孩子抱于怀中，告诉家长孩子在幼儿园学了很多本领，会画画、唱歌、讲故事、跳舞等，和孩子一起将新学的内容讲给家长听。根据孩子的表现，向家长表扬孩子的优点和长处，取得家长的赞赏。同时，再三表示自己与孩子是好朋友，很喜欢这个孩子，增强孩子和家长的亲切感、信任感。

其次，在家访中教师不妨邀请小朋友到自己家中做客，同时，告诉他当小客人应有的礼貌，有针对性地对其个别缺点进行纠正、教育。孩子不但乐意接受，而且常常立即以实际行动表现给老师看。家访便在这种轻松愉快的气氛中顺利进行了。通过家访，会有越来越多的小朋友喜欢主动和老师交谈家中的事情和个人感受，会使老师与小朋友的距离拉得更近，园内活动的气氛也会变得更自然、轻松、活泼、融洽。

学前儿童各班生活制度实例如表4-1、表4-2所示。

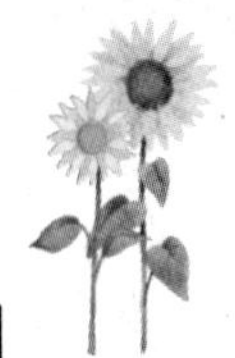

表 4-1　整日制幼儿园生活制度(5 月 1 日—10 月 1 日)

项目＼班次	小班	中班	大班	备注
入园、晨检、早操	7:30—8:00	7:30—8:00	7:30—8:00	
早餐、散步	8:00—9:00	8:00—8:50	8:00—8:50	
教育活动	9:00—9:15	9:00—9:20	9:00—9:25	根据幼儿活动欲望,可适当延长时间
课　间	喝水、如厕 15 min	休息 10 min	休息 10 min	
教育活动		9:30—9:50	9:35—10:00	活动后喝水、如厕
游戏、户外活动	9:30—10:40	10:00—10:50	10:00—10:50	
准备中餐	10:40—11:00	10:50—11:00	10:50—11:00	
午饭	11:00—11:30	11:00—11:30	11:00—11:30	饭后散步 20 min
午睡	12:00—14:30	12:00—14:30	12:00—14:30	
起床、盥洗、午点	14:30—15:00	14:30—15:00	14:30—15:00	
游戏、户外活动	15:00—16:30	15:00—16:30	15:00—16:30	
准备晚餐	16:30—17:00	16:40—17:00	16:40—17:00	
进餐	17:00—17:30	17:00—17:30	17:00—17:30	
离园	18:00	18:00	18:00	

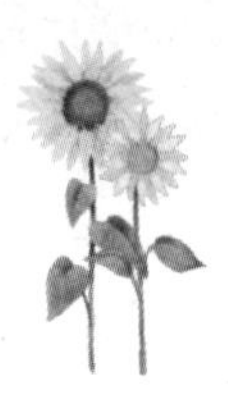

附：郑州市金水区第一幼儿园冬季一日作息时间表

（2020.10—2021.5.1 疫情期间）

<table>
<tr><th>时间</th><th>活动内容</th><th>备注</th></tr>
<tr><td>大班:7:30-7:40
中班:7:40-7:50
小班:7:50-8:00</td><td>幼儿错班、错峰入园
晨检</td><td rowspan="20">1. 各班教师根据幼儿年龄特点协调好本班教学活动时间、入厕及课间休息时间，晨间教育视情况选择相应内容，进行机动组织。

2. 午睡环节 12:30 做好保教交接记录工作，值班教师注意看护照顾好幼儿午睡。

3. 夏季作息时间：上午不变。下午 3:00 起床，其它各项活动均向后推迟半小时。

4. 晚上离园时教师严格执行接送卡制度。

5. 17:30（夏 18:30）后，晚接的孩子，集中北一楼音体厅专人看护，按延时服务收费。

6. 每天下班前，班级人员做好环境卫生安全检查及第二天教育教学准备等工作。不得早退。</td></tr>
<tr><td>大班:7:40-8:10
中班:7:50-8:20
小班:8:00-8:30</td><td>餐前准备及早餐</td></tr>
<tr><td>大班:8:10-8:50
中班:8:20-9:00
小班:8:30-9:10</td><td>区域活动</td></tr>
<tr><td rowspan="3">大班:8:50-9:50
中班:9:00-9:50
小班:9:10-10:10</td><td>大班教学活动 8:50—9:20
大班教学活动 9:20—9:50</td></tr>
<tr><td>中班教学活动 9:00—9:20
中班教学活动 9:30—9:50</td></tr>
<tr><td>小班户外活动</td></tr>
<tr><td>大班:9:50-10:05
中班:9:50-10:05
小班:10:10-10:25</td><td>喝　　水
上午果点</td></tr>
<tr><td>10:05—10:35</td><td>大、中间操集体活动</td></tr>
<tr><td rowspan="2">10:35—11:10</td><td>大、中户外游戏
（集体、分散）</td></tr>
<tr><td>小班区域活动:10:25-10:55
小班教学活动:10:55-11:10</td></tr>
<tr><td>11:10—11:30</td><td>餐前活动</td></tr>
<tr><td>11:30—12:00</td><td>午　　餐</td></tr>
<tr><td>12:00—14:30</td><td>饭后散步及睡前准备
睡前午检、午睡、起床午检</td></tr>
<tr><td>14:25—14:40</td><td>音乐唤醒、起床、
整理衣物、盥洗</td></tr>
<tr><td>14:40—14:50</td><td>喝　水
下午加餐</td></tr>
<tr><td>14:50—15:20</td><td>大、中区域活动
或创造性游戏活动
小班户外活动</td></tr>
<tr><td>15:20—16:10</td><td>大、中体育活动/户外游戏
小班区域活动或创造性游戏活动</td></tr>
<tr><td>16:10—16:20</td><td>餐前活动</td></tr>
<tr><td>16:20—17:00</td><td>晚餐及餐后温馨离园
整理活动</td></tr>
<tr><td>大班:17:00-17:10
中班:17:10-17:20
小班:17:20-17:30</td><td>晚检、交接手续
幼儿错班、错峰离园</td></tr>
</table>

注：幼儿园应制订合理的幼儿一日生活作息制度，两餐间隔时间不得少于 3 个半小时。幼儿户外活动时间在正常情况下每天不得少于 2 小时，积极开展适合幼儿的体育活动，每日户外体育活动不得少于一小时。

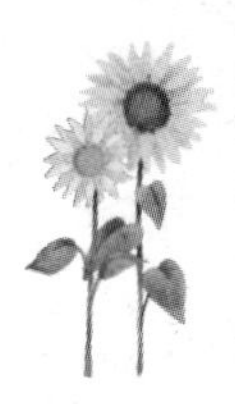

第二节　托幼园所的保育活动卫生

做好保育活动的卫生，是托幼园所全面提高保教质量的重要环节，是促进学前儿童身心健康的重要保证。学前儿童每日生活活动的主要环节有：来园与离园、进餐与饮水、睡眠与起床、盥洗与如厕等。

一、来（离）园

来园与离园是托幼园所与家长联系的重要环节。保教人员要充分利用这一时刻，与家长互通信息，交流孩子的生活情况，提出一致的要求和保教措施。保教人员在学前儿童来园之前应做好活动室的通风和清洁工作。夏季室温 26 ℃为宜，冬季开空调的园所每日要提前15—20 分钟，晨间室温应保持 16—18 ℃。天暖时尽量在室外接待学前儿童，并组织活动。家长应亲自把孩子交给本班教师，学前儿童来园后，大班的学前儿童应将自己的外衣、帽子、围巾等叠放在固定的地方，中班由老师指导，小班、托班由老师帮助。

托幼园所应设有专职保健医生，学前儿童来园后应首先接受“晨检”，并形成制度。保健医生要向家长询问学前儿童在家的健康状况，家长带来的药品应标明学前儿童的姓名、班级、用法、药名。保健医生要按时给学前儿童服药，确保“看服到口”。还要掌握全园学前儿童的健康状况，发现学前儿童患病后要及早诊治，必要时应采取隔离措施并及时通知其家长。

晚饭前，教师应把学前儿童的衣、帽等准备好，放在学前儿童能拿到的地方。学前儿童吃饭时，家长回避，以免影响学前儿童进餐。餐后保教人员应指导大班的孩子将椅子、玩具收放好，离园前保教人员应仔细检查每位学前儿童的衣服穿戴和卫生等，并组织轻松愉快的游戏等待家长，教师应把学前儿童直接交给家长。若学前儿童当日或当周有身体不适或其他特殊情况，应向其家长说明并提出针对性的家教指导。等学前儿童全部接走后，教师应把活动室收拾整齐，清扫干净。锁门前应到厕所、卧室等处巡视，确保没有学前儿童留下之后，同时检查水管、电源、门窗是否关闭，再锁门。个别晚接的学前儿童，本班老师应亲自交给值班人员并签名，不得让学前儿童自己去找值班老师，以保证学前儿童的安全。托幼园所应建立接送卡制度。

【案例分析一】

一天下午 6 点多钟，我到幼儿园带实习生返校，看到一位值班老师正在给一位小朋友讲故事。我走上前去打招呼：“天快黑了，该下班了。”这位老师笑着说：“小朋友的家长工作忙，等着吧。”此时，只见孩子的家长匆匆地赶到老师面前，非常感激地说：“谢谢老师，耽误你下班了”，“没关系，这是我们的职责。”多么和谐的家园理解呀！

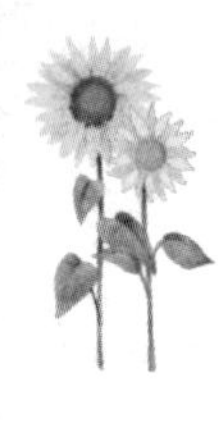

二、晨间锻炼

晨间锻炼有助于学前儿童大脑皮层尽快地进入兴奋状态，精力充沛地开始一天的生活。晨间锻炼要注意丰富多彩、形式多样，激发每位学前儿童参与锻炼的兴趣。但要注意活动量要适度，不宜过小或过大，过小会使学前儿童感到乏味没兴趣；过大则会使学前儿童很快产生疲劳，影响一天的正常活动。

例如，老师应为学前儿童安排丰富多彩的晨间活动，并和小朋友一起做操、散步、做游戏，为下一个环节做好生理和心理的准备。所有的晨间锻炼都应以“快乐”“有趣”“适宜”。学前儿童可以根据个人喜好来选择自己喜欢的活动项目，让学前儿童充分体验到参与活动的乐趣。

三、进餐与饮水

根据学前儿童消化功能差、胃容积小的特点，学前儿童两餐间隔的时间一般为 3.5 小时为宜。因此，每天安排三餐一点或三餐两点比较适宜。应给学前儿童营养丰富、易消化、温热的、不油腻的食物。进餐前半小时不做剧烈活动，为进餐做好生理和心理上的准备。

进餐前可组织学前儿童进行轻松愉快的游戏，也可对当日的菜肴进行简要介绍，激发学前儿童的食欲。中班下期和大班期间，可鼓励幼儿与家长共同编写食谱儿歌，鼓励幼儿每餐餐前播报，培养幼儿自信、语言表达能力。进餐前最好先喝两口汤，但不宜多喝。

进餐的气氛应当是轻松愉快的，在进餐的整个过程中不处理学前儿童行为上的问题，有条件的幼儿园可播放轻松愉快的乐曲，教师可以与学前儿童共同进餐，也可与学前儿童小声亲切地交谈，为学前儿童营造一种温馨、愉悦的进餐氛围。

教师应掌握好每名学前儿童的进食量和进食速度以区别对待。严禁催促学前儿童快吃或边吃边打扫卫生。

就餐室必须符合卫生要求，餐具专用消毒。食物应有专用的器皿盛放，不能直接放在桌子上。教会学前儿童正确地使用餐具，如托班、小班用勺，中班、大班用筷子。

教师应培养学前儿童饭前洗手、饭后漱口、擦嘴以及保持桌面、地面、衣服清洁卫生的好习惯；教育学前儿童细嚼慢咽，定时定量，不吃汤泡饭、不暴饮暴食、不用手抓饭、不喝生水、不吃不洁食物、不说笑打闹，以防食物进入气管；教育学前儿童养成不偏食、不挑食、不剩饭菜、餐前不吃零食的好习惯。

教育学前儿童吃完饭后，把碗筷放在指定的地方，把椅子归位。中班、大班的学前儿童可轮流值日，担任进餐环节的值日工作。

学前儿童进餐时，保教人员应密切观察学前儿童的进餐情况，发现问题应及时进行恰当地处理。整个进餐过程要灵活，不必苛求一致。如先吃完饭的学前儿童，清理好自己的卫生，可以到图书区看图书、建构区摆积木或做一些区域性的轻松活动，不必等待。

饮水是学前儿童的生理需要，应提醒和鼓励学前儿童勤喝水，多次少量，要为学前儿童准备卫生、温热的开水。切不可在饭前让孩子喝大量的水，影响食物的消化。

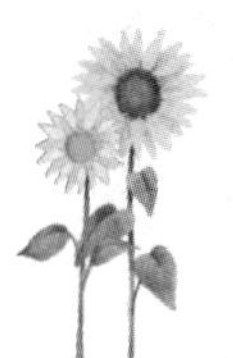

进餐形式应多样化

托幼园所可采用多种形式进餐，提高学前儿童进餐的兴趣。如全园开放式自助餐，就是让学前儿童打破班界和级界，在开放、轻松、愉快的环境中自由结伴，自选餐具、自选食物，自由选择座位进餐；也可每月一次让孩子带饭到园所集体进餐，让孩子享受和评价家长烹调的技术同时学会感恩。在进餐时，学前儿童可以小声亲切地交谈，共享进餐的快乐。在整个进餐的过程中，教师的主要职责是向学前儿童介绍各种食物的营养价值，提醒学前儿童在自选食品时做到主副食搭配、干稀搭配、荤素搭配、甜咸搭配，根据自己的食量选择，以达到营养均衡。这种进餐形式，不但培养了学前儿童的自我服务能力和自我控制能力，更重要的是大大地提高了学前儿童进餐的兴趣，激发了学前儿童的食欲。

【案例分析二】

午餐时，王阿姨在给小朋友分汤，分到其其时，王阿姨对我说："这个其其呀，太胖了，像个小皮球，还爱吃肉。"我注意到其其端着碗愣了一下，就默不作声地走开了。我吃完午饭刚到活动室，就有小朋友前来"告状"：其其剩饭了。我走近一看，其其基本上什么也没吃，泪水在眼中滚动，我轻轻地把他抱在怀里，柔声细语地问："其其，你不高兴了？"他一下子哭了，大声说："其其不是小胖子，不是小皮球。"

点评　在孩子看似快乐单纯的表面，隐藏着敏感易受伤的心。特别是在幼儿园这个类似于家庭的生活氛围浓郁的环境中，孩子在情感上对教师的依赖是绝对的。因此，身为教师，更需要谨言慎行，避免无意中给孩子心理造成伤害。

四、盥洗与如厕

盥洗不仅是为了保持皮肤的清洁和健康，也是向学前儿童进行讲文明、讲卫生的教育过程，要认真有序地组织。

培养学前儿童良好的盥洗习惯。全班学前儿童的盥洗可视人员的多少分组进行。要教会学前儿童正确的洗手、洗脸、刷牙、漱口的方法。同时，教育学前儿童节约用水。对于小、托班的孩子，保教人员可帮助他们洗；中班的学前儿童应在老师的示范下逐步学会自己洗。大班的学前儿童自己洗，要求他们认真洗，洗干净。冬天盥洗后要擦护肤油。学前儿童盥洗的毛巾应分开挂放，专用消毒。

要培养学前儿童按时排便的好习惯，但不能强制他们集体排队大、小便，以免造成学前儿童精神上的过分紧张。对于中班、大班的学前儿童，应教会他们正确使用手纸，这样有利于培养学前儿童的自理能力。

要培养学前儿童不随地大、小便、白天不尿裤、夜间不尿床的好习惯。保教人员应细心观察学前儿童的排便情况，发现问题，及时处理。

托幼园所的厕所和便盆要经常清洗，定期消毒，保持地面干燥、清洁。

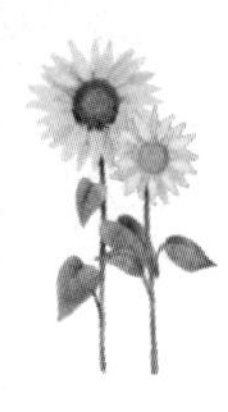

附:洗脸、洗手的方法

(一)洗脸

要用流动水洗脸。先把手洗净后,捧水或用干净的湿毛巾洗脸。其顺序:洗眼、嘴、耳、鼻,再一起把脸洗净擦干。若有鼻涕,应先擤干净再洗。在冬季洗后应涂护肤油。

(二)洗手

洗手前,应先教会学前儿童卷衣袖,托、小班由老师帮助卷,中班学着卷或互相帮助,大班自己卷。先接水把手打湿,抹洗手液,两手反复搓洗手指、手心、手背,直至搓出泡沫后再接水冲洗干净。把手在水池内轻甩几下,再用毛巾擦干。冬季要擦护肤油。

五、睡眠与起床

睡眠是消除神经细胞的疲劳,促进学前儿童生长发育的有效途径。因此,无论是在家里还是在幼儿园,都应保证学前儿童有充足的睡眠时间。

为了保证学前儿童的睡眠时间和质量,睡前卧室应通风,保证室内温度适宜,夏季可开窗睡眠但要关纱窗、拉窗帘。使用空调时,应注意房间换气。睡前不喝刺激性饮料,不看惊险故事片,教师应提醒学前儿童排便。教师与学前儿童应轻轻地进入卧室,共同营造温馨的安静的睡眠环境。

学前儿童一昼夜总的睡眠时间的长短取决于年龄,托班 12 ~ 13 小时;小班和中班 11 ~ 12 小时;大班 10 ~ 11 小时。年小体弱儿的睡眠应适当延长些,可先睡后起。

注意培养学前儿童养成按时入睡的好习惯,教会学前儿童正确的睡眠姿势,不蒙头、不张口、不睁眼睡觉。

学前儿童睡眠时,保教人员应认真巡视,细心观察,发现问题应及时处理。严禁值班教师干任何私事,以确保学前儿童睡眠的安全。

起床后,大班学前儿童应学会自己整理床铺和穿衣服,中班由老师指导,小班、托班由保教人员帮助整理。

应根据季节和气温的变化,随时更换被褥。被褥要常洗、晒。

【案例分析三】

郑州市教工幼儿园的老师爱岗敬业,关爱每一位孩子。在午睡时,发现一位幼儿翻来翻去睡不着,保教人员轻轻地走到这位幼儿的床前,用自己的脸贴着孩子的脸,用手摸着她的小脚丫,轻声地说:“睡吧,老师陪着你睡。”多么有爱心的保育啊!这位孩子每天要求爸妈送她上幼儿园,还要和其他小朋友比赛全勤呢!

【案例分析四】

文文小朋友在刚入园时不肯午睡,以前每天一看见小朋友进卧室时就哭闹不休,嚷着要回家、要妈妈。每当这时,我就像妈妈一样,轻轻地把她抱在怀里,小声地讲故事,直到她慢慢地睡着了。一天,两天,一个月后,文文愿意午睡了。直到现在,文文已经进入大班了,她还经常说:“晓艳老师最喜欢我了,我最喜欢晓艳老师了。”其实教师点点滴滴爱的举动,都会

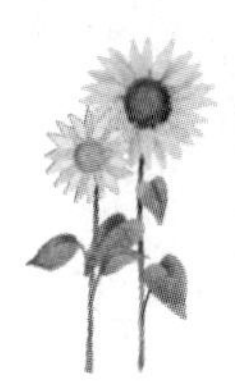

因满足了幼儿的心理需求，而产生积极的师生情感交融效果。这也说明，幼儿的安全感来自于其相信成人对自己有一种爱心而强烈的反应，而不是"空心"的温和。

六、散步与自由活动

散步和自由活动，有助于食物的消化与吸收，同时还有助于提高睡眠质量。因此，在天气适宜的情况下，应坚持饭后户外散步。散步时，不要让学前儿童剧烈地奔跑，应确保安全。对患病儿和体弱儿、伤残的儿童要特别照顾。

在幼儿园的保育工作中，保教人员应更新保育观念，要从传统单一的生理保育模式中走出来，既要在生理上给予学前儿童适宜的保育，还要在心理上给予学前儿童温馨的保育，以促进学前儿童身心健康和谐地发展。

第三节　托幼园所的教育活动卫生

托幼园所的教育活动是为所有学前儿童健康成长服务的，包括对有特殊需要的学前儿童提供积极的支持和帮助。

根据学前儿童的年龄特点和教育需求，教育活动应有学年工作、学期工作和每周工作及每日工作的计划安排，同时还应该有临时工作安排和近期工作安排。在每学年开始之际，一般要着重做好新生的入园工作，稳定学前儿童的情绪，缩短学前儿童的焦虑期，让学前儿童尽快适应托幼园所的集体生活。这样有利于教育教学活动的实施，有利于家长安心工作。

托幼园所每日教育活动的内容有：教育教学活动、游戏、劳动、大型活动等。

一、教育教学活动的卫生

教育教学活动是托幼园所对学前儿童实施教育的一种重要方式。教育教学活动应重视活动全过程的教育要求，还应符合学前儿童身心发展的卫生要求。

教育教学活动的内容应浅显易懂，适合学前儿童心理发展水平。如果要求过高，他们难以理解与接受，会造成大脑皮层过度紧张，产生厌倦情绪；如果要求过低，他们不但学得乏味，而且会影响对学前儿童早期智力的开发。

教育教学活动的方法应适合学前儿童身心发展水平。学前儿童的第二信号系统发育还不够完善，其思维特点具有直观形象性，模仿能力强，而抽象思维能力还比较差，学前儿童的注意力又是和其兴趣紧密联系的，因此，教学活动的方法要灵活多样，直观形象，生动活泼。教师应从多方面培养学前儿童的学习兴趣，激发学前儿童的学习欲望，发展学前儿童的观察力和想象力。

在整个教育活动过程中，教师应为学前儿童创造丰富的学习背景，使学前儿童获得有益的学习经验。教师应成为学前儿童学习活动的引导者、鼓励者、帮助者、合作者、支持者。要以关怀、接纳、尊重的态度与学前儿童交往，耐心倾听、努力理解学前儿童的想法与感受，支

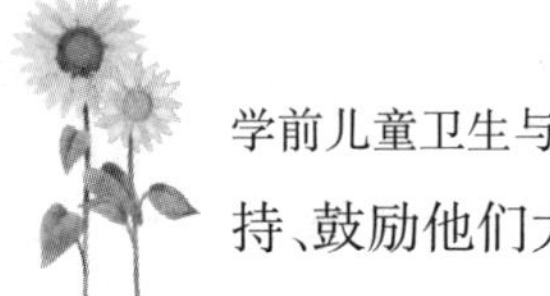

持、鼓励他们大胆探索与表达,营造一种温馨的师幼互动的学习氛围。

二、绘画、阅读、唱歌、前书写活动的卫生

托幼园所应为学前儿童安排丰富多彩的学习活动,促进学前儿童身心健康的全面发展。组织活动应根据不同的教育内容,充分利用周围环境的有利条件,积极发挥学前儿童的感官作用,灵活地运用集体或个别活动的形式,为学前儿童提供充分的活动机会,注重活动的过程,促进每位学前儿童在其原有水平上得到应有的发展。

学习活动的时间应安排在每天精力最充沛、注意力最集中的时候。一般在上午 9 点开始为宜。由于各班学前儿童的年龄不同,接受程度的差异,每日教学活动的时间、内容、节数也不同。小班:1 节/天,10 ~ 15 分钟/节;中班:2 节/天,20 ~ 25 分钟/节;大班:2 节/天,25 ~ 30 分钟/节,大班下学期可适当延长 5 分钟左右,为入小学做好心理准备。

活动时,环境应清洁,室内应通风,光线要充足。进行体育或音乐舞蹈活动前,应用室内地板或户外场地应卫生。桌椅的放置应根据活动内容而定,要让全班学前儿童都能看清教具和教师的活动。当进行语言活动时,一般可摆成半圆形,使学前儿童离教师近些;进行音乐活动时,则应沿屋子的四周坐,使活动的地方大些;进行体育活动时,风和日丽的天气尽量在户外进行,根据活动的内容而定队形。

应培养学前儿童正确的读、写、画姿势,防止用眼过度和脊柱弯曲。唱歌能促进学前儿童的声带和肺部的发育,但要注意持续时间不宜过长,尤其应避免大声喊叫,否则,很容易造成呼吸道充血肿胀;舞蹈和体育活动时,应让学前儿童学习一些简单的基本动作,不提倡学习高难度动作,不提倡办特长班。严禁以任何名义进行有损学前儿童健康的比赛、表演及训练,防止影响学前儿童的日常生活秩序。

同时,教师要不断地学习,汲取幼教前沿新信息,更新教育观念,探索研究新的教育模式。可以采取不以固定时间为限和不事前预定教学内容的形式,组织适宜的活动。教师应该多为学前儿童设计活动背景,提供充分的活动空间自由探索,让学前儿童根据已有的经验和兴趣,参与活动内容的商讨,规划设计过程。利用教师所提供的丰富多彩、具有一定刺激性和挑战性的背景进行自发、自主的生成性学习,让学前儿童生动活泼、主动地学习,使学前儿童在轻松、愉快的教育活动中获得经验和技能。同时,在组织教育教学活动中要关注学前儿童的“最近发展区”。

三、户外活动及游戏的卫生

《幼儿园工作规程》和《幼儿园教育指导纲要(试行)》提出:“在正常情况下,幼儿户外活动时间每天不得少于 2 小时(其中体育活动时间 1 小时),寄宿制幼儿园不得少于 3 小时;高寒高温地区可酌情增减及调整时间段”。活动内容的安排要顾及学前儿童的生理、心理和社会性发展诸方面,结合教学目标与地区民俗文化特点,以提高户外活动效果。

户外活动时要选择空气清爽、地面平坦、清洁宽敞的场地,最好是草坪地、沙地、塑胶地。玩具、器械都要符合安全卫生要求。

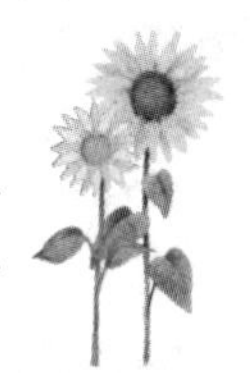

游戏是学前儿童的基本活动，从学前儿童身心发展的规律来看，游戏能满足学前儿童身心发展的基本需要，能给学前儿童以快乐。

游戏是对学前儿童进行全面发展教育的重要形式，游戏和户外活动要有机结合。游戏活动尽量在户外。游戏活动的形式要多种多样，内容要丰富多彩，应将集体活动、小组活动、自由活动有机地结合起来。

游戏活动的开展要尊重学前儿童的意愿，鼓励学前儿童自己动手制作玩具。教师应根据学前儿童的兴趣和经验，适当安排一些挑战性游戏活动以促进学前儿童的成长。学前儿童也需要自由探索，需要成人的鼓励，需要成人参与他们的成长过程，需要成人帮助他们获得安全感、进行探索以及自我认同。所以，在组织学前儿童进行挑战性游戏活动时，教师要给予适时、适当地指导、参与和鼓励。

游戏活动要注意动静交替，避免因过度兴奋而疲劳。

四、劳动中的卫生

组织学前儿童参加一些力所能及的、感兴趣的劳动，对学前儿童的身体健康和劳动习惯的培养都是很有益的。但要注意，组织学前儿童劳动的场所必须是安全的；劳动的时间不宜过长，要劳逸结合；劳动量的大小、使用的劳动工具，都要适合于学前儿童的体力。在劳动的过程中，要对学前儿童进行劳动技能、品德和安全教育。

例如，老师可以让学前儿童当值日生，帮助分发碗筷，倒一些很轻的纸屑垃圾，叠自己的被子和衣服等象征性的劳动；家长可以利用周末和孩子一起劳动，让孩子叠自己的衣服或收拾自己的房间等，和孩子一起欣赏劳动成果。这样可以强化孩子对劳动的快乐体验，使孩子感到自己真的很能干，培养孩子的自信心。随着经验的积累，可以逐步提高要求，并对孩子的劳动成果进行评价，让孩子有一种成就感，培养孩子对家里环境卫生整洁的责任感，真正使孩子体验到做成一件事的快乐，感受到劳动能给别人和自己带来的喜悦。

五、组织大型活动的卫生

托幼园所的大型活动是园所教育教学活动的重要组成部分，是托幼园所综合利用各种教育资源与家庭、社区密切合作，为学前儿童的发展提供有益身心健康发展的教育形式，是托幼园所对外宣传以提高园所品牌影响力的有效手段，是园长管理园所工作中重要的项目之一，也是检验教师专业水平和园所凝聚力的有效途径。

托幼园所组织大型活动，如六一联欢会、毕业典礼、元旦联欢会、运动会、春游、参观、传统节日庆典等活动。应注意以下问题：此类活动每年不宜频繁举办，次数要少；每次参加的人数不宜过多，提倡以班级、年级为单位分散进行；活动的时间要短，内容要少而精；地点最好选择在园所附近，避免学前儿童在活动中过于劳累；要为学前儿童准备安全、充足的玩具；所有活动都要认真组织，确保每位学前儿童的安全。在传染病流行期间，禁止举行任何大型活动。另外，在组织大型活动时，邀请家长参与，让家长、孩子、老师共同娱乐，以培养学前儿童的社会交往能力。

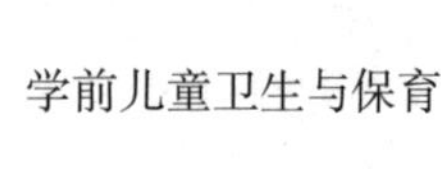

第四节 学前儿童体育锻炼的卫生

一、体育锻炼对学前儿童生长发育的意义

适宜的体育锻炼能促进学前儿童的生长发育，增强体质，提高学前儿童对环境的适应能力和抗病能力，并培养其勇敢坚强、不怕困难的意志力和主动、乐观、合作的态度。

适宜的体育锻炼可以促进学前儿童骨骼的生长、肌肉的发育，更有利于大脑皮层的发育。尤其是对学前儿童的心理健康有着极其重要的作用。可培养他们独立地、创造性地解决问题的能力，以及热情、谦逊的品质。同时，经常利用"日光、空气和水"进行三浴锻炼，将会使学前儿童的身体更加健康。

例如，在国外，有的园所让孩子们从上午 8:30 入园一直可以活动到 10:15（其中 10:30 有一次全班性的集体活动）。在这段时间里，每位学前儿童都可以充分自主地活动，体力、脑力得到一定的锻炼。幼儿园的体育设备较多，条件较好，而教师应该注意利用园内的自然条件，开展体育活动。如在幼儿园的两棵树的树干中部又架一根较粗的木头，在木头上系着两根粗绳，绳上打着多个结，学前儿童坐在绳末端的结子上，双手拉住绳，前后晃荡，犹如荡秋千。他们还在沙坑两边的树干上，分别在上下系两根粗绳，让年龄稍大的学前儿童双手拉着上面的绳子，双脚踩着下面的绳子，从一端一步步地走向另一端；如攀岩、钻山洞、走平衡木等。通过这样的活动，锻炼平衡力、灵活性，促进感统协调力，还可以培养学前儿童的勇敢精神。

二、学前儿童体育锻炼的卫生要求

在组织学前儿童进行体育锻炼时，应充分考虑到他们的生理特点和年龄，选择适合他们的运动项目，注意运动与休息的交替，在锻炼前、后必须做好准备与整理活动，注意个体差异。

学前儿童体育活动所用的器械，在材料性质、内部构造及大小比例等方面，都应符合学前儿童的身心特点及安全卫生要求。

第五节 特殊学前儿童的保教卫生

卫生学中的"特殊学前儿童"是指盲、聋哑、智力低下和肢体残障等各类残疾学前儿童的总称（天才儿童除外）。根据抽样调查结果，我国残疾学前儿童总数目前大约有 2 000 万人。为了让这些特殊儿童能和正常儿童一样受到良好的教育，我们全社会都应该关注特殊教育，尤其是托幼园所更应该接纳、关爱特殊儿童，配备特教教师，做好对特殊学前儿童的保教

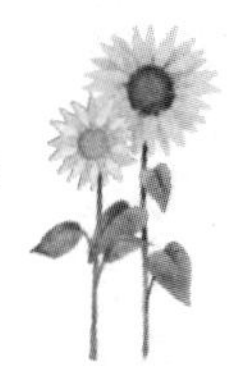

工作。

一、特殊学前儿童的身心特点

由于各类特殊学前儿童在体格、智力及社会适应能力等方面存在着不同的缺陷，而且，他们又有着不同的身心发展潜力。因此，为了促进特殊学前儿童的健康，提高特殊教育的水平，我们必须首先了解特殊学前儿童的身心特点，从而及早采取有力的教育干预。

（一）盲童

视觉受损，严重地影响了盲童心理的发展，其往往表现出自卑、孤僻、敏感、畏惧等不良心理行为，并且缺乏安全感和归属感。同时，盲童因活动受到很大的限制，故骨骼肌发育差、体质弱、患病率高。如果盲童在听觉、触觉、嗅觉等方面的潜力能得以发挥，那么他们也能较为顺利地度过生长发育的各个阶段。

（二）聋哑学前儿童

真正耳聋哑的学前儿童是少数，临床上发现大多数聋哑学前儿童的发音器官是正常的，他们往往是因为耳聋而导致发音障碍。在心理上表现为：孤僻、自卑、急躁、主观片面、猜疑心强、自私等。由于缺少交流，不少先天性聋儿还伴有其他体格缺陷，如斜颈、胸廓畸形等。聋哑儿童由于无法与正常人进行言语交流，故内心十分压抑，同时又非常固执任性、冲动、倔强，往往以敌意的态度对待他人，反社会行为的发生率较高。因此，尽可能地帮助其恢复和发展聋哑学前儿童的语言能力至关重要。

（三）肢体残障学前儿童

由于体格方面的缺陷，使学前儿童的正常学习变得困难，导致许多残疾儿不能完成学业。有些残疾儿对外界刺激敏感，加上经常遭受挫折、取笑和不当的怜悯，容易产生自卑感，而内心深处又有强烈的求知欲望，常常表现为苦闷、焦虑。由于肢残的限制，体格发育迟缓，生理功能水平较低，体质较弱。肢体残障学前儿童往往表现出自卑、退缩、任性、自私等性格弱点。

（四）智力障碍学前儿童

智力障碍学前儿童的病因有很多，如产程时间过长、脑瘫、物理因素、化学因素、疾病、外伤等。其主要表现为智力落后（智力明显低于正常儿童智力的平均水平）、言语不清、反应迟钝等。从智力落后的程度看：轻度最多，轻度和重度的比例为 1.7∶1。

二、特殊学前儿童的生活与教育过程的卫生

（一）特殊学前儿童的生活制度的卫生

由于特殊学前儿童各方面的发展水平都比较低，特别是大脑皮层的兴奋和抑制过程比较弱，因而他们对外界环境的适应比较困难。根据这一特点，为特殊学前儿童制定的生活作息制度应固定，严格执行。

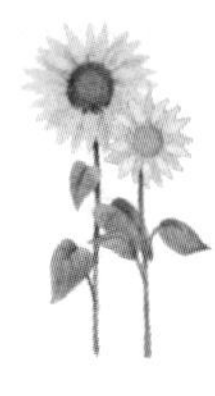

由于特殊学前儿童的体质较弱，故需要更多的休息，尤其是每天的学习活动时间不宜过长，应根据各种残疾学前儿童的情况适宜地进行。

对于特殊学前儿童的营养，应科学合理，按时进餐，进餐时间可比同龄正常儿童长1～2倍。要训练他们尽量自己进餐。增强其自信，培养其自理能力。

体育锻炼对特殊学前儿童具有特别的意义，也有难以想象的困难，应帮助他们每天坚持1～2 h的适合自身特点的锻炼，积极培养他们良好的心态和顽强的意志力。促进其更快更好的康复。

减轻负担、合理营养、充足睡眠、科学锻炼、矫正身体缺陷是制定和执行特殊学前儿童生活制度的关键。

（二）特殊学前儿童的教育干预

对于特殊学前儿童的教育，应充分考虑其身心特点，既要尽力弥补其先天不足，又要注意发展其正常器官的代偿能力，提高对人体器官固有补偿功能的潜力，这对于克服自卑感有着重要的意义。在教育的过程中要加强融合教育。融合教育是体现新世纪特殊教育发展要求的一种先进教育手段，其主导思想是：残疾学前儿童长大后要进入社会，在学校学习期间应该让他们与社会正常人接触，获得平等的教育机会，为进入社会做好心理准备。避免对其进行不正确的评价，是消除自卑感的重要前提。教育活动的过程要在轻松、愉快、温馨的气氛中进行。很多研究证明，在一个有特殊学前儿童的班级中，特殊学前儿童与正常学前儿童之间的交流，会使他们的社会能力以及参与高水平游戏的能力大大增强。同时，他们的语言和认知能力的发展也比完全由特殊学前儿童组成的班级要快。而正常学前儿童在这样的班级中会变得容易接受与他们不同的人，并与特殊学前儿童坦然交往，提高正常儿童的爱心和责任感。融合班对特殊学前儿童有诸多好处，因为正常的学前儿童为特殊儿童提供了各种技能的模型，让特殊的学前儿童模仿，这样可以让特殊学前儿童提高得更快。相互建立友谊，这对于特殊学前儿童的发展是非常有益的。

1. 视觉障碍学前儿童

由于缺乏视觉形象，认知范围受到极大限制，故应通过点字盲文的学习，强化概念与实物的联系；熟悉生活环境，提高生活能力，促进言语交流，发展思维能力。实践证明，对视觉障碍学前儿童干预得越早、越有力，其社会适应能力就越强，越能接近正常同龄学前儿童。因此，保教人员和家长都应尽早利用视觉障碍学前儿童的听觉、触觉、嗅觉、方位知觉等方面的代偿力，通过音乐活动促进听觉的发展，通过体育活动提高动作协调能力。

例如，吴昊先天性双目失明，在他母亲的关爱下，根据他的爱好，因势利导，通过科学训练，发展他的听力、语言表达能力、触觉能力等，最终把他培养成为一名足球解说员。

2. 听力障碍的学前儿童

应借助助听器进行各种听力训练，逐步训练发音、说话、手势、看图、读写的能力，促进言语能力的发展。教育过程中，要注重听力障碍学前儿童视觉和精细动作能力的发展，以发挥其视觉和触觉的代偿作用。要注重培养听力问题学前儿童的看口形能力、言语手势，采用直观教学法，创造轻松愉快的语言环境，同时要注意克服其疲劳。由于听力问题学前儿童交往受阻，故成人应多为他们创造交往条件，如多组织集体活动，让他们多与正常的成人或学前

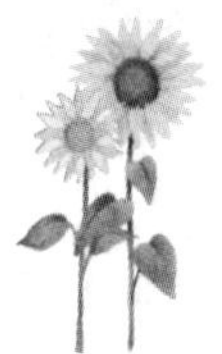

儿童交流。

3. 肢体残障的学前儿童

这类学前儿童大多无智力障碍，学习中虽然因肢体残疾而遇到的困难多于正常学前儿童，但若有坚强的意志，往往能够取得与正常学前儿童一样的成绩，应积极鼓励他们身残志坚，培养其生活和学习的毅力。体育活动不仅能增强其体质，更有利于磨炼人的意志。因此，我们应为发展肢体残障学前儿童正常器官的代偿能力创造良好条件。

4. 智力障碍的学前儿童

作为父母和教育工作者，都要把他们视为一个正常学前儿童对待，同时也要注意开发他们智力发展的特殊性（即迟滞性），采取特殊的方法，补偿缺陷，开发优势，最大限度地开发他们的潜能。要充分认识到智力问题的学前儿童有补偿和康复的可能性。研究表明，经过适宜的教育和训练，智力问题学前儿童的各项能力都有很大的改善，这对于他们平等参与社会生活，分享人类文明的成果具有积极的意义。教育和训练是开发智力问题学前儿童发展的关键。对智力问题学前儿童给予适宜的、科学的、以学前儿童为中心的、符合学前儿童身心发展特点的教育和干预，是可以有效地改善其智力落后状态，激活其潜能，发展其各方面的能力，对此，我们成人要有信心、耐心和毅力。

例如，一位因疾病导致脑瘫的患儿，父母把全部的爱都给了他，按照医生的医嘱数年如一日的康复训练，不但对其身体进行训练，而且对其心理进行康复，最终把他培养成为一名心理学专业的大学生。

在生活与教育活动的过程中，对特殊学前儿童应有极大的耐心和关怀，要及时安抚他们经常出现的不良情绪，培养他们良好的心态，帮助他们正确对待自己和同伴，对他们取得的点滴进步，都要及时进行表扬和鼓励，给予他们更多的自尊和自信。我们要用极大的爱心和热诚去关爱弱势群体，我们每位教育工作者都应该为发展特殊教育、促进教育公平和社会文明做出我们的贡献。

复习题

一、思考与实践

1. 托幼园所为什么要制定生活制度？
2. 制定生活制度的原则有哪些？
3. 托幼园所每日生活活动中有哪些主要环节？
4. 托幼园所每日教育活动中有哪些主要环节？
5. 现代的教育理念对教育活动方式提出了新的要求，请谈谈你的看法。
6. 学前儿童睡眠、进餐的卫生要求有哪些？

二、《学前儿童卫生与保育》幼儿教师资格证国考模拟试题

（一）单选题（每空 3 分）

1.《幼儿园工作规程（试行）》规定，寄宿制幼儿园每天户外活动时间不得少于（　　）。

A. 1 小时　　　　B. 2 小时

C. 3 小时　　D. 4 小时

2. 2016 年《幼儿园工作规程》指出，幼儿园应制定合理的幼儿一日生活作息制度，两餐间隔时间不少于(　　)。

A. 2.5 小时　　B. 3 小时

C. 2 小时　　D. 3.5 小时

3. 对学前儿童的如厕能力训练一般应从(　　)岁开始。

A. 1.5 岁　　B. 2 岁

C. 2.5 岁　　D. 3 岁

4. 对幼儿如厕，教师最适宜的做法是(　　)。

A. 允许幼儿按需要自由如厕　　B. 要求排队如厕

C. 控制幼儿如厕次数　　D. 控制幼儿如厕的间隔时间

5. 在幼儿园阶段，不适合幼儿学习的内容是(　　)。

A. 听故事　　B. 洗手如厕

C. 和同伴一起游戏　　D. 提早学习小学内容

(二)论述题

教师在户外体育活动中如何保证幼儿安全?(15 分)

(三)活动设计(共 30 分)

新入园的小班幼儿在洗手时出现了许多问题:有的把袖子弄湿、不洗手背、冲不干净皂液;有的争抢或拥挤、玩水忘记关水管、擦手后毛巾乱放在架子上;有的握不住大块肥皂;有的因毛巾架离水池远，一路甩水把地面弄得很湿......

请针对上述问题，设计一份改进洗手环节的工作方案。要求写出对问题的分析、工作目标、解决各类问题的主要方法等。

第五章　学前儿童的营养与膳食卫生

第一节　营养的基础知识

一、营养

机体不断从外界摄取食物，经过消化、吸收、代谢和利用食物的整个过程为营养。

二、营养素

营养素　食物中能供给人体营养的有效成分。人体所需的营养素有6种，即蛋白质、脂类、糖类、无机盐、维生素和水。21世纪，营养学家把碳水化合物中不能被消化吸收的膳食纤维列为第七种营养素。这些营养素不仅可以供给机体每日所需的能量，而且能保证机体组织的生长和修补，以及保证对正常生理功能的调节。

三、需要量、供给量

在营养素方面，学前儿童需要的各种营养素和能量相对比成人多。因为学前儿童生长发育迅速，新陈代谢旺盛。为了满足学前儿童对营养素和能量的需求，托幼园所必须提供科学均衡的膳食，以保证学前儿童的生长发育。根据生理机能需要，供给量应大于需要量。

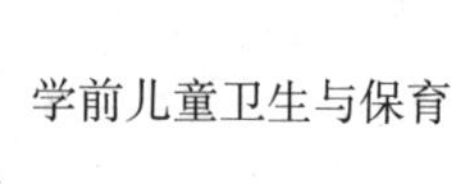

第二节 学前儿童的营养需要

一、学前儿童需要的各种营养素

(一)蛋白质

蛋白质是生命活动的基础。机体中的细胞和所有的组织器官都有蛋白质。因此,没有蛋白质就没有生命。

1. 蛋白质的生理功能

(1)构成和修补机体组织　蛋白质是构成一切细胞和组织的基本物质。如皮肤、毛发、血液、肌肉、韧带、骨骼等都是以蛋白质为主要成分的。机体各组织、器官的生长都需要以蛋白质作为基础原料,其组织的更新和修补都需要蛋白质。

(2)调节生理功能　维持机体正常的新陈代谢及各类物质在体内的输送。人体内具有许多重要生理功能的物质,如酶、激素、血红蛋白等都是以蛋白质为主要成分构成的;蛋白质具有维持血液酸碱平衡、调节细胞内外的渗透压和体液酸碱平衡。

(3)提供热能　蛋白质是供给人体热能的营养素之一。人体需要的总热量中约14%来源于蛋白质。

(4)免疫功能　蛋白质是抗体的重要组成部分。提高机体抵抗病原微生物的作用。

2. 蛋白质的组成

蛋白质的基本单位是氨基酸,也就是说,氨基酸是组成一切蛋白质的最基本单位。蛋白质在体内消化酶的作用下,分解成氨基酸而被人体吸收利用。蛋白质由许多氨基酸组成。已被发现的氨基酸有20多种。

氨基酸可分为两类　凡在体内可以合成的氨基酸,称为“非必需氨基酸”;凡体内不能合成,必需靠食物提供的氨基酸,称为“必需氨基酸”。学前儿童在生长发育时期需要9种“必需氨基酸”即赖氨酸、色氨酸、苯丙氨酸、蛋氨酸、苏氨酸、亮氨酸、异亮氨酸、缬氨酸、组氨酸;学前儿童在体内合成能力弱,要靠摄入食物供给。当组氨酸缺乏时易患湿疹。

3. 蛋白质的营养价值

蛋白质的营养价值　取决于食物中蛋白质的含量以及蛋白质在体内的消化率和利用率。

(1)蛋白质的含量　食物中蛋白质含量的多少,是衡量和评定一种食物蛋白质营养价值的基础。各类食物中蛋白质的含量差异很大。例如,瘦猪肉中蛋白质占16.7%,鸡蛋中蛋白质占14.7%,稻米中蛋白质占8.3%,牛奶中蛋白质占3.3%,白菜中蛋白质占1.1%。

(2)蛋白质消化率　指蛋白质在体内消化酶的作用下分解的程度。蛋白质消化率越高,则被机体吸收利用的蛋白质就越多,蛋白质的营养价值也就越高。例如,植物性食物所含纤维素较多且必需氨基酸较少,致消化率较低;而动物性食物所含必需氨基酸较多,且消

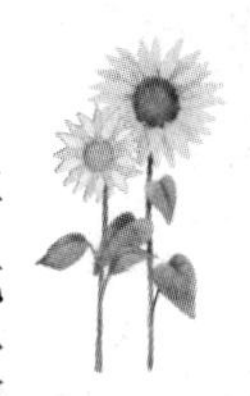

化率高，故动物蛋白质的营养价值高于植物性蛋白质的营养价值。但植物中的大豆属于优质蛋白。虽然谷类和蔬菜蛋白质含量不高，但它是我国膳食中的主要食物，因而不能被忽视。

(3)蛋白质利用率　指蛋白质被消化吸收后在体内被利用的程度。决定蛋白质利用率最重要的因素是蛋白质中所含必需氨基酸的种类、数量及比例是否符合人体需要。

(4)蛋白质的互补作用　将几种营养价值较低的植物蛋白质，混合后食用，使混合物所含氨基酸的种类和数量得以取长补短，更符合人体需要，可提高混合食物的营养价值。

例如，大米中含赖氨酸较少，含色氨酸较多；豆类含赖氨酸较多，色氨酸较少，用大米和红小豆煮成小豆粥，则起到互补作用，比单一食用大米或红小豆的营养价值要高。“腊八粥”不仅喝起来格外香甜，还是提高五谷杂粮营养价值的有效途径。“素什锦”更是充分发挥了各种植物蛋白质的互补作用。

4. 蛋白质的主要来源

动物性食物　如肉、蛋、鱼、奶等；

植物性食物　如五谷杂粮、豆类和蔬菜类等。

5. 蛋白质的需要量

学前儿童需要蛋白质相对比成人多。在安排膳食时，动物蛋白质和豆类蛋白质不少于所需蛋白质总量的30%～50%。由蛋白质所供热量占每日总热量的10%～15%为宜。学前儿童每日所需要的蛋白质，应有半数来自于动物性蛋白质和大豆蛋白质。若长期缺乏蛋白质，可使身体发育迟缓、体弱多病等。但摄入蛋白质过多，易致便秘、食欲差，大量蛋白质代谢产物还会加重肾脏的负担。因而蛋白质也不是多多益善的。

中国营养学会推荐的每日膳食中营养素供应量，蛋白质供应量较高。表5-1和表5-2是该学会推荐的学前儿童每日膳食中蛋白质的供应量。

表5-1　学前儿童每日膳食中蛋白质的供应量

年龄	每日膳食中蛋白质的供应量	
	男	女
0岁～	2～4 g/kg	2～4 g/kg
1岁～	35 g	35 g
2岁～	40 g	40 g
3岁～	45 g	45 g
4岁～	50 g	45 g
5岁～	55 g	50 g
6岁～	55 g	50 g
7～8岁	60～65 g	60 g

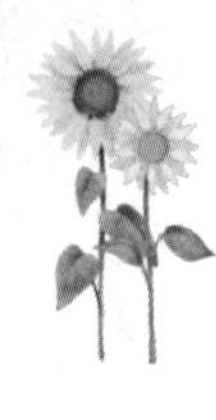

表 5-2 各类食物的蛋白质含量

食物	蛋白质含量/%
肉鱼类	10～20
鲜奶类	1.5～3.8
蛋类	11～14
干豆类	20～40
硬果类	15～30
谷类	6～10
薯类	2～3

（二）脂肪

1. 脂肪的生理功能

（1）构成机体组织细胞　脂肪是组成人体细胞的主要成分，是构成脑和神经的要素。摄入足够的磷脂对大脑的发育和代谢大有益处的。

（2）供应热量和储存能量　每克脂肪在体内完全氧化产生 9.3 千卡（37.66 kJ）热量，是产热量最高的营养素。每克脂肪所释放的能量比等量的糖和蛋白质大 1 倍多，所以称之为热量的储存仓库。

（3）保护内脏　保护内脏和减少体热散失的作用。脂肪如同软垫，可以保护和固定器官，使器官免受撞击和振动的损伤。

（4）促进食欲和增进饱腹感　脂肪还能促进学前儿童食欲，增加菜肴的美味。脂肪在消化道停留时间较长，可增加饱腹感。

（5）促进脂溶性维生素的吸收　脂肪中含有丰富的脂溶性维生素，如深海鱼油中含有较多的维生素 A、维生素 D，植物油中含有较多的维生素 E。脂肪利于维生素的吸收，如食物中的维生素 A、维生素 D、维生素 E、维生素 K 必须溶于脂肪后才能被机体消化吸收。因此，膳食中若长期缺乏脂肪或脂类食物消化障碍，则容易患脂溶性维生素 A、维生素 D、维生素 E、维生素 K 缺乏症。

（6）提供必需脂肪酸　必需脂肪酸是构成人体组织细胞的重要成分，机体需要而体内不能合成。其功能如下：

①保持细胞膜的相对流动性，以保证细胞的正常生理功能。

②降低血中胆固醇和甘油三酯。

③降低血液粘稠度，改善血液微循环。

④提高脑细胞的活性，增强记忆力和思维能力。

⑤促进学前儿童生长发育等。

2. 脂肪的组成

脂肪是由脂肪酸和甘油组成的。其主要成分：碳、氢、氧三种元素。

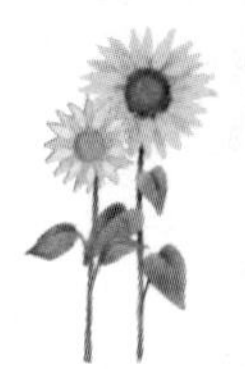

脂肪酸分为两大类　饱和脂肪酸和不饱和脂肪酸。不饱和脂肪酸不能在体内合成，必须由食物供给，故称为“必需脂肪酸”。人体所需要的必需脂肪酸有三种：亚油酸、亚麻油酸、花生四烯酸。饱和脂肪酸在体内可以合成。

3. 脂肪的营养价值及食物来源

（1）脂肪的营养价值　营养学家认为，植物油所含的必需脂肪酸较多，易被消化吸收，营养价值较高；动物油含不饱和脂肪酸较少，营养价值较低。但乳类、蛋类例外，易被消化且含有维生素 A 和维生素 D，营养价值也较高。在日常膳食中，植物油和动物油搭配食用为宜。

（2）脂肪的主要来源

植物性食物　豆类、芝麻、花生、玉米、干果类等；

动物性食物　猪油、羊油、牛油、鱼油和肥肉等。

4. 脂肪的供应量

脂肪的每日供应量不必统一，受饮食习惯、地域、季节和气候状况以及脂肪供应来源等因素的影响。根据我国的膳食标准，乳类中的脂肪基本可以满足乳儿的需要。学前儿童每日膳食中的脂肪供给量应占每日总热量的 30% 左右。脂肪摄入过多，可引起食欲欠佳、消化不良、肥胖，为以后的心血管疾病埋下隐患等。摄入过少，可致小儿皮肤干燥、体重下降、免疫功能发生障碍，严重者血小板凝集、生长发育迟缓等。

（三）糖类（碳水化合物）

糖类又称为碳水化合物，是膳食中最主要的能量来源。食物中所含的糖类，一部分可被人体吸收，另一部分则不能被消化吸收，两部分各有其生理作用。能被人体吸收的糖类为单糖、双糖和多糖中的淀粉、糊精等；而多糖中的纤维则不被人体吸收，被称为“膳食纤维”。其作用增加肠蠕动，利于排便。

1. 糖类的生理功能

（1）供给热量　膳食中含糖类食物来源丰富，价格低廉，在体内能迅速分解，供给热能，满足神经、心脏、肌肉等组织器官活动的需要，也是人体热量最经济的主要来源。当膳食中糖类摄入充足时，可以减少蛋白质热量来源的消耗。

（2）构成机体组织　糖类是构成机体的重要物质之一。它是糖蛋白、粘蛋白、糖脂不可缺少的成分。糖蛋白是细胞膜的结构成分，粘蛋白是结缔组织的成分，糖脂是神经组织的成分。

（3）解毒作用　摄入充足的糖类，可以增加肝脏内肝糖原的储存量，而肝糖原能加强肝脏的解毒作用，增强机体对某些细菌毒素的抵抗力。

（4）促进消化和排泄　碳水化合物中的植物纤维，包括纤维素和果胶等，不能被人体吸收，但能刺激肠蠕动，增加粪便体积，使粪便变软，有利于粪便排出。研究证明，植物纤维还具有预防结肠炎、结肠癌、胆结石、动脉硬化和降低胆固醇的作用。所以每天正常排便是非常重要的。

2. 糖类的组成

糖是由碳、氢、氧 3 种元素组成。食物中糖的种类主要有单糖、双糖和多糖三种，如表 5-3 所示。

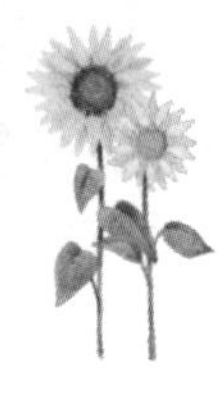

(1)单糖　有葡萄糖、果糖、半乳糖等。

(2)双糖　有蔗糖、乳糖、麦芽糖等。

(3)多糖　按能否被人体消化吸收分为两大类:凡能被人体消化吸收的多糖有淀粉、糊精等,称为细纤维;不能被人体消化吸收的多糖类总称为粗纤维,包括纤维素、果胶类物质等。

表 5-3　糖类的分类

分类	表现形式
单糖	葡萄糖、果糖、半乳糖
双糖	乳糖、蔗糖、麦芽糖、海藻糖
多糖	五谷粉、淀粉、糖原、糊精、纤维素和果胶

3. 糖类的食物来源

(1)糖果类　各种糖和糖果含量最多。

(2)淀粉类　如藕粉、荸荠粉等。

(3)五谷杂粮　如大米、面粉、高粱、小米;干豆类,如绿豆、红豆;根茎类,如马铃薯、芋头、山药等;含量较少的是各种蔬菜、水果及蛋类等。乳糖、葡萄糖、蔗糖等是婴儿的主要食品来源,随着喂养中辅食的添加,淀粉类也是婴儿膳食中重要食物。

4. 糖的供给量

学前儿童对糖类的需要量相对比成人多。按合理的膳食能量分配原则,1 岁婴儿每日每 kg 体重约需 12 g,2 岁以上约需 10 g。学前儿童膳食中糖类所提供的热能占总热能的 55% 左右,以利于促进生长发育。

学前儿童若摄入糖类过多,不仅会影响食欲,导致其他营养素的摄入减少,还易诱发龋齿、视力下降及肥胖等。膳食中若糖类摄入不足,则会导致体内蛋白质消耗增加、体重减轻、严重者营养不良等。

(四)无机盐

无机盐亦称为矿物质,是人体的重要组成部分,是调节人体生理活动,维持人体正常生理功能不可缺少的物质。现已知人体必需的无机盐有 20 多种。

无机盐主要由食物和水供给,一般能满足机体需要。如果膳食搭配不当,或机体代谢紊乱,生理需要增加,则会出现无机盐不足的症状。

1. 无机盐的生理功能

(1)构成机体组织的重要材料　如钙、磷、镁是骨骼和牙齿的重要成分,磷、硫是构成组蛋白的成分等。

(2)参与调节体液的渗透压和酸碱度　维持体液的正常分布,保持 pH 值在 7.35 ~7.45 之间。

(3)维持神经肌肉的兴奋性和细胞通透性　如缺钙时,肌肉兴奋性增高,引起肌肉抽搐。钙与细胞膜中的磷脂紧密结合,控制着细胞的通透性。

(4)是多种酶的激活剂　无机盐离子是很多酶的激活剂,如盐酸对胃蛋白酶有激活作

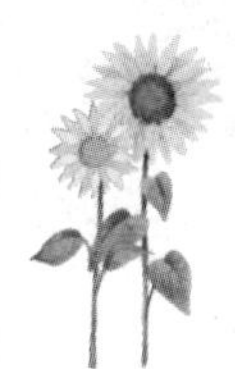

用，氯离子对唾液淀粉酶有激活作用。

(5)是某些具有特殊生理功能的重要物质　铁是构成血红蛋白的主要成分；碘是构成甲状腺素的重要成分等。

2. 学前儿童在生长发育的过程中较易缺乏的无机盐

(1)钙

生理功能　是构成骨骼和牙齿的重要成分。人体中的钙有99%存在于骨骼和牙齿中。有1%左右的钙存在于骨骼和牙齿之外，量虽然少，但在体内却有重要作用。例如，钙参与维持神经肌肉的兴奋性，对一些酶起激活作用，并参与凝血过程。

食物来源　食物中钙的来源以乳制品为最好，不但钙含量高，而且易吸收，是学前儿童最为理想的钙源。植物性食物中的绿叶菜、花菜、豆类、谷类含钙量也较多，但有些植物中同时富含植酸和草酸，影响钙的吸收。小虾米、海带等含钙丰富。在学前儿童膳食中添加食用骨粉(含钙量20%以上，吸收率约70%)或蛋壳粉，也是补充钙的有效途径。

需要量　学前儿童每日钙的需要量为0.6～1.2 g。

缺乏时　当学前儿童血液中钙缺乏时，不仅影响骨骼、牙齿的发育，也易使神经、肌肉兴奋性增强，易导致手足搐搦症等。

(2)铁

生理功能　铁是合成血红蛋白主要原料。铁在机体中主要参与氧的运输、交换和细胞的呼吸。铁有促进β-胡萝卜素转化成维生素A、参与嘌呤和胶原的合成、参与抗体的产生、参与脂类的转运以及药物在肝脏的解毒等作用。

食物来源　动物性食物中含铁量较高，且易吸收。如动物肝脏、动物血、鱼类和瘦肉等；植物性食物中如豆类、绿叶蔬菜等含铁也较高，但吸收率低，应注意科学烹调。

乳儿以奶类为主食，但含铁极少，每100 mL含铁0.1～0.2 mg。在膳食中应注意增加维生素C的食物，有助于铁的吸收。

需要量　学前儿童每日膳食中铁的需要量为10 mg。乳儿5个月后需要增加含铁食物，避免缺铁。炊具应用铁制品烹调菜肴为佳。

缺乏时　人体内如果缺铁，一般表现为缺铁性贫血。营养性贫血是世界性问题，据国外报道：有的国家30%的学前儿童发生贫血。我国儿童发病率也较高，学前儿童为40%左右，应该引起全社会的高度重视。缺铁表现为免疫力差，影响消化、神经系统功能，味觉减退，注意力分散，记忆力减退，智力发展迟缓等。

(3)锌

生理功能　锌是人体必需的微量元素之一，是多种金属酶的组成成分和酶的激活剂，参与蛋白质与核酸的代谢，促进智力发育，改善味觉，维持眼睛的暗适应能力，保护皮肤和骨骼的正常功能，增强免疫力等。

食物来源

动物性食物　如动物肝脏、鱼、蛋、奶、肉等；

植物性食物　如花生、蔬菜及水果等。一般认为，高蛋白食物含锌量较高，海产品是锌的良好来源，乳类及蛋类次之，蔬菜和水果中含锌量甚微。

需要量　学前儿童每日膳食中锌的需要量为5～10 mg。如果饮食正常，一般不会缺锌。

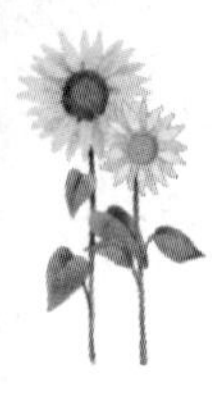

锌摄入过多可损害肝脏，严重者会导致黄疸性肝炎、胃癌等。研究发现：孕妇含锌量过高时，可致胎儿神经管畸形。因此，要科学补锌。

缺乏时　若饮食中长期缺锌，可使小儿生长发育迟缓、伤口愈合缓慢、味觉减退，甚至出现异嗜癖（喜吃土、纸、煤渣、鸡蛋皮等）。

（4）碘

生理功能　碘是构成甲状腺激素的重要成分。

食物来源　人体所需的碘，一般从饮水、食物和食盐中获得。含碘丰富的食物主要是在海产品的动植物中，如海鱼、海虾、海带、紫菜、海蟹、海蜇、海盐等。缺碘的内陆地区，可通过食用加碘食盐的方法补充。

需要量　学前儿童每日膳食中的需要量60～120 μg，需要量很少但不能缺乏。

缺乏时　若长期摄入碘不足，可导致地方性甲状腺肿大或地方性呆小症的发生，造成小儿智力和体格发育的迟滞或永久性障碍。

矿物质的功用、缺乏与过多的影响需要及来源，如表5-4所示。

表5-4　矿物质的功用、缺乏与过多的影响、需要量及来源

营养素	功用	缺乏	过多	每日需要量	来源
钙	构成骨骼、牙齿，供给离子化钙，与镇静神经、血液凝结、肌肉收缩舒张和腺体分泌有关	手足搐搦症	钙量过多可能沉淀磷盐	0.6～1.2 g	乳、蔬菜
磷	构成骨骼、肌肉、神经（与钙、钾、蛋白、脂肪等结合），协助糖、脂肪的吸收和代谢，参加缓冲系统，维持酸碱平衡	佝偻病	消耗人体钙质	0.4～1.2 g	乳、肉、豆、五谷
铁	制造血红蛋白以及人体其他铁质化合物，人体氧化作用	小细胞性贫血	饮食含铁过多无异常	15～18 mg	肝、蛋黄、瘦肉、绿色蔬菜、桃、杏、黑李
锌	构成多种酶（如红细胞交换二氧化碳的酶、小肠的水解蛋白酶）	矮小症、贫血、男性性腺发育不良、食欲缺乏、味觉差等	可致胃肠道症状	5～15 mg	初乳、各种食物
铜	对血红蛋白的形成有触媒作用，为很多酶系统的重要成分	贫血	饮食含铜多并无害处	1～3 mg	肝、肉、鱼
钠与氯	调节人体内液体酸碱性，调节水分交换，保持渗透压的平衡	缺钠时酸中毒 缺氯时碱中毒	口渴、肾功能不全者、水肿	NaCl 1～2 g，新生儿0.25 g/kg	食盐、食物（一般饮食内不缺）

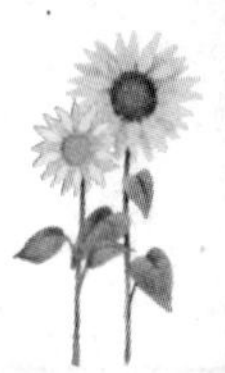

续表 5-4

营养素	功用	缺乏	过多	每日需要量	来源
钾	构成细胞质的要素，调节神经和肌肉活动，维持酸碱平衡	肌肉无力或麻痹，心电图变化，心音低弱	心传导阻碍	KCl 1～2 g，新生儿0.25 g/kg	大多数食物含钾，橘汁、胡萝卜汁、乳、肉含量特多（一般饮食供应量多）
碘	制造甲状腺素	甲状腺功能不足（甲状腺肿大、地方性克汀病）	饮食含量无害	45～105 μg	海藻类
镁	构成骨骼、牙齿，构成细胞质要素，调节神经和肌肉活动，促进碳水化合物代谢中的酶作用	烦躁，震撼或者惊厥，缺氧时心肌迅速失镁	饮食含量无害	100～300 mg，新生儿 40～70 mg	五谷、豆、肉、乳、坚果（胡桃等）
钴	构成维生素 B_{12} 分子的成分；存在于血红蛋白中	未明	饮食含量无害，药用过多可导致甲状腺肿	未明	广泛存在
氟	构成牙齿、骨骼	倾向于龋齿	牙齿出现斑釉及其他骨骼变化	0.5～1.0 mg（饮水中含氟量在百万分之一左右为适合的浓度）	水，海产品，一般食物（与水土的氟含量有关）
硫	构成细胞蛋白、组织液及辅酶等；调节神经及酶代谢；参加解毒作用	与蛋白质缺乏相关	无害，能从尿排出	0.5～1.0 g	蛋白质食物（约含硫 1%）

（五）维生素

维生素是维持人体正常生理功能所必需的一类营养素。它不产生热量，也不是构成机体组织的主要原料，但它在维持正常的生理活动及物质代谢中起着重要作用。维生素不能在人体内合成，必须从食物中摄取。（表 5-5）

1. 维生素的分类

根据维生素的溶解性，将维生素分为脂溶性维生素和水溶性维生素两大类，前者包括维生素 A、维生素 D、维生素 E、维生素 K 等；后者包括 B 族维生素和维生素 C 等。

脂溶性维生素　易在脂肪和脂溶剂中溶解，在体内的吸收受脂肪的影响，排泄效率低，不必每日供给，吸收的脂溶性维生素在肝内储存，若摄入过量（如滥用浓缩鱼肝油制剂），易

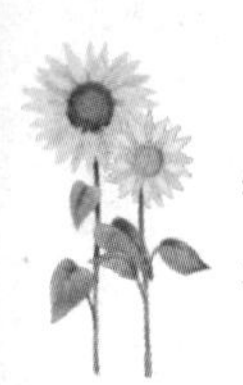

引起中毒。

水溶性维生素　易在水中溶解，在体内不能大量储存，当组织内达到饱和时，多余的部分就会从尿中排出，因此，很少出现水溶性维生素中毒症。但在强光和高温下易被破坏，故在烹调时应注意保护。

表 5-5　维生素的代谢、功能、缺乏与过多的影响、需要量及来源

营养素	性质	代谢	生化功能	缺乏	过多	来源及每日需要量
维生素 A：视黄醇（维生素 A_1），是一种分子量很大的醇类； 维生素 A 原 α、β、γ-胡萝卜素和隐黄质	脂溶性，不溶于水，耐热，一般的烹调方法不被破坏。易被氧化干燥或极高的热度所破坏	维生素 A 原的吸收需要胆汁。它主要在小肠黏膜，其次在肝脏转变成维生素 A。维生素 A 及维生素 A 原皆储存在肝脏，应机体的需要向血中释放。血浆中的维生素 A 与特异的运转蛋白—视黄醇结合蛋白结合而被转运。维生素 E 可以保护维生素 A 在肠内不被氧化	1. 维生素 A 在视网膜的视杆细胞与视蛋白合成视紫红质和视青紫质，对弱光敏感，在暗处视物时起作用。2. 保护上皮组织结构的完整与健全。3. 促进骨骼与牙齿的发育。4. 有免疫作用	暗适应能力降低，造成夜盲症。泪腺上皮不健全，分泌停止，发生眼干燥症，角膜软化，甚至穿孔，造成失明。皮肤和黏膜角化，骨骺与牙釉质发育障碍，生长发育受阻	维生素 A 原摄入过多可能产生胡萝卜素血症，致皮肤黄染，对维生素 A 敏感有个体差异。长时间每日服用维生素 A 50,000 IU 则可致食欲缺乏，生长发育停滞，皮肤干燥、脱皮，肝脾肿大，四肢疼痛，长骨骨膜下新骨形成易发生骨折，颅压增高	肝、肾、鱼肝油、乳类、蛋黄。维生素 A 原存在于绿色蔬菜与黄色水果中
维生素 B_1（硫胺素），抗脚气病	水与醇溶性，不溶于脂肪。在弱酸溶液中稳定，而在碱性溶液中或遇热时易被破坏	维生素 B_1 在小肠易被吸收，在细胞内尤其在肝细胞内与磷酸盐合成焦磷酸（辅羧酶）；体内储存有限，过多则由肾脏排出；若食含有硫胺素酶的生鱼或贝类，则可被破坏；慢性肠胃道疾病可影响它的吸收	参与糖代谢过程中 α-酮酸（如丙酮酸、α-酮戊二酸）的氧化脱羟反应；抑制胆碱酯酶的活性	早期出现易倦、健忘、不安、易怒、食欲缺乏等，继之出现消化不良、头疼、失眠、活动后心动过速；晚期：多发性周围神经炎，心脏肥大，至充血性心力衰竭、水肿。运动后或服用一定量的糖以后，血浆中丙酮酸增高，同时尿中硫胺素减低，婴儿可发生惊厥、喑哑等	未发现异常	肝、肉（特别是猪肉）、乳类、米糠、麦麸、豆类、硬壳果

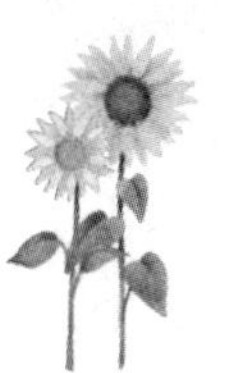

续表 5-5

营养素	性质	代谢	生化功能	缺乏	过多	来源及每日需要量
核黄素：维生素 B_2	水溶性，在碱性溶液中和光照下易被破坏，耐热，耐酸，不易被氧化破坏	维生素 B_2 在小肠易被吸收，在体内不易储存，摄入大量后，尿中排量增多。胃酸缺乏、腹泻呕吐影响吸收，机体代谢增加时，消耗量增大	具有可逆的氧化还原特性，在组织中通过参与构成各种黄酶的辅酶（黄素单核苷酸和黄素腺嘌呤二核苷酸）而发挥其在生物氧化过程中的递氢作用，参与氨基酸、脂肪与碳水化合物的代谢和细胞呼吸、视网膜色素代谢和对光的适应	早期出现畏光、视物模糊、眼睛烧灼和痒感，口角疮、舌炎。严重缺乏，角膜血管充血，角膜溃疡，生长障碍。多与其他 B 族维生素缺乏症状同时出现	未发现异常	蛋黄、乳类、肝、瘦肉、鱼、绿色蔬菜、全麦和豆类
维生素 B_6 三种形式：吡哆醇，吡哆醛，吡哆胺	水溶性，对光和碱敏感，加热迅速破坏	在肠内吸收，经磷酸化后转变为辅酶。肠道细菌可以合成维生素 B_6	作为氨基酸转氨酶的辅酶，也是某些氨基酸脱羟酶和半胱氨酸脱硫酶等的辅酶，参与蛋白质代谢，作用于色氨酸，参与脂肪代谢。维生素 B_6 同异烟肼服用，可以预防周围神经炎的发生。	婴儿缺乏时会躁动不安，发生惊厥、低色素性贫血	尚未明了。维生素 B_6 对妊娠反应有效，但有人报道，过量服用时，可致胎儿畸形	蛋黄、肉、鱼、乳、谷物、蔬菜
烟酸，烟酰胺（维生素 PP）	水和醇溶性，性质比较稳定，不易被酸、碱、热破坏，也不易被氧化	在小肠吸收，储存在肝脏，过量时由尿排出，在体内维生素 B_6 作用下，由色氨酸合成	在体内与核糖、磷酸、腺嘌呤组成脱氢酶的辅酶，主要是辅酶Ⅰ和辅酶Ⅱ，这两种辅酶结构中的烟酰胺具有可逆的加氢和脱氢的特性，在生物氧化中起递氢的作用	皮炎（主要在身体裸露部位），腹泻，神经炎	血管扩张、面红	肉类、肝、花生、酵母

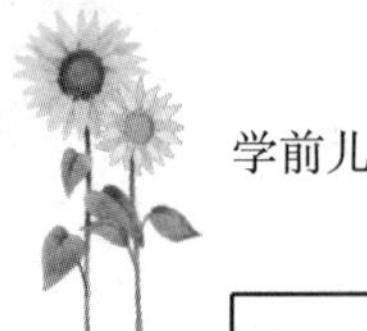

续表 5-5

营养素	性质	代谢	生化功能	缺乏	过多	来源及每日需要量
维生素 B_{12}（钴胺素）	微溶于水，在中性水溶液中较稳定，遇强碱、日光、氧化剂及还原剂时易被破坏	与胃液中的内因子结合，在回肠远端吸收，储存在肝脏	参与一碳单位代谢，增加叶酸的利用，影响核酸和蛋白质的生物合成，促进红细胞的发育与成熟。参与许多重要化合物的甲基化作用，参与胆碱的合成过程	DNA 合成障碍，营养性巨红细胞贫血，青年型恶性贫血，阻碍正常免疫功能	未发现异常	肝、肉类、蛋、鱼、乳
维生素 C（抗坏血酸）	水溶性，极不稳定，易被氧化，在中性或碱性溶液中尤甚，光、金属离子（Fe++、Ca++）或荧光物质都有促进维生素 C 被氧化分解的作用。在低温酸性溶液中较稳定	易在胃肠吸收，血浆浓度反映每日吸收的量，白细胞中浓度反应组织中的含量，过量时由尿排出，组织中储存很少，在肾上腺含量较高，脱氧抗坏血酸具有生物活性	在体内氧化与还原反应中发挥作用，促进铁的吸收和叶酸的代谢，使高铁血蛋白还原成血红蛋白，促使结缔组织成熟，参与络氨酸等芳香族氨基代谢，并能促进肾上腺皮质激素、免疫球蛋白、神经递质等的合成	坏血病。早期症状为烦躁不安，生长缓慢，易发生感染，皮下及长骨骨膜下出血，牙龈出血，伤口愈合慢，牙质和骨组织形成停滞	每日超过 2 g 时，可发生尿石症等	橘子、柚子、山楂、鲜枣等新鲜水果，番茄、辣椒、白菜、萝卜等新鲜蔬菜
维生素 D：一组类固醇衍生物维生素 D_2（麦角钙化醇）维生素 D_3（胆钙化醇）	脂溶性，耐热、耐酸和碱，不易被氧化	在肠道于胆汁盐作用下与脂肪一起吸收，维生素 D_3 原在人体内合成，储存于皮下，在日光照射下转变为维生素 D 而被吸收。在肝脏经 25-羟化酶系统的催化，变成 $25\text{-}(OH)\text{-}D_3$，再经肾脏 1-羟化酶的作用转变为有活性的 $1\text{-}25\text{-}(OH)\text{-}D_3$，由肾脏以激素的形式排出	①调节小肠钙磷的吸收，$1\text{-}25\text{-}(OH)_2\text{-}D_3$ 在小肠黏膜的胞质内，促进钙结合蛋白的合成，参与钙的运载而促进钙的吸收。$1\text{-}25\text{-}(OH)_2\text{-}D_3$ 尚能促进磷的吸收。②通过与甲状旁腺素的协同作用促进骨钙游离入血，转运到新骨使之钙化。③增加肾小管对钙磷的重吸收	佝偻病（在骨有形态变化之前先有血浆碱性磷酸酶的升高），婴儿手足搐搦症，生长障碍，骨软化症	过多时易中毒，应在医生的指导下使用，决不可任意加大剂量和缩短服药时间	肝、蛋、鱼肝油

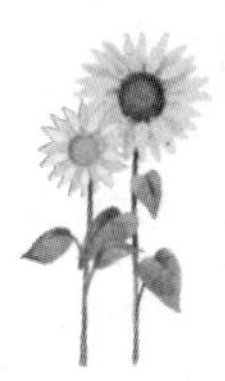

续表 5-5

营养素	性质	代谢	生化功能	缺乏	过多	来源及每日需要量
维生素 E(生育酚)	脂溶性,在无氧条件下对热稳定,极易被氧化,在紫外线照射下易被破坏	吸收受脂肪消化的影响,储存在脂肪组织,但不储存在肝脏	是一种有效的抗氧化剂,如保护胡萝卜素、维生素 A 和亚油酸在小肠不被氧化,并可保护红细胞膜的不饱和脂肪酸免于氧化破坏,抗血管硬化	早产婴儿溶血、共济失调、周围神经病、眼肌瘫痪	尚未明了(动物实验发现胆固醇沉着于主动脉)	麦胚油、豆类和蔬菜
维生素 K:一组作用相似的萘醌,叶绿醌(K_1)	自然界的维生素 K 为脂溶性,合成的甲基萘醌亚硫酸氢钠为水溶性,耐热,对光、强、酸、强碱敏感	吸收需要有胆汁盐和胰脂酶,由空肠吸收,少量储存在肝,可由肠道正常菌群合成	尚不完全清楚,主要促进凝血醇原合成,凝血因子Ⅱ、凝血因子Ⅶ、凝血因子Ⅸ、凝血因子Ⅹ是依赖维生素 K 的因子	出血、肠道合成障碍(新生儿长时间应用磺胺类和抗生素)。肠道吸收障碍或合成障碍(肝损害)。除后者外,用维生素 K_3 和胆汁盐皆可奏效。双香豆素和水杨酸盐是维生素 K 的拮抗剂	早产婴儿服用正常剂量时,可致高胆红素血症	绿叶植物及肝

2. 学前儿童容易缺乏的维生素

如维生素 A、维生素 D、维生素 B1、维生素 B2、维生素 C 等。

(1)维生素 A(视黄醇)

生理功能　维持正常的视觉功能。眼球内层视网膜上感光物质视紫红质,是由维生素 A 与视紫红质结合,具有感受弱光的作用,使人具有暗适应能力,在弱光下能看见物体。若维生素 A 缺乏,则暗适应能力下降,严重时可导致夜盲症。维生素 A 能维护上皮组织(皮肤、粘膜、角膜)的健康、增强抗病能力。

维生素 A 能促进生长发育,促进蛋白质合成,加速细胞分裂的速度和刺激新细胞的生长等。生活中适量服用维生素 A 可以防癌。

食物来源　维生素 A 的主要来源是动物的肝脏、鱼肝油、鱼卵、全奶、禽、蛋等;植物性食物中胡萝卜、菠菜、油菜、苋菜、杏、柿子、红心红薯等有色蔬菜或水果都含有较多的胡萝卜素。

需要量　学前儿童每日膳食中的需要量为 200 ~ 500 μg。

缺乏时　维生素 A 缺乏时,上皮细胞过度角化,皮肤干而粗糙;腺体分泌减少,可导致眼干燥症等。严重者发育缓慢,易患感染性疾病等。

维生素 A 中毒症　人体中若摄入过量的维生素 A,会发生中毒现象。早期表现为易怒、食欲不佳、皮肤发痒、疲倦、体重减轻、口唇干裂出血等症状;严重者可发生四肢疼痛及颅内压增高等症状(头疼、呕吐、

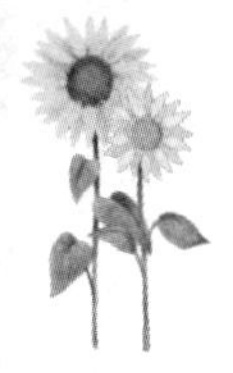

前囟凸起等）。

（2）维生素D

生理功能　维生素D能调节体内钙、磷的正常代谢，促进钙、磷对肠道的吸收和利用，故维生素D在维持骨骼和牙齿的正常生长和钙化过程中起着重要的作用。

食物来源　学前儿童正处于生长发育时期，维生素D的需要量较大，接受日光照射是人体获取维生素D的经济方便的主要来源。维生素D也可以从膳食中获得，如动物肝脏、鱼肝油、禽蛋类、乳类等。

需要量　学前儿童每日膳食中的需要量为10 μg。

缺乏时　导致学前儿童患佝偻病，严重者可发生软骨病等。

维生素D中毒症　维生素D摄入过量时，可致中毒。主要表现为食欲缺乏、烦躁、精神不振、恶心、呕吐、腹泻、头疼等。

（3）维生素B1（硫胺素或抗神经炎素）

生理功能　维生素B1参与糖的代谢；能刺激胃、肠的蠕动及胃液的分泌，增进食欲，帮助消化；维持神经、消化、肌肉、循环系统的正常功能，促进学前儿童的生长发育。

食物来源　植物性食物有酵母、麦麸、谷类、豆类、干果类、燕麦、花生、硬果类及蔬菜类；动物的肝脏、瘦猪肉、禽蛋类、猪肉和牛奶等。

需要量　学前儿童每日膳食中的需要量为0.5～1.5 mg。膳食中应注意粗细粮合理搭配，烹调时应防止维生素B1的丢失。

缺乏时　缺乏维生素B1，易导致脚气病，主要表现为食欲差 、消化不良、腹胀、肢体麻木、神经反射迟钝、周围神经炎等。

（4）维生素B2（核黄素）

生理功能　是多种辅酶的组成成分，参与蛋白质、糖类和脂肪的代谢，提高肌体对蛋白质的利用率，促进生长发育；调节肾上腺素的分泌，强化肝功能；保护皮肤粘膜及皮脂腺等功能。

食物来源

动物性食物　动物的内脏、乳类和禽蛋类；

植物性食物　粗粮、豆类和绿叶新鲜蔬菜等。

需要量　学前儿童每日膳食中的需要量为0.6～1.5 mg。烹调蔬菜时应注意保护维生素B2，防止丢失。

缺乏时　主要表现为口角炎、舌炎。口角湿疹而发白、糜烂，渐生裂缝；婴儿哭闹时，可出现裂缝出血等。

（5）维生素C（抗坏血酸）

生理功能　维生素C能够促进组织中胶原的合成，帮助铁的吸收与利用，可抗感染、解毒、抗癌，增强机体抵抗力，降低血清胆固醇，预防动脉硬化、高脂血症、冠心病等都有良好的效果。

食物来源　维生素C的主要食物来源是新鲜蔬菜和水果。柿子椒、青菜、菠菜等绿色蔬菜和柑橘、柚子、葡萄、草莓、猕猴桃等水果中维生素C含量丰富。

需要量　学前儿童每日膳食中的需要量为30～50 mg。维生素C易溶于水，烹调时过热

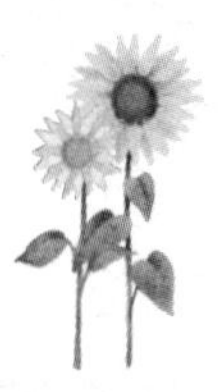

易破坏，因此，供应量大于需要量。但在临床中发现，当维生素C摄入过多时，也会产生一些副作用。如胃酸过多者不宜服用，临床发现，经常服维生素C每天超过6 g时易致癌。

缺乏时　易导致创伤愈合延缓、毛细血管易出血等症状。

（六）水

水是维持人体正常生理活动的重要物质。它对人的生命的重要性仅次于空气。学前儿童体内水分相对的比成人多，占体重的70%～75%，若人体失去10%的水，则正常的生理活动就会受到严重影响（或发生酸中毒）；若丢失20%～25%的水，就会有生命的危险。一个人一周不吃食物可能不会饿死，如果一周不喝水，就会生病，甚至于死亡。

1. 水的生理功能

（1）水是构成细胞和体液的主要成分　水在体内含量最高，是维持人体正常生理活动的重要物质。学前儿童体内需水量相对的比成人多，新生儿约占体重的85%，婴儿约占80%，幼儿占75%。

（2）调节体温　当体内温度升高时，在血液循环中，水可经肺部和皮肤排出，使身体散失一部分热量，对体温起调节作用。

（3）促进物质代谢　水是溶解水溶液物质的溶剂，人体内的许多化学反应和生理过程是在水的参与下完成的，如呼吸、消化、吸收、血液循环、分泌、排泄等生理活动都离不开水。

（4）是各种物质吸收、运输和排泄的载体　各种营养物质在体内被消化吸收后，需要借助于水的运载，才能进入细胞内，发挥其营养作用。代谢产生的废物，也必须以水作为溶剂而经排泄器官排出体外。

（5）润滑作用　水在体内许多部位起润滑作用，如泪液可以防止眼球干涩，唾液有利于咽部湿润和吞咽，关节滑液、胸膜和腹膜的浆液、呼吸道和胃肠道粘液都有良好的润滑作用。

2. 水的来源

（1）饮料每日喝的汤和饮用的开水等。

（2）食物饭菜、水果中有大量的水分。

（3）机体代谢中产生大量水分。

3. 学前儿童需要量

学前儿童生长发育迅速，新陈代谢旺盛，且活动量大，因此，学前儿童需水量相对比成人多。当然与气候、食物的种类以及活动量等都会影响学前儿童对水的需要量。保教人员应根据学前儿童实际需要，及时提醒学前儿童喝水。如表5-6所示。

表5-6　学前儿童每日每千克体重需水量

年龄	每日每千克体重需水量/mL
初生～1岁	120～160
2～3岁	100～140
4～6岁	90～110
7～12岁	70～85

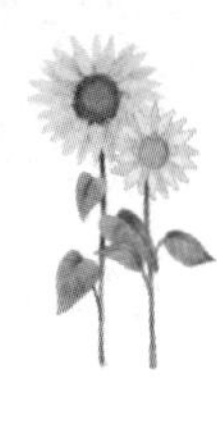

4. 机体对水摄入量的影响

在正常情况下，人体对水的摄入和排出是平衡的。若水的摄入量不足，则影响生理机能的正常运行；若摄入过量，易导致排泄过多，致体内维生素和无机盐大量丢失，易发生口干、舌炎等。因此，应科学饮水，以利健康。

二、学前儿童需要的热能

人体的一切生命活动都需要热能。热能来自于产热的营养素，即蛋白质、脂类、碳水化合物。

（一）学前儿童对热能的需要

人体一切生理活动都需要热能。热能是维持生理活动的重要因素。学前儿童对热能的需要可分为五个方面：基础代谢、食物的特殊动力作用、生活活动、生长发育、排泄的消耗。

1. 基础代谢

指维持人体健康状态的基本生命活动所需的能量，称为基础代谢（包括维持体温、肌肉张力、循环、呼吸、胃肠蠕动、神经和腺体活动等基本生理活动的代谢所需）。单位时间内人体每平方米体表面积所消耗的基础代谢热量称为基础代谢率。

学前儿童体表面积相对比成人大，且活动量大、代谢快，热量散失相对较多，因此，基础代谢比成人高。

2. 食物的特殊动力作用

机体消化食物所消耗的热量，称为食物的特殊动力作用。各种营养素都有食物的特殊动力作用，但各不相同，其中蛋白质最大，占其本身所供热量的30%，糖类占5%～6%，脂肪最少，占4%～5%。

一般食用混合食物，所需要的特别动力作用为人体每日基础代谢总量的8%～10%。对于学前儿童来说，食物热效应应占总热量的7%～8%，而食用混合膳食则为5%左右。

3. 生活活动

学前儿童用于生活活动的热能，存在着明显的个体差异。活动量越大、活动时间越长、动作越不熟练，消耗的热能就越多，反之则相对较低。爱动好哭的学前儿童比同年龄安静的小儿用于生活活动的热量要高3～4倍。

例如，给布娃娃穿衣服，按每千克体重计算，学前儿童消耗热量为3.6千卡，成人只需要1.74千卡。

4. 生长发育所需

学前儿童生长发育时期所消耗的热能与生长的速度成正比，乳儿生长发育迅速，生长所需热能占总热能的25%～30%，之后逐渐减低，至青春期又再度增高。

5. 排泄的消耗

在正常情况下，每天摄入的食物不能完全被吸收，摄入混合食物的学前儿童，所消耗的能量相当于基础代谢热量的10%。但便秘时例外。

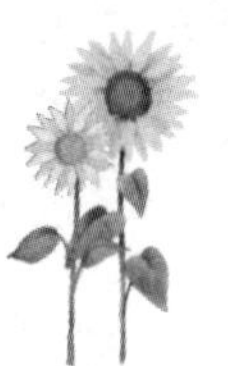

(二)膳食中热能的供给量和食物来源

学前儿童膳食中的热能供给量必须满足其实际需要,这样才能保证学前儿童正常的生长发育和生理活动。学前儿童每日膳食中热能供给量的推荐标准。如表 5-7 所示

表 5-7　学前儿童每日膳食中热能供给量

年龄	每日膳食中能量供给量	
	男	女
0 ~ 6 个月	504 kJ/kg	504 kJ/kg
7 ~ 12 个月	420 kJ/kg	420 kJ/kg
1 岁 ~	4 620 kJ	4 410 kJ
2 岁 ~	5 040 kJ	4 830 kJ
3 岁 ~	5 670 kJ	5 460 kJ
4 岁 ~	6 090 kJ	5 880 kJ
5 岁 ~	6 720 kJ	6 300 kJ
6 岁 ~	7 140 kJ	6 720 kJ

热能的供给量应与消耗保持平衡。热能供给不足时可引起学前儿童营养不良,生长发育障碍,对疾病的抵抗力降低,还可影响智力发展;若热能供应过多,体内脂肪存积,则可导致肥胖症等。

热能的供给来源于膳食中的蛋白质、脂肪、碳水化合物。在学前儿童的膳食中,这三种产热营养素在总热量的供给中应有一个科学的比例,即每日膳食中蛋白质所供给的热能应占总热能的 10% ~15% ,脂肪占 25% ~30% ,碳水化合物占 55% ~60% 。只有科学营养,才能促进学前儿童的正常生长发育,如图 5-1 所示。

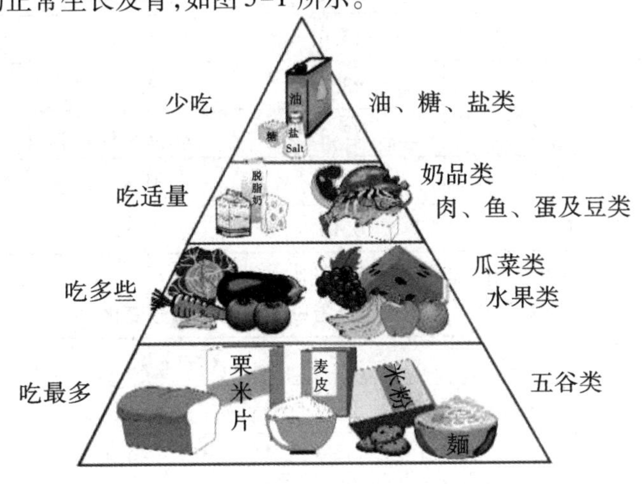

健康饮食金字塔

图 5-1　营养膳食宝塔图

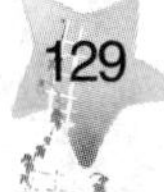

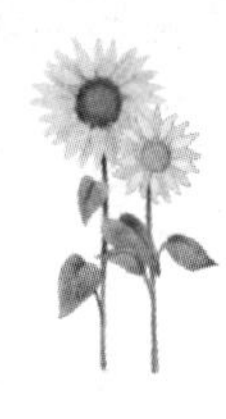

第三节　婴儿喂养

婴儿喂养是指1岁以内的乳儿的喂养。婴儿喂养的主食为乳类。婴儿喂养的方式包括:母乳喂养、人工喂养和混合喂养。

一、母乳喂养

医学研究表明,在人乳中已鉴定的营养成分超过200多种,其中至少有50种具有免疫功能。因此,母乳喂养营养价值高,经济、方便、安全、卫生、温度适宜等,是婴儿理想的天然食品,应大力提倡母乳喂养。

(一)母乳喂养的益处

1. 营养价值高

健康产妇的乳汁营养价值最高,其中,蛋白质、脂肪、糖比例适宜(1∶3∶6),是婴儿生长发育需要的理想食品,如表5-8、表5-9所示。母乳与牛奶相比较,其优点在于:母乳中大部分是乳蛋白,遇到胃酸时形成较小的乳凝块,易消化;牛奶以酪蛋白为主,在胃内形成的乳凝块大,不容易消化吸收。母乳所含的脂肪颗粒小,易被吸收,并含有较多的不饱和脂肪酸;牛奶中脂肪颗粒大,所含不饱和脂肪酸仅为母乳的1/3。母乳内乳糖含量较高,乳糖不仅可提供大脑所需的热量,还能抑制大肠杆菌的繁殖,减少腹泻的发生。母乳中钙和磷的比例适宜(2∶1),易被吸收利用。母乳中含有多种维生素,且因直接喂哺,故维生素不易被破坏。

表5-8　各期人乳的成分(g/L)

成分	初乳	过渡乳	成熟乳	晚乳
蛋白质	22.5	15.6	11.5	10.7
脂肪	28.5	43.7	32.6	31.6
糖类	75.9	77.4	75.0	74.7
钙	0.33	0.29	0.35	0.28
磷	0.18	0.18	0.15	0.13

(引自古桂雄,戴耀华.儿童保健学[M].北京:清华大学出版社,2011)

表5-9　人乳各部分蛋白质和脂肪成分变化

成分	含量(g/L)		
	Ⅰ	Ⅱ	Ⅲ
蛋白质	11.8	9.4	7.1
脂肪	17.1	27.7	55.1

(引自黎海芪,毛萌.儿童保健学[M].北京:人民卫生出版社,2010)

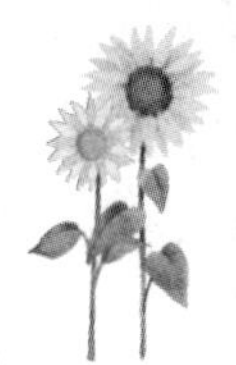

2. 提高抵抗力

母乳中含有保护婴儿不受感染的抗体，可增强婴儿对疾病的抵抗力。如母乳中的溶菌酶可杀死细菌。牛奶中虽然也含有某些抗体，但对人类不产生作用，而且经过加热煮沸后，免疫成分被破坏较多。

3. 减少过敏反应

婴儿湿疹是婴儿常见的一种过敏症，多因喂牛奶所引起。牛奶中的蛋白质对人体来说是异体蛋白，进入有过敏体质的婴儿体内后，可引起过敏反应。

4. 母乳有利于婴儿脑的发育

母乳中含有的乳糖，可促进脑细胞的发育。

5. 有利于婴儿心理健康

婴儿在吃母乳时，与母亲肌肤的接触，能感受到温暖与安全，享受到母亲亲切的爱抚，增进母婴情感，有利于婴儿心理健康。

6. 有助于母体复原正常的母乳付出，利于体内激素的调节，减少某些疾病的发生。

（二）母乳喂养的方法

1. 哺乳时间

对于新生儿，提倡按需喂养，但随着月龄的增加，逐渐采用定时哺乳，一般每隔 2.5 h 喂一次。满 3 个月后可减少夜间喂哺次数，每日改喂 5 次。

2. 哺乳方法

喂哺前，母亲应洗净手、洗乳头。将婴儿抱起，让婴儿的头、肩枕于哺乳侧母亲的肘弯，用另一手的食指和中指轻夹乳晕两旁，以免婴儿呛奶或乳头堵住鼻孔，影响婴儿哺乳时自由呼吸，并使婴儿含住乳头和乳晕。一般先吸空一侧乳奶再吸另一侧，每次喂哺大约用 20 min。婴儿吃饱后不要再让他（她）含着乳头。将乳儿抱起，下颌靠在母亲的肩上，轻拍其背，以免溢奶。

3. 观察奶量是否充足

喂哺后婴儿有满足感，能安静入睡，身体正常发育。反之，婴儿睡眠不安，常吸吮手指，体重增长缓慢。此阶段应设法增加母乳量或添加牛奶，以免影响婴儿的生长发育。但不要轻易放弃母乳，至少喂哺 4 ~ 6 个月，对婴儿的生长发育是有利的。

影响母乳分泌量的主要因素是饮食和精神因素。若母亲的饮食不佳，则不仅乳汁量减少，而且其中的蛋白质、脂肪含量均较低。若母亲常有惊恐、愤怒、忧虑等情绪，也能使乳汁的量减少。因此，母亲应保证营养充足、精神愉快、有适宜的休息和锻炼，方能喂哺成功。

4. 特殊情况下应中断喂哺

若母亲患有慢性疾病，长期服用抗生素、抗癫痫病药等，则应考虑中断母乳。当母亲患急性病时，可暂时中断母乳喂养，以牛奶替代，并定时用吸奶器吸空乳汁，以免回奶，待痊愈停药后再母乳喂哺。母亲应避免接触农药、汞、铅、砷等有毒物质，有毒物质可经乳汁排出，使婴儿中毒。酒精亦可从乳汁中排出，所以母亲应忌烟酒，并远离动物。

二、人工喂养

完全没有母乳，而用牛奶、羊奶、豆制品代乳粉等喂哺的婴儿，称为人工喂养。人乳营养成分与其它乳类的比较。如表5-10所示

表5-10 人乳营养成分与其他乳类的比较

乳类/100 mL	能量/kJ	蛋白质/g	钙/mg	磷/mg	铁/mg	钠/mg
人乳	293	1.0	32	14	0.3	8
牛乳	268	4.9	120	95	微量	51
牛乳配方奶	280	1.5	42～51	28～39	1.2	15～20
大豆配方奶	280	1.8～2.1	60～71	42～51	1.2	20～30

（引自黎海芪，毛萌．儿童保健学[M]．北京：人民卫生出版社，2010）

（一）各种乳类制品

1. 鲜牛奶

出生后1个月内的婴儿使用时，应加水稀释成1/2～2/3的牛乳，满月后即可用不稀释的全乳。牛乳必须煮沸消毒。

婴儿每日所需奶量，个体差别较大，应灵活掌握，以吃饱为宜。如果体重增长正常，则不宜加量，以免超过需要量。一般6个月以前，每日每千克体重需牛奶100～120 mL；6个月后渐加辅食，每天供应500～1 000 mL牛奶即可。

2. 全脂牛奶粉

由鲜牛奶经高温灭菌、真空浓缩、干燥喷雾等一系列工艺加工制成，比鲜奶更易消化。调配乳液，以1平匙奶粉加4平匙水。

3. 酸牛奶

在煮沸冷却后的鲜牛奶中（60 ℃左右）加入乳酸。或在1 000 mL灭菌鲜牛奶中慢慢加入5%～8%的乳酸（或枸橼酸）5～8 mL，同时搅拌即成酸乳，其凝块细，酸度高，有利于消化吸收。

4. 配方奶粉

全脂奶粉经改变成分使之接近人乳。制备过程中将鲜牛奶脱去部分盐分，加入脱盐乳清蛋白，调整清蛋白与酪蛋白之比，以植物油置换部分乳脂肪，再加上乳糖和各种维生素及微量元素（铁、锌、铜）等。

5. 鲜羊奶

营养成分与牛奶相似，含清蛋白比牛奶高。但其中缺乏叶酸，婴儿长期食用后可引起巨幼红细胞性贫血，应加入含叶酸的食物预防。

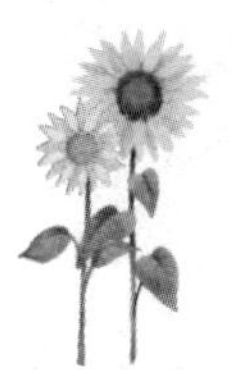

6. 豆浆及豆制代乳粉

在没有条件得到乳类制品的情况下,可用豆浆或豆制代乳粉喂婴儿,应补充鱼肝油及其他辅食。

(二)婴儿食品的安全性

1. 自做食品

婴儿食品应该是自己亲手制作的,因为从选材、制作都是自己把关的,健康、安全、卫生、营养丰富。如苹果泥、肉松,米糊等。

2. 熟知适合婴儿的食物

妈妈要知道一岁以内的孩子吃什么样的食物最适宜。例如:胡萝卜泥、苹果泥、土豆泥、梨子泥;鱼肉糊、西红柿等等。

三、混合喂养

混合喂养是指母乳与牛奶及其它代乳品混合使用的一种喂养方法。通常只在母乳量确实不足而又无法改善时方才进行混合喂养。可在某时间 1 ~2 次喂哺,或在每次喂母乳后补给一些牛奶,其量可试着由婴儿吸食,吃饱为止。若婴儿消化正常,即可确定用量。在喂哺时,可先滴几滴牛奶于大人的手背上试试温度,且不要用嘴吮奶头试温度。若训练婴儿自己捧着奶瓶吃奶,也要让婴儿取坐位,大人在旁照顾,使橡皮乳头内充满乳汁,不致吸入空气,并注意不使奶瓶压迫牙床。

制备乳液的用具包括奶瓶、橡皮奶头、勺匙等,均需用后洗净,煮沸消毒。

四、婴儿的辅助食品

(一)添加辅食的意义

随着婴儿月龄的增加,母乳再充足也满足不了婴儿生长发育的需要,添加辅食是婴儿生长发育所必需的。婴儿的胃容量渐渐增加,五六个月后乳牙开始萌出,食物也应从流质过渡到半流质、软食以至固体食物,添加辅食可逐渐增强小儿的咀嚼和消化能力,在断奶时不致因食物的变化而引起消化不良。另外,添加辅食还可冲淡婴儿对母乳的依恋,为断奶做好心理上的准备。

(二)添加辅食的种类和顺序

1 ~3 个月　主要添加含维生素 C 的食品。可用白菜、萝卜、山楂等切碎煮水。还可喂西红柿汁、鲜橘汁、西瓜汁等。每天可给浓缩鱼肝油 1 ~2 滴。(按医嘱)

4 ~6 个月　可加米糊、蛋黄,从少量渐增。出牙前可加乳儿糕等食品,出牙后可吃烂粥、面条,还可将菜泥、豆泥、肝泥等与粥调在一起食用。

7 ~8 个月　可增加一些手拿食品,如饼干、萝卜等刺激牙床,有利于乳牙萌出。

8 个月以后　可加肉松、鸡蛋羹、碎菜等。

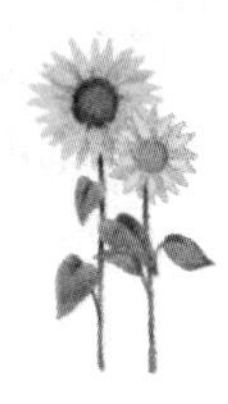

1 岁　可加两顿稀粥，甜咸交替。

婴儿期辅助食品添加的顺序，如表 5-11 所示。

表 5-11　婴儿期辅助食品添加的顺序

月龄	性状	种类	供给的营养素	技能
1～3	液状	鲜果汁、青菜汁 鱼肝油制剂	维生素 C 和无机盐 维生素 A 和 D	用勺喂
4～6	泥状	米糊、乳儿糕、烂粥 蛋黄、鱼泥、豆腐、动物血 菜泥、水果泥	热量、B 族维生素 蛋白质、铁、维生素 A 维生素 C、无机盐、纤维素	用勺喂
7～9	末状	烂面、烤馒头片、饼干 鱼、蛋、肝泥、肉末 菜末、水果泥	蛋白质、铁、锌、维生素 A 维生素 C、无机盐、纤维素 热量、B 族维生素	用勺喂 学用杯
10～12	碎状	软饭、挂面、馒头、面包 碎肉、豆制品 碎菜、水果丁	热量、B 族维生素 蛋白质、维生素、无机盐 维生素 C、无机盐、纤维素	抓食 断奶瓶 自用勺

（三）添加辅食的注意事项

添加辅食的量要由少到多，先试一种，若能消化，再加另一种，逐渐递增。不能随心所欲急于求成。如乳儿发生腹泻、呕吐等不良反应，应暂停辅食，待恢复正常后，再以小量试喂。小儿患病或夏季时，应避免添加新食品。

五、断奶

随着婴儿的生长发育和对饮食的需要，母乳再充足也满足不了婴儿的生长发育需要。出生后 8～12 个月是断奶的最佳时期。但在春季和炎热的夏季、婴儿生病期间、打预防针等不宜断奶。提倡 1 岁断奶，2 岁必须断奶，否则可致贫血、营养不良等疾病。断奶期间要加强护理，多加爱抚，饮食要有规律。每日三餐另加两点或加三点。

第四节　膳食的配制

运用科学方法配置适合学前儿童生长发育的膳食，供给均衡的营养，是保证学前儿童身心健康的一项重要措施。

一、配制学前儿童膳食的基本原则

（一）符合学前儿童营养需要

为了确保学前儿童的生长发育，必须为学前儿童提供科学营养膳食，不仅数量上要符合

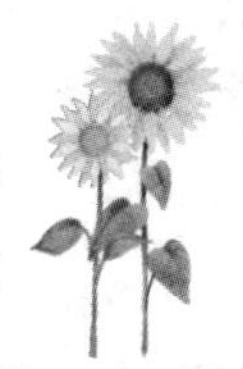

学前儿童生长发育的需要，而且各种营养成分之间应注意均衡的比例。所以，拟制科学的食谱是托幼园所的一项非常重要的工作。

（二）适合学前儿童的消化能力

食物的品种、数量、烹调方法都应有利于学前儿童的消化和吸收。

（三）食物能促进学前儿童的食欲

在烹调的过程中，炊事人员要做到：食物的外形美、色诱人、味可口、香气浓、花样多、体积小，以激发学前儿童的食欲。

（四）保证卫生

注意饮食卫生，生、熟食物要分开制作，刀、菜板分开使用，严防食物中毒。

二、膳食计划的制订

有计划地按照学前儿童营养的需要，选择食物的种类，计算出所需数量，并加以科学烹调和搭配，称为膳食计划。

托幼园所的膳食计划包括3个方面：按照需要选择每日的食物种类，计划食物的数量，力求使膳食与学前儿童的需要相符合；科学地拟制食谱；建立合理的膳食制度。

（一）计划每日所需的食物种类和数量

计划膳食时应兼顾营养要求和膳食标准。根据学前儿童膳食费用标准，确保专款专用。学前儿童的营养需要和消化能力因年龄而异，托幼园所一般可按照1～3岁、4～6岁两个组参考表5-12来计划膳食。

（二）拟制食谱

食谱是为了达到符合学前儿童合理营养而安排的膳食计划。因为膳食计划的实现有赖于食谱的制定和实施。根据学前儿童营养需要量、三餐供热量的比例、饮食习惯、季节市场供应情况等，制订出一周内每日三餐和加餐食物配制计划。包括主食、副食的品种、数量和烹调方法等。要注意按照早餐吃优、午餐吃好、晚餐吃少、早、素的原则（预防肥胖的发生），科学分配三餐一点或两点的食物。

1. 拟制食谱

（1）热量供给，注意季节　在冬季可适当增加脂肪类食物的量，以提高较多的热能。夏季应多选用清凉爽口的食物。

（2）粮谷类　以五谷杂粮为主食，应变换花样制作餐点，以激发学前儿童的食欲。

（3）注意季节调整　食谱要能反映出季节的特点。既注意费用合理开支，专款专用，又保证质量。根据季节选择蔬菜，品种多、色深和时令的有机蔬菜为佳。

（4）营养素合理分配　每日应合理分配动物及豆类蛋白质。要注意粗细粮、荤素食品、生熟食品和干稀食品的搭配。

（5）科学烹调　主副食合理搭配，多选用营养丰富、质量优、体积小、易消化的食品；烹调

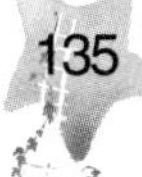

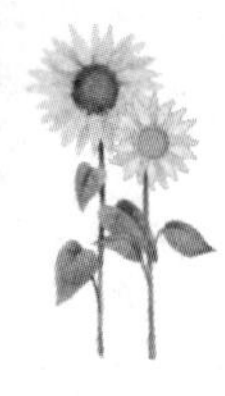

方法要适合学前儿童的消化能力和进食心理，注意色、香、味，以激发学前儿童的食欲。

2. 食谱质量及烹调的检查方法

(1)园长、保健医生　应常进班观察学前儿童进食情况及对食物的反映，了解膳食是否适合学前儿童的消化吸收和能否激发学前儿童食欲。

(2)定期进行营养计算　一般每月计算1次。计算结果上报园长和保教主任、后勤主任及伙食科长处。按学前儿童营养需要的标准，进行及时调整，多去少补，以利营养的均衡。

(3)定期健康检查　对学前儿童进行健康检查，分析学前儿童生长发育状况，与各年龄组的标准相比较，分析学前儿童生长发育与营养的关系。评估园所的膳食是否科学合理。

(4)每周拟制食谱　食谱拟定、张贴出去，要严格执行，不得随意更改。

托幼园所还应考虑到，不同年龄段的学前儿童消化吸收能力的差异，制定有针对性的食谱。一般可分2~3岁、3~4岁、5~6岁几个年龄段。

食谱一，如表5-12所示。

食谱一：

表5-12　学前儿童一周食谱举例(2020年×月×日—2020年×月×日)

星期	早餐		午餐		午点	晚餐	
	主副食	数量	主副食	数量		主副食	数量
一	豆包，牛奶	面粉2斤，豆8斤，牛奶10斤，糖6斤	炸酱面	面条60斤，鸡蛋12斤，肉5斤，酱10斤，胡萝卜20斤，白菜20斤	苹果	米饭，熘鸡片，鸡蛋西红柿汤	大米35斤，肉15斤，菜35斤，鸡蛋8斤，西红柿10斤
二	凤尾卷，豆浆	面粉20斤，可可粉，白糖5斤，豆腐粉10斤	米饭，白菜肉卷，五彩里脊丝，香菜豆腐条汤	大米36斤，肉15斤，菜45斤，豆腐5斤	果丹皮	玉米卷，肉末香干炒芹菜，芙蓉汤	面粉30斤，肉8斤，香干5斤，菜45斤，鸡蛋8斤
三	茶蛋，馒头片夹酱豆腐，甜豆浆	鸡蛋20斤，面粉15斤，酱豆腐2瓶，豆腐粉10斤	米饭，红烧排骨，醋熘白菜，萝卜丝汤	大米36斤，排骨70斤，白菜30斤，鸡蛋5斤	梨	包子，玉米面粥	面35斤，肉15斤，胡萝卜40斤，玉米面6斤
四	马拉糕，花生小米粥	面粉12斤，鸡蛋10斤，白糖10斤，小米8斤	米饭，木须肉，白菜海带，鸡蛋西红柿汤	大米36斤，肉8斤，鸡蛋10斤，木耳0.2斤，白菜30斤，海带2斤	橘子	开花馒头，珊瑚豆腐，紫菜虾米汤	面粉30斤，肉8斤，豆腐20斤，胡萝卜15斤，鸡蛋5斤

续表 5-12

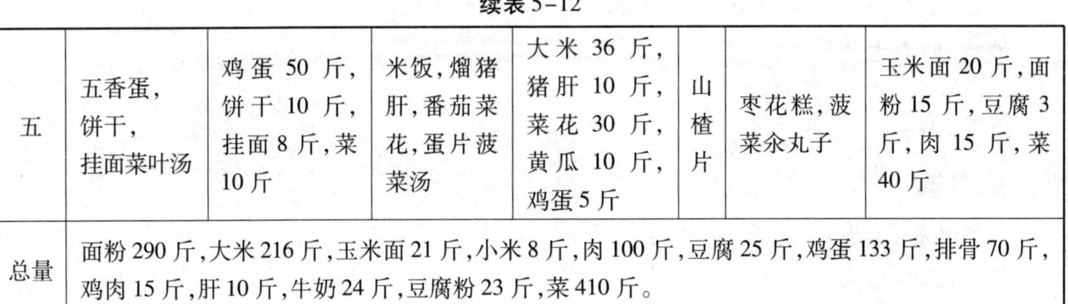

五	五香蛋，饼干，挂面菜叶汤	鸡蛋 50 斤，饼干 10 斤，挂面 8 斤，菜 10 斤	米饭，熘猪肝，番茄菜花，蛋片菠菜汤	大米 36 斤，猪肝 10 斤，菜花 30 斤，黄瓜 10 斤，鸡蛋 5 斤	山楂片	枣花糕，菠菜氽丸子	玉米面 20 斤，面粉 15 斤，豆腐 3 斤，肉 15 斤，菜 40 斤
总量	面粉 290 斤，大米 216 斤，玉米面 21 斤，小米 8 斤，肉 100 斤，豆腐 25 斤，鸡蛋 133 斤，排骨 70 斤，鸡肉 15 斤，肝 10 斤，牛奶 24 斤，豆腐粉 23 斤，菜 410 斤。						
注：1. 每日按 260 名幼儿计算 2. 月平均每人每日达到：热量 1440（C），蛋白质 45（g），脂肪 55（g），锌 7（g），钙 487（mg）。 （北京×××幼儿园）							

食谱二：

北京市北海 幼儿园一周食谱（XXXX 年 X 月 X 日—XXXX 年 X 月 X 日）

星期一

上午早餐：麻容包、炸虾皮、牛奶

午餐：米饭、莲藕排骨、西红柿炒圆白菜、木耳汤

午点：雪花梨

下午晚餐：椒盐花卷、火腿焖冬瓜、鸡蛋炒胡萝卜丝、紫米粥

晚点：核桃排、可可奶

星期二

上午早餐：馒头、酱牛肉、豆浆

午餐：金银饭、五彩虾仁、素炒西葫芦、金珍菇鸡汤

午点：香蕉

下午晚餐：鸡蛋西红柿面

晚点：桃酥、牛奶

星期三

上午早餐：月牙包、鸡蛋羹、可可奶

午餐：米饭、马铃薯烧牛肉、香菇西兰花、粉丝白菜汤

午点：哈密瓜

下午晚餐：扭卷、肉末烧茄子、八宝豆腐、枸杞粥

晚点：饼干、牛奶

星期四

上午早餐：草莓卷、鹌鹑蛋、小白菜面片汤

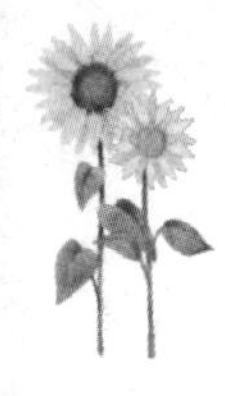

午餐：米饭、可乐鸡、烧小萝卜、黄瓜鸡蛋汤

午点：红富士苹果

下午晚餐：肉龙、粉丝菠菜汤

晚点：南瓜饼、牛奶

星期五

上午早餐：鸡蛋卷、花干、可可奶

午餐：三鲜水饺

午点：香蕉

下午晚餐：豆沙卷、炒木须肉、醋熘白菜、小米粥

（三）合理膳食制度

合理的膳食制度包括合理安排就餐时间、次数和每餐热量的分配等。

1. 饮食次数和间隔时间

两餐间隔的时间应根据学前儿童的消化、吸收能力而定。两餐间隔一般为3.5 h。应遵守开饭时间，早餐不推迟，中餐、晚餐不提前，确保学前儿童有规律地进餐。

学前儿童消化功能较差，胃容量较小，以每日三餐一点（或三餐二点）最为适宜。

学前儿童早晨精力旺盛，消化能力较强，故膳食应选质优热量高的食物。

中餐应含较多的热量。提供富含蛋白质、脂肪和碳水化合物、无机盐、维生素类的食物。晚餐应清淡易消化。点心根据学前儿童的年龄及不同季节可安排上午、下午各一次，也可安排下午一次。

2. 各餐热量的分配

每餐热量分配：早餐25% ~30%；午餐35% ~40%；晚餐25% ~30%；点心10% ~15%。

第五节　膳食的评价

要了解学前儿童在托幼园所的营养状况，必须对托幼园所的膳食进行调查，根据学前儿童每日摄入食物种类及其数量，计算出学前儿童每日从膳食中所摄取的营养素和热能的数量，对照相关的标准推荐供给量进行评价。

一、常用膳食状况的调查方法

（一）称量法

称量法是一种较精确亦较复杂的膳食调查法。在调查时，首先将被调查的托幼园所一日中每餐各种食物在烹调前的生重、烹调后的熟重以及学前儿童吃剩的重量都加以称重记录，调查应连续一周，然后将一周之内各项所消耗的食物加以分类与综合，求得每人每日的食物消耗量。最后，按食物成分表中每百克食物的可食部分计算，所求得的数目即为一周之

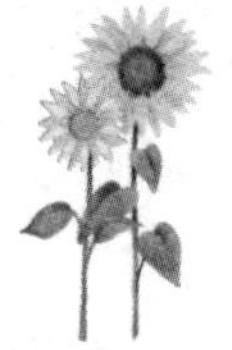

内平均每人每天所摄取的各种营养素含量和热量。

（二）记账法（查账法）

记账法是先查阅过去一段时间食物的消耗总量（食物实际消耗总量=调查开始时食物结存量+调查期间新购入食物量-调查末该食物剩余量），并根据这期间的进餐人数，计算每人每日各种食物的摄入量，然后再按食物成分表计算这些食物所供给的营养素和热量。记账法简便快速，但不够精确，并要求托幼园所要有实际准确的账目。

（三）询问法

询问法最为方便，但是结果往往误差较大，在受客观条件限制不能使用称量法或记账法进行膳食调查时，运用询问法也能粗略地了解学前儿童膳食的情况。如有的乡镇托幼园所的学前儿童早晚两餐在家用餐，就只能通过询问法对学前儿童每日所吃的食物种类和数量做出估计。

二、营养素和热能的计算

（一）计算就餐人日数

调查期记录每日各餐实际就餐人数。调查末计算出各餐总人数。如果各餐人数相同，则一餐总人数为调查期的人日数；如果各餐人数不同，则取三餐总人数的平均数作为人日数；如果三餐间就餐人数差别过大，则以每餐食物能量的分布比例来折算人日数（即每日吃满三餐的人数）。

例如，某全托园膳食调查期间三餐一点各班就餐人数为：

早餐 280 人　午餐 440 人

午点 440 人　晚餐 180 人

人日数=280×25%+440×35%+440×10%+180×30%=322（人）

（二）计算实用食物量

计算公式为：

$$\text{实用食物量}=\text{实用量(生)}-\frac{\text{实用量(生)}}{\text{熟后总量}}\times\text{剩余量(熟)}$$
$$=\text{实用量(生)}\times\left(1-\frac{\text{剩余量(熟)}}{\text{熟后总量}}\right)$$

例如，某学前儿童园共有 240 人，早餐用去大米 20 kg，煮成稀饭 100 kg，吃完剩余稀饭 4 kg，则实用大米量为：

$$20\times\left(1-\frac{4}{100}\right)=19.2(\text{kg})$$

（三）计算每人每日各种食物的消耗量

将在调查期间所用各种食物全部重量分别相加，得出各种食物的总消耗量；然后除以人日数，得出每人在调查期间的总消耗量；再除以调查的总天数就是平均每人每日各种食物的

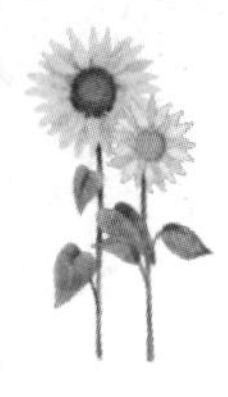

消耗量。计算公式如下：

每人每日某种食物的消耗量=该种食物总消耗量/总天数×人日数

（四）计算每人每日热量和各种营养素的摄入量

在已知学前儿童每人每日各种食物的摄入量的基础上，按营养成分表计算，即得每人每日摄入的热量和各种营养素的量。

例如，每人每日消耗大米250 g，营养成分表中大米100 g含蛋白质8.2 g，则250 g大米中蛋白质含量为：

$$250\times8.2/100=20.5(g)$$

用同样方法计算出大米的热量及其它营养素的含量后，再把摄入的各种食物的计算结果分别对应相加，就得出每人每日热量和各种营养素的摄入量。每人每日的热量摄入也可以根据每人每日蛋白质、脂肪和碳水化合物的摄入量及生热系数进行计算。

（五）计算蛋白质、脂肪、碳水化合物的供热比例

蛋白质（%）=蛋白质摄入量（g）×4kcal/g/总热量摄入量（kcal）×100%

脂肪（%）=脂肪摄入量（g）×9kcal/g/总热量摄入量（kcal）×100%

碳水化合物（%）=碳水化合物摄入量（g）×4kcal/g/总热量摄入量（kcal）

（六）计算优质蛋白质占总蛋白质的比例

将动物性蛋白质的量加豆类及其制品的蛋白质的量，除以一日总蛋白质的量，再乘以100%，即可计算出优质蛋白质占总蛋白质的比例。以结果大于或等于50%为佳。

托幼园所对学前儿童膳食中营养素和热能的计算，主要可用于评价膳食供给的状况能否符合学前儿童的实际需要。在利用所得到的数据进行评价时，除了与热能和营养素的供应量标准、各种产热营养素的供热比例和优质蛋白质占总蛋白质的比例等标准进行比较外，还应结合学前儿童在生长发育中的个体差异、体格检查情况、心理发育状况以及平时的进餐情况等进行综合分析，并根据具体情况对膳食做出相应的调整。

第六节　托幼园所的膳食卫生

托幼园所必须加强对膳食卫生的管理，在食品选购、储存、烹调等各个环节中保证食物的新鲜卫生，同时还要加强对保教人员和炊事人员的卫生监督，确保食品的卫生与安全。

一、食品的选购

托幼园所选购食品，除了要根据学前儿童的需要选择营养丰富、保证热能供给而又容易被消化吸收的食物外，季节性的食物首选，还必须确保食物的卫生和新鲜的有机食物。

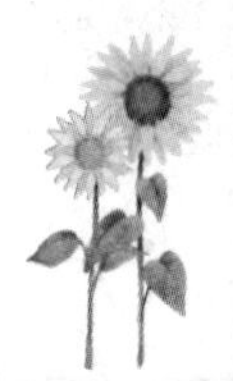

二、烹调

托幼园所在食品烹调制备时的卫生要求：尽量保存食物中的营养素，使学前儿童能从定量的食物中得到尽可能多的营养素；通过捡、洗、烧等制备过程，改变食物的组织结构，杀菌去毒，增加色、香、味，有利于学前儿童的消化吸收和增进食欲，利于健康。

（一）尽量保存食物中的营养素

1. 米经过淘洗，维生素 B1 的损失率可达到 40% ~60%，蛋白质、脂肪、无机盐也都有损失。因此，淘米时要用冷水，不用手搓米，新米不必淘洗过久，以减少营养素的流失。做饭、烧粥时不要放碱，制作面食时尽量减少油炸，以免丢失 B 族维生素。

2. 制作蔬菜时应先洗后切，切后即炒，对叶类菜最好是急火爆炒，以减少维生素 B2 的丢失；炒菜时也可放少量食醋，减少维生素 C 的丢失，并可促进钙、磷、铁的吸收利用。

3. 加工动物性食物时要尽量切得细、薄，用急火爆炒，可拌少量淀粉，使表面凝结，以减少营养素的损失。使用不同材料的炊具也会影响食物中营养素的保存。如用铝锅烹调食品，维生素 C 损失最少，为 0 ~12%，用铁锅时损失为 0 ~30. 7%，而用铜锅时损失可达 30% ~80%。用陶瓷锅炖肉最佳。

（二）避免有害物质的产生

托幼园所烹调制备食物要避免采用烘烤、烟熏的方法。这类方法会使食物中的蛋白质、脂肪和碳水化合物焦化，产生变性氨基酸，以及有毒的多环芳香烃等致癌物质。

生豆浆含有皂素、抗胰蛋白酶等有害物质，对胃肠道有刺激性，可引起恶心、呕吐、腹泻等症状。生豆浆加热到 80 ℃左右时可出现“假沸”现象，但是有害物质并未除掉。因此，煮豆浆时，在泡沫上溢时可改用小火煮 10 分钟左右，煮开煮透后方可饮用。最好用熟豆子磨豆浆再煮开即可食用。

四季豆（豆角）含有皂素、抗胰蛋白酶等，食用前应将四季豆用清水浸泡、开水焯后，再烧熟煮透，破坏其有毒物质。

要避免用铁锅煮酸性食物，或用铁器盛醋、酸梅汤、山楂汁等食物，因为酸会溶解出大量的铁，食用后可导致呕吐、腹痛、腹泻等中毒症状。

（三）要使食品具有良好的感官性状，增进食欲

由于学前儿童对食物的色、香、味、形都比较敏感，因此，要通过对食物的烹调加工，使食品具有良好的感官性状，增进学前儿童的食欲。

在烹调时，应充分考虑学前儿童消化器官的特点，制备的食品要煮熟、烧透，做到碎、细、软、烂，如豆类可烧煮成软状，鸡、鸭、排骨去骨，鱼去刺，枣去核。不要让学前儿童食用辛辣等有刺激性的食品，更不宜让学前儿童经常食用过分油腻的食品和油炸食品。

三、食物的储存

一般情况下，托幼园所不要储存食物，尽量按人头购买，当日用完。在严寒风雪的冬季，

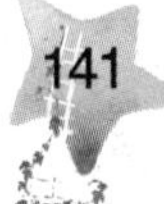

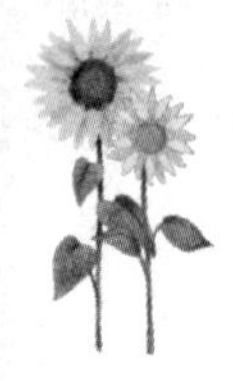

需要储存食物的情况下，把购买的各种新鲜食物应分别放在适宜的温度下储存，并在储存期限内食用(最长时间 3 ~5 天)。

托幼园所的粮食类食物应储存在低温通风的地方，应注意防霉、防虫和防鼠。叶菜类和浆果类蔬菜不耐贮藏，应在新鲜时食用。

目前市场上各类食品的供应都非常充足，托幼园所膳食供应所需的粮食、肉类、禽蛋、蔬菜、水果等，一般都能随时采购到。因此，除了少数交通不便的园所外，都应选购新鲜卫生的食品，减少储存量，缩短储存期，(粮、油、肉类豆制品等应定点购买)以保证学前儿童膳食的质量卫生安全。

四、厨房和炊事人员的卫生

(一)厨房卫生

托幼园所要自觉接受当地卫生主管部门的卫生监督，申领卫生许可证。厨房应有合乎卫生要求的工作面积，各室的安排要适合工作程序。厨房应有排烟、排气、防尘、防蝇、防鼠、防蟑螂等设备。厨房应有提供清洁水源和排除污水的设施。生熟食品分开存放，生熟刀板应严格分开使用。厨房应有消毒设备，餐具每餐用后应洗净消毒。煮沸消毒时，水要浸没餐具，水开后再煮 5 min。也可用流动蒸汽消毒，蒸汽后应有 20 min，温度达 95 ℃以上。厨房应有垃圾和污物处理的设施，能及时处理废物，防止害虫滋生和臭气产生。

(二)炊事人员的卫生

托幼园所的炊事人员每年要进行 1 ~2 次健康检查，接受卫生知识培训，凭卫生防疫部门颁发的合格证持证上岗。若发现炊事人员患有传染病(如肝炎、肺结核、皮肤病等)，应立即调离，痊愈并经体检合格后才能恢复工作。炊事人员家属中有人患传染病时，该炊事人员也应暂时离开厨房工作，直至检疫隔离期满才能上岗。

炊事人员工作时必须穿工作服，戴工作帽，要包盖头发，戴好口罩。

炊事人员要注意保持个人卫生，勤洗头、勤换衣服、勤剪指甲。

上班前、大小便后要洗手，如厕前要脱去工作服。

在烧菜、分菜时不直接从餐具中取食物品尝，也不能对着食物咳嗽、打喷嚏或说话。

幼儿园膳食情况调查表，如表 5-13 所示。

两种能量单位的关系和换算方法如下：

1 千卡 =4.184 千焦耳，1 千焦耳 =0.239 千卡

1000 千卡 =4184 千焦耳，1000 千焦耳 =239 千卡

1000 千卡 =4.184 大焦耳，1 大焦耳 =239 千卡

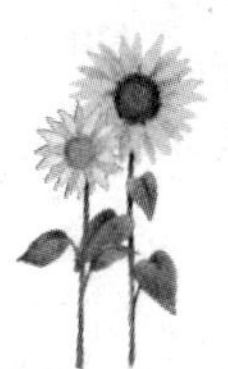

表 5-13　幼儿园膳食情况调查表

每人每天摄入量	达标幼儿园	合格率	备注
蛋白质	38	95%	
热量	37	92.5%	
铁	40	100%	
维生素 C	39	97.5%	
视黄醇当量	23	57.5%	
维生素 B_2	7	17.5%	

注:①本表选自中国医学科学院卫生研究所编著食物成分表,人民卫生出版社 1985 年版。

②热能惯用的单位是“千卡”。现在,许多国际或国家的机构建议:所有形式的能(包括热能)都应“焦耳”为单位。1“焦耳”是用 1“牛顿”力把 1 千克的重量移动 1 米所需的能量。1000“焦耳”是 1“千焦耳”;1000“千焦耳”是 1“大焦耳”。由于每日膳食的热能供给量一般都超过 1“大焦耳”,所以在营养工作中现在也有以“大焦耳”为热能单位的。

复习题

一、思考与实践

1. 什么叫营养?什么叫营养素?
2. 蛋白质、脂类、碳水化合物、无机盐、维生素、水等营养物质的主要生理功能有哪些?
3. 如何利用蛋白质的互补作用?
4. 在学前儿童的膳食中,为什么每天应有一定量的动物蛋白和豆类蛋白?为什么不宜全部用肥肉代替植物油?为什么不宜供给大量的甜食?为什么每天要有一定量的绿色、橙色新鲜蔬菜?
5. 母乳喂养的益处有哪些?
6. 拟制食谱时应注意哪些问题?
7. 对某幼儿园进行一次膳食调查,并通过计算,对食谱进行评价。
8. 食品在烹调时,应注意哪些问题?

二、《学前儿童卫生与保育》教师资格证国考模拟试题

(一)单选题(每空 3 分)

1. 婴幼儿应多吃蛋、奶等食物,保证维生素 D 的摄入,以防止因维生素 D 缺乏而引起(　　)。

A. 呆小症　　B. 异食癖

C. 佝偻病　　D. 坏血病

2. 婴幼儿最易缺乏的,必须注意补充的无机盐是(　　)。

A. 钾和钠　　B. 锌和铁

C. 钙和铁　　D. 钾和锌

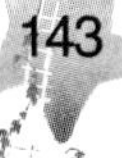

3. 被称为“维生素的宝库”的食品是(　　)。

A. 西红柿　　B. 海苔

C. 香蕉　　D. 木耳

4. 幼儿患佝偻病,主要是缺乏(　　)。

A. 维生素 B　　B. 维生素 A

C. 维生素 D　　D. 维生素 E

5. 下列选项中属于碳酸饮料所释放出的气体是(　　)。

A. 氧气　　B. 二氧化碳

C. 氮气　　D. 一氧化碳

(二)简答题

1. 在学前儿童的膳食中,为什么每天应有一定量的动物蛋白和豆类蛋白?为什么不宜全部用肥肉代替植物油?为什么不宜供给大量的甜食?为什么每天要有一定量的绿色、橙色新鲜蔬菜?(共 10 分)

2. 母乳喂养的益处有哪些?(8 分)

第六章　学前儿童心理卫生

第一节　学前儿童心理卫生的概述

随着科学技术的发展、健康知识的普及,人们对健康概念的认识日渐完善。正如世界卫生组织提出,健康不仅是躯体没有疾病或虚弱,而且包括心理健康、社会适应良好和道德健康。因此,现代人对健康的理解是:身体健康、心理健康、心灵健康、社会健康、智力健康、道德健康、环境健康等。

在人们对健康的关注度不断提高的同时,心理健康也越来越受到人们的普遍重视。学前期是人的一生身心各方面发展最迅速、最重要的时期,重视和研究学前儿童的心理卫生,是促进学前儿童心理健康发展的重要保证。

一、心理卫生的含义

心理卫生(mental health),又称为精神卫生,是关于保护和增进人们心理健康的心理学原则、方法和措施。心理卫生有狭义和广义之分。狭义的心理卫生旨在预防心理疾病的发生,广义的心理卫生则以促进人们的心理健康、发挥更大的心理效能为目标,使人们生活的更快乐、更幸福、更成功。

二、学前儿童心理健康的标准

(一)智力发展正常

指个体智力发展水平与其实际年龄相称;在认知方面一般表现出想象力丰富、兴趣广

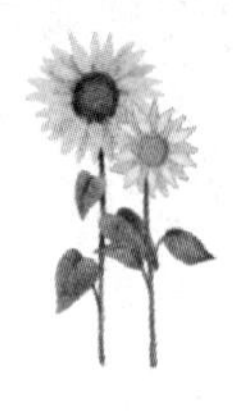

泛、喜欢观察事物、好奇心、求知欲强、动手能力和动作协调能力较强。

（二）情绪稳定愉快

表现为情绪安定，能较长时间保持良好的心境，很少有紧张不安全感，具有爱心和同情心。

（三）乐于与人交往

能与他人友好相处。有亲和力，乐于帮助关心别人，常表现出“利他”和“亲社会”的行为。

（四）行为协调统一

心理和行为是协调一致的。积极参加集体活动，有遵守规则的意识和良好的行为。

（五）性格乐观开朗

具有活泼、乐观、自信、积极主动、独立性较强、诚实、勇敢、热情等性格特征。

（六）自我意识良好

有自尊心和一定的自信心。对表扬感到高兴，反之有不悦感。

三、研究学前儿童心理卫生的意义

（一）学前儿童心理卫生现状分析

近年来心理健康问题出现了低龄化的趋势，学前儿童的心理健康问题日益突出，成为全社会广泛关注的问题。心理健康对孩子一生的健康成长和全面发展有着重要的影响。因此，《幼儿园教育指导纲要（试行）》明确指出：“幼儿园必须树立正确的健康观念，在重视学前儿童身体健康的同时，要高度重视学前儿童心理健康。”许多研究表明，一个人在心理上的异常和障碍并不是无缘无故突然发生的，其原因大多发生在学前阶段。

据世界卫生组织统计，在发达国家中 3 ~ 5 岁的学前儿童，心理异常者占 5% ~ 15%，其中语言发育迟缓者占 1% ~ 5%，阅读困难者占 3% ~ 5%，明显智力弱者 4‰，轻度智力弱者占 3%。如某地区调查结果：注意力不集中、多动的学前儿童占 8.9%，情绪不稳、容易激动者占 16.8%，有依赖心理者占 21%，挑食偏食者占 34.1%，吮咬指甲者占 11.6%，还有睡眠不安、夜惊、遗尿等。

（二）学前儿童心理卫生研究的意义

学前儿童生长发育十分迅速，但还不够完善；学前儿童可塑性强，但认识经验匮乏；学前儿童的活动欲望强烈，但自我保护意识薄弱；学前儿童的心灵稚嫩纯洁，但特别容易遭到伤害。而生命的健康存在又是从事其它一切活动的必要前提。一方面，学前儿童正处于身心迅速发育时期。他们虽然已经具备人体的基本结构，但各个器官、系统尚未发育完善，其生理和心理特征与成人相比有很大差异，对外界环境的刺激及各种不良因素的影响较为敏感。另一方面，现代社会正处于急剧的变化之中，社会竞争的日益激烈、人们生活节奏的加快、人际关系的日益复杂、家庭结构与居住环境的改变等，都无形中增加了学前儿童的精神紧张因

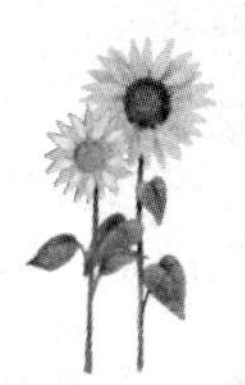

素，致使学前儿童的心理问题明显增多。因此，应重视学前儿童心理健康教育的黄金期。对学前儿童实行心理健康教育，依据各项健康要求和标准为学前儿童创设良好的心理环境，控制和排除各种不利因素，不仅能将学前儿童的行为问题、心理障碍和心理疾病消灭在萌芽状态，更为重要的是能够促进学前儿童在认知、情感、意志和个性等方面正常发展，培养健全的人格，使其具有良好的社会适应能力，维护和增进学前儿童的心理健康，使学前儿童有一个幸福快乐的童年。

例如，突如其来的"2008 年 5 · 12"汶川大地震和"4 · 20"雅安大地震，给灾区人民带来了巨大的灾难。这些受害者有成人、儿童。地震灾难不仅给他们造成了身体的伤害，而且也给他们的心理造成了创伤。这种创伤对人的影响很大，随着孩子的成长，心理问题会日益凸显，可能会影响他们的一生。

自然灾害以及生活中各种大灾难对学前儿童心理造成的创伤大致有以下几个方面：

1. 安全感

灾难破坏了人的安全感的需要，使他们感到世界是不安全的，感到自己是不被保护的，灾难随时会降临，环境是有危险的，很难信任环境，也很难相信他人。

2. 亲密关系

对于失去亲人的学前儿童，尤其是婴儿失去了母亲，对于他们来说，失去了一个生命中重要的人，失去了重要的依恋者，他们还没有能力去应对灾难带来的变化，会变得沉默、麻木、退缩、无助、害怕等。

以上这些都应该引起我们的高度重视，需要及时给予他们心理安抚及救助，以此减少灾难带给孩子们的心理伤害，使他们早日摆脱灾难的心理阴影。这对学前儿童一生的心理健康起着重要的作用。

总之，加强学前儿童的心理卫生教育，是维护和增进学前儿童心理健康乃至一生健康的重要保证。

四、对学前儿童心理卫生问题进行教育干预的主要内容

学前儿童心理卫生涉及的范围比较广泛，凡是能够促进学前儿童生长发育，提高学前儿童社会适应能力，改善其个性品质及有利于学前儿童心理健康的方法和措施，都属于学前儿童心理卫生研究的内容。对学前儿童心理卫生问题进行教育干预的人员，主要有家长、幼教工作者、心理工作者、医生等，其主要内容包括以下几个方面。

（一）为学前儿童提供良好的生活环境和教育环境

学前儿童的家庭、托幼园所和整个社会，都应该为学前儿童的健康发展提供良好的生活环境和教育环境，保障学前儿童的基本权益，减少并消除有损于学前儿童身心正常发育的各种因素，充分发展学前儿童的潜能，避免学前儿童遭受虐待和伤害，尊重学前儿童的人格，保障学前儿童身心健康的发展。

（二）对学前儿童进行心理卫生教育

对学前儿童进行心理卫生教育的主要内容是：帮助学前儿童学会调节和表达自己的情

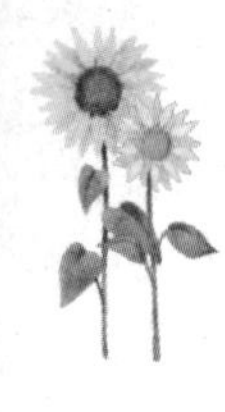

绪、情感,掌握社会交往技能,培养良好的生活习惯,对学前儿童进行性教育等。通过心理卫生教育,提高学前儿童自我维护心理健康的能力,从根本上杜绝心理障碍和心理缺陷的产生。

(三)对学前儿童进行心理咨询、行为指导和心理治疗

对学前儿童进行心理咨询是及早发现学前儿童心理卫生问题的重要手段。心理咨询涉及的方面很多,如影响学前儿童心理健康的因素,不同应激源对学前儿童情绪健康的影响,心理挫折和冲突所导致的心理危机,学前儿童的各种行为问题、心理障碍或心理缺陷产生的原因等。通过心理咨询,及早发现有各类行为问题、心理障碍和心理疾病的学前儿童,确定问题的性质,采取有针对性的措施,对他们进行早期教育、早期干预或早期治疗。对于大部分只有轻微行为问题的学前儿童,以教育和指导为主,及早纠正他们的不良行为。对于少数有明显心理障碍和心理缺陷的学前儿童,由专业人员根据问题的性质、障碍和缺陷的程度及其各方面情况,确定心理治疗方案并对其实施心理治疗。

(四)一般心理卫生措施

在学前儿童生长发育的过程中,卫生保健部门、家庭和托幼园所应做好相应的心理保健工作,如遗传咨询、婚前检查、妊娠期保健、产前检查,另外还有学前儿童护理和心理保健、提倡母乳喂养、合理营养、计划免疫、健康检查等,使个体生命从孕育之时起就能得到良好的维护和发展。

五、学前儿童的年龄特点与心理保健

学前儿童在成长的过程中,会产生许多需要,随着年龄的增长也会遇到一些问题和困难,根据学前儿童不同年龄阶段的特点,实施相应的心理保健,可以避免学前儿童出现心理问题,促进学前儿童身心健康发展。与体格发育一样,学前儿童的心理活动随年龄的增长一直处于不断发展之中。了解不同年龄阶段的心理特征,以及心理特征的不同方面,对促进学前儿童心理的健康发育与发展十分重要。学前儿童的心理活动包括感知觉、记忆、思维、想象、情绪、性格等。出生时不具有心理现象,一旦条件反射形成,即标志着心理活动发育的开始。

(一)0 ~1 岁婴儿心理保健的重点

每个新生儿都有着同样的基本需要——健康、安全感、养育者的关爱,以及符合个体发展需要的身心各方面的照料。孩子出生时就已经准备好与人建立关系了。虽然他们还不能用语言表达,但是可以用声音、表情及动作表达他们的需要与感情。很小的婴儿就已经对周围的人产生兴趣。他们喜欢看与听,也懂得追随大人们的声音。他们会观看人们的轮廓特征,到了 5 ~6 个月就能以注视、微笑或开怀大笑、手脚的动作等方式来表达对保育者的喜欢与感情。因此,成人应十分细心地观察婴儿,学会理解婴儿的各种反应和表现,以便能较准确地把握婴儿身心状况和感受,及时满足婴儿的各种需要,促进婴儿身心健康的发展。

1. 母乳喂养好

母乳喂养不仅供给了物质营养,而且也提供了精神食粮——母爱,让宝宝获得感情上的

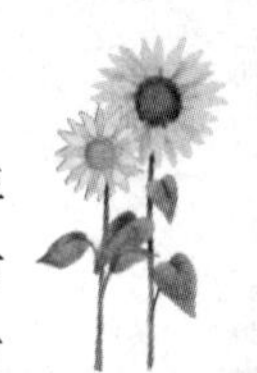

温暖。孩子一边吃奶,妈妈一边朝他微笑着、抚摸着,肌肤的接触、爱抚的动作和亲切地声音,为婴儿提供社会性心理刺激,建立起母子相依的情感,也是最初的“社交”。这一切都有利于婴儿的心理健康。

2. 趴、爬好处多

孩子在趴着时,会努力地抬头、挺胸,几乎全身都在使劲。趴着还可以东张西望,有利于拓宽视野。

爬,是婴儿主动向前移动的最早形式,是训练感觉统合能力发展的有效途径。孩子克服“距离”的障碍,去拿喜欢的玩具,可以得到更多的喜悦和满足。孩子在爬行的过程中,头颈抬起,胸腹离地,用肢体支撑身体的重量,这就锻炼了大肌肉群,并进一步地促进了骨骼的生长,为日后的站立和行走打下良好的基础。同时,趴、爬也增强了孩子的自信心。

3. 抱抱,视野开阔

0 ~1 岁的孩子正是脑细胞数目增殖和结构复杂的关键时期,家长应抱孩子多到户外活动,呼吸新鲜空气,不仅有利于婴儿脑的发育,而且会使孩子的视野更开阔,心情更愉快。

4. 让孩子多动手、早开口

手的活动可以刺激大脑皮层,脑的发育又会使手的动作更加灵活、准确、精细,这就是日常我们说的“心灵手巧”。诱导孩子开口说话,不仅是让孩子掌握语言的本领和技巧,更重要的是发展孩子的智力。

(二)1 ~3 岁婴幼儿心理保健的重点

婴儿在 1 岁时开始学习独立行走,这是人生的一个重大转折点,这不仅意味着婴儿生活空间的扩展,而且更重要的是,婴儿可以根据自己的意愿行动,其活动的范围、自主性得到了很大的提高,其独立性的需求也更加强烈。

1. 断奶时间

乳儿到了 6 个月左右,应按月龄添加辅食,随着辅食的添加,要逐渐减少给孩子的喂奶次数。五颜六色、味道各异的辅食,能激发乳儿的食欲,从而为断奶做好心理上的准备。到 1 岁左右该断奶时,应在日常注意辅食的添加,还应在 1 ~2 周内逐渐断奶,让孩子有个适应过程,若平时很少加辅食,突然断奶将导致孩子的心理不适应。

2. 培养孩子良好的饮食习惯

教育孩子不偏食,不挑食,细嚼慢咽、专心吃饭,吃完饭再离开餐桌,按时就餐,并使孩子懂得好吃的食物要与大家分享,培养其谦让、自制的品质,懂得延迟性满足。

3. 不要吓唬孩子

有时家长为了让孩子“安静”一些,“守规矩”一点,甚至只是为了逗孩子玩,就编造一些可怕的情境来吓唬孩子。大人可能觉得好玩或暂时性地达到了使孩子听话的目的,孩子却是真害怕,甚至受到惊吓,口吃、遗尿、夜惊等心理卫生问题也会随之而来。根据受到惊吓的程度不同,会对其成长甚至一生造成不同程度的心理影响。

4. 保护孩子要适度

孩子到了 3 岁左右就有了自己动手的意愿,家长应鼓励孩子做一些简单的、力所能及的

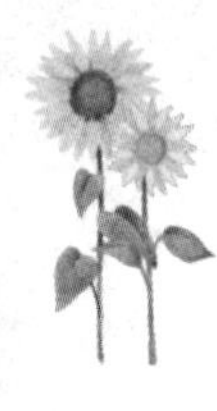

事情，更重要的是对孩子的行为及时做出相应的反馈，用良好的行为来塑造良好的性格。

成人过多的保护、溺爱、替代、纵容等，只会养成孩子的依赖心理，这样的孩子往往任性、固执、偏激，在社会生活与人际交往中也会处处不顺。

5. 要重视孩子的语言发展

1岁半左右是孩子语言发展的初学期，2～3岁是孩子语言发展的关键期。语言的发展标志着孩子思维的发展以及记忆力的增强。若孩子在这一时期内缺乏适宜的语言环境刺激和科学的语言教育与引导，就可能出现语言缺陷或智力落后等心理问题。因此，一定要给孩子创造一个良好的语言环境，使孩子的语言及智力得到良好的发展。

（三）3～6岁幼儿心理保健的重点

此年龄段又称为学龄前期，心理卫生的重点是培养孩子的“角色意识”。

1. 培养“角色意识”

要摆正孩子在家庭中的地位：他是父母的孩子，是爷爷、奶奶的孙子或孙女，要尊敬老人和父母，不能随心所欲。他不应扮演“小霸王”的角色，不能以他为中心而让大人围着他转，应培养他讲文明、讲礼貌、讲卫生、讲秩序、懂感恩、懂谦让、会交往与分享、能自理、自护。

2. 让家庭充满笑声

学前儿童的神经系统还十分脆弱，宣泄心理紧张的能力还很弱，特别需要更多的家庭温暖。在一个和睦的家庭里，人们敬老爱幼、互相关心、互相爱护，这样的家庭氛围有利于幼儿心理健康的发展。父母乐观、镇静、愉快的情绪会对孩子产生巨大的感染力。但如果父母感情不和、家庭破裂，孩子在情感上的需要又得不到满足，就会影响孩子的心理健康。

3. 正确对待孩子的过失和错误

孩子小，生活经验少，能力差，出现过失和错误是正常的。孩子正是在过失和错误中不断吸取教训而获得经验的。保教人员和父母在教育孩子的态度上，要心平气和，尽量减少压力，讲清道理，不要伤害孩子的自尊心，更不能动辄斥责、打骂。在对孩子的教育上，父母要配合默契，态度一致，不能一方严加管教，另一方袒护。对于孩子的过失和错误，要给予更多的同情和谅解，否则会促成他们的“逆反心理”。

4. 敞开家庭大门

美国国家儿童教育协会（NAEYC）制定了幼儿园新标准，标准之一是儿童间的关系、儿童与成人的关系，这些对儿童早期学习和发展起着重要的作用。良好的人际关系是在温暖、感受和应答中形成的，只有在良好的关系中他们才有舒适感，才能学会与他人合作，当然老师和家庭的关系也很重要。要让孩子健康成长，他除了与自己的父母发生关系外，还必须与他的同伴相互接纳。同伴关系在不同的时间有不同的要求，儿童时期，孩子的社交技能非常有限，因此，主要是相互玩耍快乐游戏。随着孩子年龄的增大，他们建立亲密关系的能力主要由他们的社会技能所决定。这些能力包括结识和认识其他孩子非语言信息的能力，如形体语言和不同的声调。

让孩子多与小朋友接触，孩子们在一起玩就是学习、就是交际、就是成长。多接触大自然，开阔眼界，参加一些适宜的社会活动，有利于增强他们对社会的了解和适应能力。

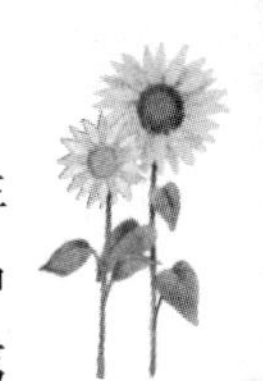

如 Party 活动,就是孩子学习交往社会技能的一种方式。几个孩子在一起玩耍,能从中学到什么呢？第一,学习相互接纳,通过进一步熟悉以强化友谊;第二,学习与伙伴沟通;第三,学习平等遵守集体活动的规则;第四,学习处理犯规行为;第五,学习处理纠纷等。与伙伴们在一块玩耍也是一种学习方式,而且,从 Party 的活动中还会得到快乐！在这种活动中,孩子的收获一定比快乐更多。

5. 保护学前儿童的独立性

随着学前儿童自我意识的发展,他们自我表现的积极性越来越高,自尊心也明显增强。他们经常说“不”或“偏不”,给成人的感觉是他们“越来越不听话”。实际上,这是学前儿童独立性、积极性、主动性发展的体现。此时,教师和家长不应采取强制甚至打骂、威胁的手段,而应因势利导,保护和培养儿童的自主性、探索精神和自尊心。否则学前儿童幼小的心灵就会出现扭曲、怯懦、自卑、固执、依赖和神经质等心理问题。

6. 为入小学做好心理准备

进入小学,也是人生中的一个重要转折点。为了让学前儿童尽快适应新的生活,在入学前应做好生理、心理准备。生活上要有规律,养成按时就寝的好习惯,培养其生活自理能力;要求孩子干些力所能及的家务活,养成爱劳动的好习惯;要教育孩子善于与小伙伴友好相处,学会理解与谦让、合作与分享。总之,我们要做好孩子从家庭、幼儿园到小学衔接的准备工作。

第二节　学前儿童常见的心理卫生问题及预防

学前儿童在生长发育过程中,由于受到来自生理的、心理的以及社会环境、教养方式等多方面因素的影响,有不少学前儿童会在其生长发育的某些阶段里,在情绪或行为上出现或多或少的轻微偏离。例如,情绪不稳、爱发脾气、任性、冲动、多动、以自我为中心、破坏性行为、敏感、多疑、胆怯、退缩、害羞、过分谨慎、自卑、忧郁、孤僻、冷漠、依赖性强等。这些在情绪上或行为上的偏离,除了具有程度上的差异外,有的还有一定的性别差异。

简要介绍几种学前儿童较常见的心理卫生问题,如语言障碍、睡眠障碍、神经性厌食、拒绝上幼儿园等。

一、语言障碍

语言是高级神经的综合活动。在某些精神因素影响下,学前儿童容易出现言语功能障碍。常见的有口吃、选择性缄默症。

(一)口吃

口吃是常见的语言节奏障碍。是指在说话时,不由自主地在字音或字句上表现出不正确的停顿、延长或重复现象,说话失去流畅性。常见于衰弱或特别易兴奋的学前儿童。口吃在 2 ~5 岁这一年龄段最为多见。

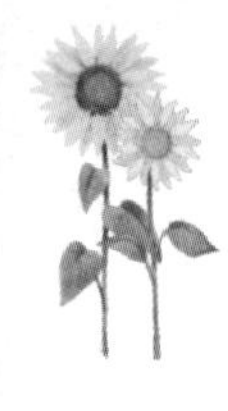

【案例分析一】

明明是跟祖辈生活到3岁多后接回到父母身边的孩子，因爷爷说话口吃，他跟父母说话常是：我—不—想—吃—饭。父母很着急，经常帮助矫正也无进步，就带他到几家医院就医，仍无效果。在邻居小朋友面前更不敢说话了，在同伴的眼里他是个“小哑巴”，经常受人嗤笑。他羞怯、自卑，不敢在公开场合讲话，一开口就“口吃”。

1. 病因

（1）精神因素　受惊吓，如见到可怕的动物、听了可怕的故事、看了可怕的电影等，致情绪不安；或经常的精神紧张、压抑，如家庭不和睦、家长态度粗暴、打骂孩子等。

（2）成人教育上的失误　一般情况下，成人很难正确对待学前儿童学语阶段的不流畅现象。学前儿童正处在学习口头语言的阶段，词汇逐渐丰富，说话时可能为了选择词汇而犹豫、暂停或重复某个单词，这并非口吃。若家长或周围的人为此而表现出惊惶、焦虑，甚至加以斥责、耻笑，或硬逼着孩子把话说流畅了，不许“结巴”，结果适得其反，使孩子说话时精神更紧张，口吃更加严重。

（3）模仿　学前儿童具有爱模仿的特点，常因看到口吃的人滑稽可笑而加以模仿，日久便形成了口吃。

（4）疾病　患流感、麻疹、猩红热等传染病，或脑部受到创伤后，大脑皮层功能减弱，易发生口吃。

2. 表现

（1）难发性口吃　第一个字发不出。想说的话说不出来，很费劲，第一个字的发音感到特别困难，尽管自己做了很大的努力，也只能在喉部发出低微、沉闷的声音，如“嗯……嗯……嗯……”

（2）连发性口吃　第一个字重复。讲话时在某一字音上要连续多遍才能继续说下去，如“你、你、你干什么去”？

（3）中阻性口吃　说话途中某一个字发不出。患者在说话中突然说不出，停顿下来，下面的话好长时间才说出来，如“他使我……吃了亏。”

（4）重复性口吃　无意义重复，重复发出与词句无关的音。同一句话中的若干个词，讲过以后又重复再讲，如“小方……小方……小方的爸……爸是教师。”

（5）伴随性口吃　小儿在口吃时，常伴有口颊肌、面肌、颈肌、胸肌、腹肌等肌肉紧张，甚至四肢肌肉也会紧张。因此，患儿在讲话时常会面红耳赤、张口结舌、伸颈昂头、握拳蹬脚，甚至出现拍大腿等紧张动作（上述各种口吃类型，有的患者只有一种，多数患者兼有两种以上）。

3. 防治

无论是精神因素、模仿，还是初学口头语言时的不流畅现象，最初并非真正的口吃。真正的口吃，必须有心理因素掺杂进去，即对自己口吃的高度注意和嫌恶，对说话有恐惧心理。若没有以上心理因素，口吃只是一时性的。

（1）消除环境中紧张因素　生活在紧张的环境中所致。反之家庭和睦、教育方法适宜、生活有规律，都可使学前儿童的“口吃”成为一时性现象。

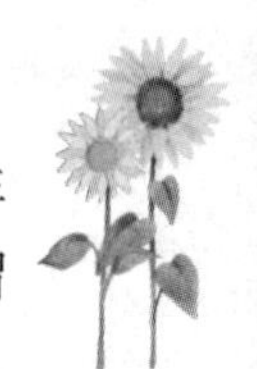

(2)正确对待说话不流畅现象　学前儿童说话时发生“口吃”，周围的人应采取无所谓的态度，(防止刻意的强化，使孩子甚至周围的人都对孩子的口吃产生有意注意)，不加批评，不必提醒“你又结巴了”。不使学前儿童因说话不流畅而感到紧张和不安。

(3)营造轻松自然、亲切的语言环境　成人用自然、亲切的语气和学前儿童说话，使学前儿童也模仿这种从容的语调，放慢说话的速度，清楚地表达自己的意图。对于年龄较大的学前儿童，可教他抑扬顿挫地说话与朗读。

(4)让学前儿童远离真正口吃的人。

(5)给学前儿童营造良好的语言训练环境。

总之，矫治口吃需要时间，故成人要有足够的耐心、爱心，要持之以恒，坚持正面鼓励与肯定。这样，学前儿童的口吃会在鼓励中不知不觉的得到矫正。

(二)选择性缄默症

选择性缄默症是指学前儿童无器质性病变，只是由于心理因素而引起的在言语交际上缄默不语，这是一种保护性的反应，但其与家人还有一定的语言往来。

【案例分析二】

三岁半的童童从学习语言开始，就由爸爸对他讲英语，妈妈讲日语，爷爷奶奶讲汉语。刚开始，童童的确掌握了不少外语词汇，但时间一长，他经常会把英语、日语、汉语混在一起，讲汉语词汇时，也会拖长音发出一个外语的腔，直至索性不说话了。

专家认为　由于过早混学几种语言，童童已经出现严重的语言障碍。家长这种做法不仅会影响孩子的语言发展，更给孩子以后的学习、生活增加了困难。

1. 病因

多数是因为受惊、生气、恐惧、焦虑或被人嘲笑等心理因素所致。少数是学前儿童精神病的一种症状。

2. 表现

常见于胆小、怕羞、体弱的学前儿童，他们在人多场合一言不发，遇到陌生人时更明显。本症多起病于3～5岁，一般女孩多于男孩。

3. 防治

(1)消除紧张因素　幼儿因恐惧或被人嘲笑等精神因素所引起的心理紧张，为幼儿营造一个温馨、愉悦的生活环境。

(2)培养广泛的兴趣　积极组织幼儿参加适合其年龄特点的体育锻炼和户外活动。

(3)营造愉快环境　在人多的场合家长不要勉强孩子说话，不要过多地注意他的表现，更不要因他的缄默不语而惊慌焦虑，避免不良的暗示作用。采用“忽视法”，让孩子处于一种轻松愉快的环境中。

(4)严重语障　对于较严重的语言障碍的学前儿童，可请心理医生帮助治疗。以上语言障碍可采取“阳光”治疗。

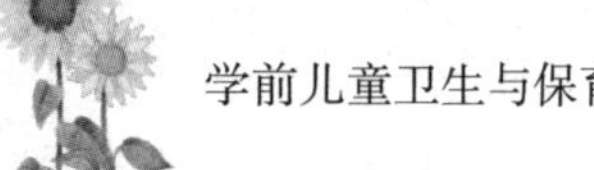

二、睡眠障碍

梦游和夜惊是婴幼儿较常见的睡眠障碍。

（一）梦游

【案例分析三】

小 E 睡觉总是不安稳，常常磨牙、说梦话，有时突然坐起，惊慌地说：“我的玩具呢？”下床去找；某天夜里，他睡了 2 h 后突然起床，拿起碎纸屑，一边走，嘴里还喃喃地说：“垃圾桶呢？”母亲连忙上前呼唤，他也不答话，不一会儿丢下手中的纸屑，又上床入睡了。

1. 病因

（1）家族性遗传。

（2）外伤及传染病　因患传染病或脑外伤后而引起大脑皮质内抑制功能减退。

（3）白天过度紧张、兴奋　例如，幼儿在白天玩得过于兴奋、紧张，晚上睡眠中可出现模拟白天游戏的动作。

（4）遗尿症　遗尿症患儿常有梦游现象。

2. 表现

幼儿在睡眠中突然起床，在周围走动或做机械性动作，表情茫然，喃喃自语。一般持续几分钟后入睡，醒后完全遗忘。

3. 防治

一般随着年龄增长，抑制能力增强，此症可自行消失，不需要特殊治疗。避免在梦游患儿面前渲染或取笑其表现而使其消除产生恐惧、焦虑的精神因素。对于梦游常发作的幼儿居室内要有安全措施，以免发生意外。频繁发作者可在医生指导下服用镇静剂，以缓解病情。

（二）夜惊

【案例分析四】

某幼儿入睡不久，突然哭喊“我不敢了……”坐起后两眼直视，表情恐惧，叫他也不理睬，醒后完全遗忘。

1. 病因

（1）精神紧张　如父母离异，受到严厉的惩罚，睡前看惊险、恐怖的电视、电影等。

（2）睡眠环境不良　如卧室温度过高等。

（3）不良的睡眠习惯　如睡觉时手压在胸口等。

（4）躯体疾病　如鼻咽部疾病、肠道寄生虫病等。

2. 表现

夜惊是一种意识蒙眬状态，孩子在开始入睡一段时间后，突然惊醒，瞪目坐起，手脚乱动，惊恐喊叫，喊叫的内容与受惊的因素有关。时间一般为 10 min 左右入睡，醒后完全遗忘。

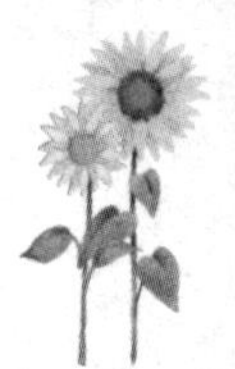

3. 防治

(1)消除紧张因素　消除可引起学前儿童精神紧张、焦虑不安的各种因素。

(2)培养学前儿童良好的睡眠习惯　如保持有规律的作息时间;采用正确的睡姿;晚餐不宜过饱等。

(3)营造良好的睡眠环境　如室内空气清新、室温不易过高、安静舒适等。

(4)积极治疗疾病　及时治疗学前儿童躯体方面的疾病。

三、遗尿症

1. 病因

主要原因分为器质性与功能性两大类。

(1)精神因素　如白天受惊吓、改变生活环境、父母打骂、受到惩罚或体罚等。

(2)白天活动过量　白天活动过累,夜间熟睡,不易被唤醒;或醒后意识仍模糊而遗尿。

(3)排尿习惯不良　未形成良好的排尿习惯。

(4)疾病　极少数是器质性病变(如隐性脊椎裂、泌尿系统疾病和神经系统疾病所造成的遗尿)。

2. 表现

3 岁以上的幼儿经常在白天或夜间仍不能自控排尿而遗尿,称为遗尿症。遗尿夜间多于白天,男孩多于女孩。

3. 防治

(1)消除紧张因素　消除可引起小儿精神紧张不安的因素。建立合理的生活制度,避免过度疲劳,白天应安排 1 ~2 小时的睡眠,以免夜间不易唤醒。

(2)晚餐易清淡　食用菜不宜过咸,应注意科学饮水。

(3)夜间提醒　小儿在睡前应注意提醒排尿,夜间也应定时提醒。

(4)家园共育　家庭与幼儿园配合,及时鼓励遗尿减少的孩子,但不要集体公开表扬,让其增强信心,严禁惩罚与体罚。

(5)积极治疗疾病引起的遗尿症。

四、神经性厌食

从医学上分析,神经性厌食是指由于心理因素而引起的一种进食障碍。

【案例分析五】

中班的小艳,不论身高还是体重,都与她的年龄不相符,因此,她被称为“小牙签”。小艳不仅长得瘦小,而且又是吃饭时最挑剔的一个。每天在幼儿园吃饭时,当老师把饭菜分给她时,就开始流泪跟老师“讨价还价”,“老师,我不饿”“老师,我想吐”。有时以假装呕吐来博得老师的同情;有时还故意弄洒饭菜;有时以肚子疼为理由拒食……总之,方法变化多端,目的是为了不吃饭。家长对此非常着急,宝贝得了厌食症,影响生长发育怎么办?

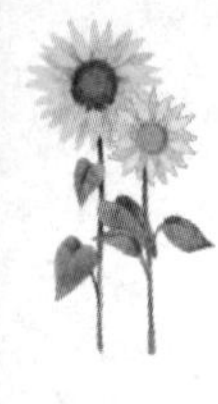

1. 病因

(1)精神因素　幼儿受到强烈的惊吓,对新环境适应不适应,缺少小朋友一块玩耍而情绪低落。

(2) 喂养方式不当　家长过分注意孩子的进食量,以答应某条件来诱使孩子好好吃饭,进而强化了厌食行为或以威胁的手段强迫进食,反而降低了摄食中枢的兴奋性,导致厌食。

(3)学前儿童活动量过少。

(4)不良的饮食习惯。

(5)疾病等。

2. 表现

对食物不感兴趣,没有食欲,吃得很少,经常回避或拒绝进食。若强迫进食,经常会引起呕吐等。

3. 防治

(1)消除紧张因素　消除可引起学前儿童紧张不安的因素。

(2)科学喂养方式　改变不良的喂养方式,不强迫学前儿童进食。

(3)营造愉悦环境　积极为学前儿童营造轻松、愉快的进餐环境。学前儿童进餐时,老师和保育员不能接连不断地提醒和批评(如"快吃""不许说话""你怎么又把饭菜洒在地上了")等。

(4)增加适宜的锻炼。

(5)积极治疗疾病。

五、屏气发作

此症最多见于1~2岁婴儿,一岁以内的孩子少见。

1. 病因

(1)不良因素　情绪因素或物理刺激均可以诱发,如性格内向、恐惧、发怒、疼痛等。家庭教育方法不当(过分溺爱、任性或神经质)的孩子。

(2)微量元素缺乏　有报道:屏气发作与机体缺铁有关,补充铁剂可减少屏气发作。

2. 表现

小儿屏气发作又称为呼吸暂停症。其主要表现为小儿在遇到疼痛或情绪刺激时,出现痛苦、恐惧、发怒或受挫折之后就开始哭泣,随之出现呼吸加深加快,并出现呼吸暂时停止、口唇青紫、四肢僵硬等症状。而且还会出现短暂的意识丧失,表现为惊厥、四肢肌肉抽搐,有的还会出现小便失控等。

发作过程一般为1 min左右,严重者可达2~3 min,接着全身肌肉松弛,出现呼吸,大部分神志恢复正常或有短暂发呆,也有立即入睡者。发作开始时不频繁,随着年龄增长而逐渐增多,每天发作次数不定,严重者可达一天数次。屏气发作到3~4岁以后逐渐减轻,可自行缓解,6岁以后极少见。

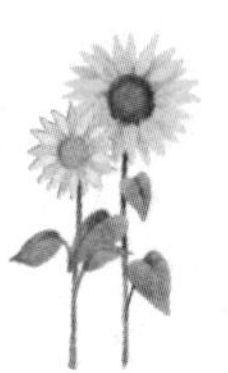

3. **防治**

屏气发作关键在于预防。如清除可引起精神紧张的各种因素,创造良好的、宽松的家庭环境;对孩子既不要溺爱,也不能过于训斥,对孩子的缺点要耐心教育;缺铁者应给予铁剂和维生素C治疗。屏气发作时可按压人中穴,孩子就会很快苏醒,严重者可请医生治疗。

六、不良习惯

(一)吮指癖

【案例分析六】

张女士夫妇工作很忙,他们有个3岁半的宝宝。到幼儿园接送的任务是爷爷奶奶的“工作”。宝宝每天看着别的小朋友都是爸妈来接,心里多么盼望妈妈来接自己啊!但这一切都是奢望。据幼儿园老师反映,宝宝白天和小朋友在一起时总是情绪低落,对什么都不感兴趣,经常在活动和午休时自己一个人吃手指头。长期以来,白嫩的小手慢慢地开始脱皮,变得红彤彤的。老师带他到校医室抹药,并告诉了宝宝的父母。

张女士为此很是着急,咨询了医生之后才知道宝宝得的是小儿“吮指癖”,并有焦虑症的倾向。之后,张女士不管多忙也会到幼儿园接送孩子,晚上回到家问问宝宝白天在幼儿园有什么高兴的事情,或者和哪位小朋友比较要好等。慢慢地,宝宝逐渐开朗了起来,在幼儿园和小朋友相处也很融洽了,老师和小朋友都反映宝宝越来越爱和大家玩了。

1. **病因**

吮手指在未满周岁的小儿中是一种幼稚的动作,属于生理上的习惯。在出生的最初几个月,当小儿饿了、渴了时,常以吮手指为乐;幼儿则是寂寞、孤独、无助,遇到陌生环境、陌生人时则会吮手指,以示自卫。

2. **表现**

小儿常把食指或拇指放在口中吸吮。

3. **危害**

由于小儿长期吸吮手指,可以使下颌发育不良、牙列异常,以致妨碍咀嚼;同时在一定程度上也影响小儿的面部美观。另外,吸吮手指不卫生,容易感染疾病。

4. **预防和矫治**

(1)行为忽视　如果不是特别严重,家长可以采取置之不理的态度。过多地注意、纠正、指责,就会促使孩子更加注意自己的行为,也更紧张,反而强化了这一行为,更加吸吮手指。

(2)关注与爱　有时孩子吸吮手指是为了引起家长的注意,因为他们很少能得到父母的关注。家长不能因为工作忙而忽略孩子的存在。应抽时间和孩子在一起,给予孩子关爱,让孩子真正感受到父母的爱,以减少孩子的心理孤独和不安。

(3)占用双手　家长与教师应采用多种方法来占用孩子的双手,让孩子去做需要双手完成的事情或者游戏,不给孩子吸吮手指的时间或机会,日久,就会自然而然地改掉吸吮手指的不良习惯。如转移注意力,当小儿吮手指时,可采用小儿所喜欢的图书、玩具来吸引他,当

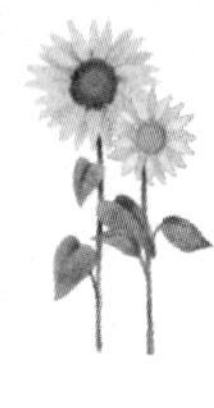

他的小手拿着图书、玩具津津有味地看着、玩着时，他就会忘记了吮手指。此外，要让小儿多多接触小伙伴，做有趣的游戏也会很有效地分散他对吸吮手指的欲望。

(4)适当鼓励　如果孩子能在规定的时间里没有吸吮手指，就给予奖励。刚开始时孩子坚持的时间要短，约 10 min，然后逐渐延长时间，直到孩子不再吸吮手指。使用这种方法最好在专业人员的指导下进行。

(5) 专业帮助　如果孩子吸吮手指的习惯严重，甚至影响了孩子的生活、学习、人际交往，家长就需要向专业人员求助，以达到尽快帮助孩子纠正的目的。

(二)习惯性阴部摩擦

1. 病因

(1)局部刺激　如尿裤潮湿或化纤内裤等刺激引起外阴部痒，继而摩擦。

(2)心理因素　家庭气氛紧张、缺乏母爱、遭受歧视等情感上得不到满足，又无玩具，通过自身刺激来寻求宣泄，从而产生夹腿动作。

(3)其他原因　某些疾病也是导致“夹腿”不良行为的原因。

2. 表现

小儿常避开成人的视线，在椅子角、桌子角或双腿交叉上下摩擦。在摩擦的过程中，小儿表现面红、眼神凝视、表情紧张，有时伴有出汗、气喘等现象。

3. 预防

(1)提高认识　家长一旦发现孩子有阴部摩擦，对孩子不要责骂、不要惩罚，也不要强行制止。应寻找原因，帮助解决。

(2)转移注意力　当小儿将要夹腿或正在夹腿时，成人应装作若无其事的样子，将孩子抱起来走走，给孩子玩具，和孩子“逗逗乐”，或领孩子做游戏，以转移孩子的注意力。如能持之以恒，一般都能纠正。

(3)按时休息　要养成按时睡眠的好习惯，不要让孩子单独过早卧床，醒后及时起床，以减少“夹腿”发作的概率。

(4)去除原因　家长要注意孩子会阴部卫生，去除各种不良刺激。积极治疗疾病，如蛲虫、湿疹等。

(5)特殊病例　对于病程较长、病情顽固的患儿，可请医生治疗。

七、儿童多动症

1. 病因

难产、早产、颅内出血、窒息、某些传染病及环境污染铅中毒。近几年来医学研究发现，其与父母饮酒量过多，儿童脑外伤、脑神经的伤害等有关。

2. 表现

(1)冲动。

(2)活动过多且动作不协调。

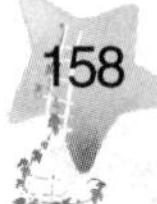

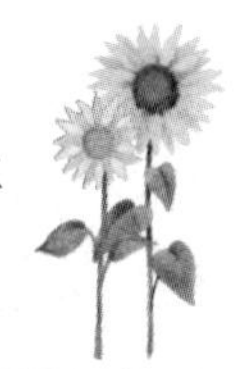

(3)学习困难　注意力不集中,部分患儿将“6”读成“9”,把“4”倒着写,甚至左右不分,存在空间障碍等。

(4)缺乏控制力　常伴有破坏行为等。

3. 矫治

应以教育和心理治疗为主,有目的、有计划的行为训练较为有效。对多动症儿童要有极大的耐心和关爱。以宽容、体贴、爱护、持之以恒的精神进行科学的训练,绝大多数患儿可成为正常儿童。

八、拒绝上幼儿园(托儿所)

【案例分析七】

小班男孩H,3个月来每天入园时紧紧地抱着父母不愿离开,当老师从父母手中接过孩子时,H大声哭闹,使劲用脚踢老师;待父母刚一离开,他就挣开老师,跑到活动室窗口对着外面大声喊叫:“老师打我!老师打我!”家长听到孩子喊声,又立即返回,百般哄劝,如此反复几次,H仍哭闹不休,最后虽然勉强与父母分离,但整日都在幼儿园里哭闹,吃饭时出现恶心呕吐现象,中午也不睡觉,小便次数增多,自诉肚子疼。由于他的这一系列表现,干扰了其他小朋友正常的学习和生活秩序,H成了班里不受欢迎的孩子。

对于大多数初上幼儿园的孩子来说,出现一些心理上的不适应是比较正常的。在温暖的环境中,在老师的关爱下,一般能逐步适应集体生活。只有极少数的幼儿不仅情绪波动时间较长,而且常常提出过分要求。如不在幼儿园吃饭、不睡午觉和要求父母第一个来接等,否则就大哭大闹。

1. 病因

不当的家庭教养方式,如不和谐的亲子关系;家长对孩子过分娇惯与呵护;家长未帮助孩子做好入园前的心理准备;不良的幼儿园人际环境;学前儿童缺乏与外界(尤其是同龄孩子)的交往;教师不良的教育态度与方法等都会导致学前儿童焦虑时间过长。

2. 教育干预

(1)改变家庭教养方式　对孩子不能过分地宠爱,教养态度要一致。

(2)家园配合　共同为幼儿营造一个温暖、和谐的心理环境。

(3)开展丰富活动　利用游戏,提供与同伴交往的机会,使幼儿感受到集体生活的快乐。

(4)按时接送　兑现向孩子承诺的接送时间。

(5)不要对孩子提过高的要求等。

总之,学前儿童心理卫生问题的防治是一个系统工程,需要方方面面的介入。预防为主是学前儿童心理卫生工作的重点。对学前儿童心理卫生问题进行早期预防,投资小,收益大,效果好。目前强调三级预防。第一级预防是提高学前儿童心理素质,消除病因。这需要社会、托幼机构和家庭之间的共同合作参与,控制生物、心理、社会因素,防患于未然,避免学前儿童心理问题萌生。第二级预防是早期发现,及时治疗心理异常的学前儿童。对学前儿童心理问题发现越早,干预治疗越及时,效果越好。此期预防的工作主要是在幼儿园和家庭

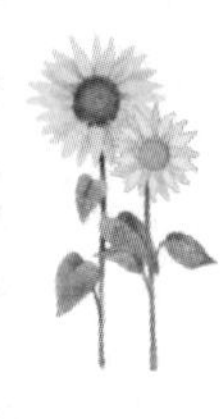

中进行。第三级预防是减轻对患儿的伤害,促进康复。此期预防的工作重点是在医院、康复机构和家庭进行。对患儿要精心指导、训练和护理,使问题得以纠正,减少后遗症的发生。

【案例分析八】

用心关爱孩子

五月,我带学生到郑州市某幼儿园实习,见到一位叫周皮皮的小朋友在吃饭时还让保姆陪着,吃过饭后仍不让保姆走。过了一周,我建议保姆送完孩子就离开,培养他独立生活的能力。幼儿园的老师抱着孩子,硬着头皮让保姆走了。皮皮挣脱老师的手,一边在室内乱跑,一边哭喊着:“我要回家,求求你们把我送回家吧!我要阿姨!”这使其他小朋友的活动和游戏无法进行。趁老师不在意,他还不停地往大门口跑,求门卫爷爷把门打开,送他回家。谁也哄不住他。出于职业的习惯,我上前哄劝,他拉住我的手哭喊着:“奶奶,您送我回家吧,我求您了。”这令人心碎的哭喊,使我心情久久不能平静。

开学这么长时间了,皮皮为什么还没有适应幼儿园的生活?我询问了带班老师、门卫和他的保姆。原来,皮皮的爸爸是交警大队长,工作繁忙,妈妈也忙,都顾不上照看孩子。皮皮出生半年后就由保姆带着。他们俩朝夕相伴,亲密无间,形影不离,也可以说“无话不谈”。皮皮一周可能还见不到爸爸一面,妈妈下班回家,往往很累,也很少和他亲密,他唯一可依恋的就是保姆阿姨。由于刚入园的不适应,幼儿园就安排阿姨每天陪着他吃饭、睡觉。当幼儿园老师决定让阿姨离去时,他就闹,不肯待在教室里,天天往门卫爷爷那儿跑,怎么劝就是不回班。我试着上前去拉着他的小手,哄他说:“皮皮是乖孩子、好孩子、最听话的好宝宝,奶奶最喜欢皮皮了,是吧?皮皮最喜欢幼儿园的小朋友了,你看,幼儿园里有那么多的玩具,汽车、皮娃娃、积木、秋千、滑梯、小画书……”他哭着说:“我家也有”,“你家没有这么多的小朋友呀”,“我家有阿姨。”看来他与阿姨感情之深,目前是我们任何人无法替代。那么,要想让他喜欢这里的老师,喜欢幼儿园就必须像他阿姨那样对待他,让他心里有一种愉悦感、安全感、信任感。于是我抱着皮皮不停地表扬他、安抚他,他吃午饭时,我在旁边陪着,小声地与他“交谈”。和皮皮有了一段时间接触后,我发现他有很多优点,比如,在游戏活动中懂得规则,能按照老师的要求去做。每当这个时候,我就轻轻地走到他身边竖起大拇指夸奖他,轻声地说:“皮皮最聪明,皮皮动作做得最好看。”他高兴地点点头,告诉我,他还会做很多很多的动作。我趁机鼓励他:“我知道皮皮还会做很多很多,动作最美,你做给奶奶看看。”听到我的夸奖,他高兴地跳起来。慢慢地,他忘记了身边没有阿姨,又去滑滑梯、钻山洞、荡秋千,和全班小朋友手拉手高兴地玩了起来。

一天,我发现他在地上捡起一张废纸,扔到垃圾箱里了。我想这是表扬他、激励他热爱幼儿园生活的好机会,我及时地把此事告诉了幼儿园的老师。在上课前,老师故意神秘地说:“今天我要表扬一位喜欢幼儿园,最讲卫生的小朋友,你们猜一猜,他是谁呀?”全班的小朋友你看看我,我看看你,都在那儿笑呢!此时,我再看周皮皮,他两手合叉,毫不在意。老师说:“他就是我们班的周皮皮小朋友,全班小朋友为他热爱幼儿园、讲卫生鼓鼓掌。”这时我和实习生及小朋友们一起鼓掌。周皮皮笑了,他笑得是那样的开心,那样的可爱。可见,表扬对一个天真、可爱的幼儿是多么的重要。他们多么需要我们的关爱与呵护啊!

从学前儿童的心理发展特点来看,他们的情绪易激动,不能很好地控制自己的情绪与行为,对成人具有很强的依恋感与依赖感,心理独立能力较弱,将成人视为其重要的心理情感

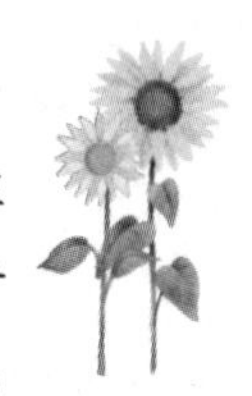

的支持源。这就要求教师对学前儿童的情感情绪、健康的人格、个性品质、社会性品质与行为等多方面心理发展给予积极的关注与呵护。换言之,教师应给予学前儿童情感上的支持,应向每一位学前儿童传递教师对他的关爱、情感接纳,也就是传递教师对他的肯定、支持与信任。教师的情感支持能使学前儿童产生一种充分地被重视感和被尊重感,并因此产生一种被接纳感和安全感,这是学前儿童心理健康的重要保障。教师对学前儿童的情感支持可以通过关爱、鼓励、肯定、安慰、支持性言语、表情、眼神、手势和身体动作等多种方式来表达。

如教师对学前儿童的一个欣喜的眼神、一个微笑、一句夸奖、一个吻、一个关爱的轻抚或拉拉学前儿童的小手、一个拥抱,都会给学前儿童带来心理上的满足和温暖。实践证明:教师的情感支持有助于促使学前儿童形成良好的自我预期,激发自我成长的动机。周皮皮正是在老师的关爱、呵护、"特殊照顾"下,逐渐地适应了集体生活。健康、快乐地生活在幼儿园里。在我们实习结束的那天下午,他眼含着泪水,挥动着小手和我们再见。

在离开幼儿园的好多日子里,周皮皮的哭闹、顽皮、欢笑常常浮现在我的眼前。这个真实的故事给我带来了许多思考:作为一名幼儿教师,只要用爱心、耐心、细心、责任心去关爱每个学前儿童,也必然会赢得孩子们那纯洁的心灵。让我们每天都满怀着一颗爱心去工作,去托起这些明天的太阳吧!

复习题

一、思考与实践

1. 什么是心理卫生?

2. 在幼儿期开展心理健康教育的重要性。

3. 对幼儿进行心理健康教育的目标是什么?

4. 3 ~6 岁幼儿心理保健的重点有哪些?

5. 实例分析:王老师在给中班小朋友讲故事,让小朋友回答问题,小刚站起来说:"大、大、大灰狼……"王老师说:"小刚,你怎么又结结巴巴的,以后答案没有想好不准举手。"过了一会儿,小秀举手,老师叫她时,她说:"我想小便。"其他小朋友都笑起来,王老师生气地说:"就你事多,等下课再去。"请问:

(1)王老师的做法可能会引起幼儿哪些不良后果?

(2)假如你是老师,应该怎样做?

二、《学前儿童卫生与保育》中,幼儿教师资格证国考模拟试题

(一)单选题(每空3 分)

1. 口吃是一种语言障碍,幼儿口吃表现为多种症状,下面各项中属于口吃典型症状的是(　　)。

A. 牛牛在幼儿园不愿意说话,也不愿意和其他小朋友一起玩耍

B. 小刚经常重复说句末的词语,说话时小脸涨红,结结巴巴

C. 飞飞和别人说话时喜欢咬手指

D. 豆豆回答不出老师的提问时,急得大哭

2. 矫正幼儿口吃的主要方法是(　　)。

A. 密切关注　　B. 严格要求其改正

C. 让幼儿多说话　　D. 消除紧张情绪

3. 面对患有口吃的幼儿,教师的正确引导十分重要。下面各项中有利于改善口吃的方法是(　　)。

A. 与幼儿讲话时要保持心平气和、不慌不忙,使幼儿感到温馨

B. 幼儿在课堂上结巴时,严格要求其改正,直到说正确为止

C. 应该让患有口吃幼儿少参加集体活动,多于父母相处

D. 为了避免其他孩子嘲笑,不让患有口吃的儿童在公共场合说话

(二)论述题(共 10 分)

论述多动症幼儿的常见行为表现及其教育的策略。

第七章　学前儿童常见疾病和预防

学前儿童正处在生长发育时期，对外界环境的适应能力和对某些致病微生物的免疫能力较差，往往由于生活环境的不良以及某种诱因而感染疾病。

疾病的发生，不仅影响学前儿童的生长发育，而且还影响学前儿童的学习、游戏和生活。因此，我们保教人员应掌握关于学前儿童疾病的基础知识，如致病的原因、主要症状、护理和预防等，并对家长进行卫生常识方面的指导，共同促进学前儿童身心健康的发展。

第一节　疾病的基础知识

疾病是机体在一定的病因作用下所发生的损伤与抗损伤的斗争过程。在这一过程中，机体生理功能表现出一系列的异常变化，出现了不同程度的病理过程，使机体各系统、各器官之间以及机体与外界环境之间的协调发生障碍，因此表现出一系列的症状和体征。医学界把生命存在的异常状态称为疾病。

许多疾病的发生，除了病因之外，还有诱因的作用。所谓诱因，就是指那些能够促使疾病发生的内外因素，如感冒的诱因是受凉、劳累等。疾病的诱发因素很多，其中，生物因素、理化因素、机体必需物质的缺乏等等，均属于外界致病因素；机体防御免疫机能状态、神经和内分泌系统的功能状态、营养因素、精神因素、遗传因素、年龄和性别等因素均属于机体内部因素；另外，社会制度在疾病的发生发展中也起着重要的影响作用。

疾病的种类繁多，总体分类为常见病、传染病和意外伤害等。

对于学前儿童来说，组织器官发育不完善，机体抵抗力较弱，对外界环境适应力较差，因此，一旦感染疾病，轻者影响其生长发育，重者危及生命。

疾病的治疗原则：先使用口服药物治疗，在无效的情况下，视病情再考虑肌内注射或输

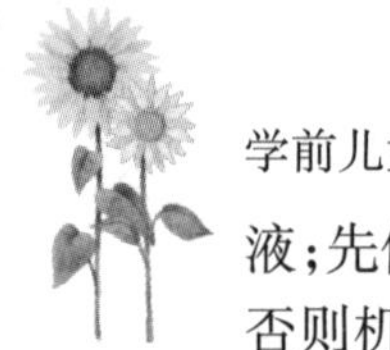

液；先使用一般药物，无效者再考虑贵重药物。切记不能刚开始患病就用贵重药物或输液，否则机体会产生不良反应。应视疾病的状况，科学合理地用药而不是“药越贵越好”。

第二节　学前儿童常见病

一、呼吸道疾病

（一）上呼吸道感染

上呼吸道感染简称“上感”，是学前儿童较常见的疾病，一年四季均可发生，冬春季多见。

1. 病因

上呼吸道感染是由病毒、细菌所引起的感染性疾病，病毒感染约占90%以上，尤其是在感染前期。

2. 诱因

气候无常，学前儿童受凉、受热、营养不良、体弱及慢性疾病等因素均可导致此病的发生。

3. 症状

（1）一般症状　流鼻涕、鼻塞、打喷嚏、咳嗽、发热等，经5～7天可痊愈。

（2）3岁以下婴儿，可因高热（体温达39 ℃以上）而出现惊厥，多发生在病初高热时。

（3）若高热持续不退，咳嗽渐增，出现喘、憋等症状，应考虑并发肺炎，应急送医院治疗。

4. 护理

（1）高热时首选物理降温，夏季用凉水湿毛巾，敷在病儿前额部位，同时再用凉水湿毛巾擦颈部、耳后、腋窝、肘窝、腹股沟、腘窝及手心、脚心等处（但手心、脚心发凉者勿擦）；严寒的冬季降温用约32 ℃的温水擦拭；高烧不退者可服退热药，用法应遵医嘱，不可急于退热而加大药量或缩短服药间隔，避免因用药过量使病儿体温骤降，大汗淋漓，甚至发生虚脱。

无论采用何种降温方法，一般应使病儿体温降至38 ℃左右，再缓慢降至正常。

（2）发热时，脉搏增快，心脏负担加重，应卧床休息。因出汗增多、呼吸加快，使机体失水量增加，应多喝温开水。此时，胃肠功能减弱，而机体却消耗较多的营养物质，饮食要富于营养，清淡易消化，用淡盐水漱口。

（3）婴儿因鼻塞而影响吮乳和睡眠，可于喂奶、入睡前在每个鼻孔点1～2滴淡滴鼻液，但不可久用，避免产生不良反应。

（4）呼吸道疾病在病初时可采用“雾化疗法”，效果尚可。但建议在3岁以上的孩子使用，且有成人监护。

5. 预防

（1）多到户外锻炼，增强体质，提高学前儿童对环境冷热变化的适应能力。俗话说“要

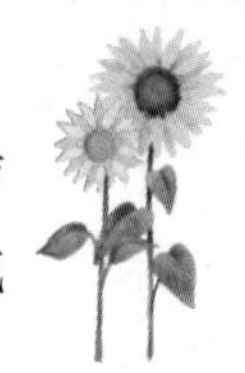

想小儿安,常带三分饥和寒”,这里讲的寒,指的是平时不要给学前儿童穿得过于臃肿,养成少穿衣的习惯。但要注意腹部、足部保暖,避免受凉。

(2)季节变化时,注意学前儿童的冷暖,帮助学前儿童增减衣服。

(3)保持室内空气新鲜,学前儿童活动室、卧室空气应新鲜。夏季可开窗活动和睡眠,冬季也要注意按时通风。

(4)合理安排学前儿童的一日生活,提供均衡膳食。

(5)在发病季节,少带学前儿童去公共场所。工作人员患“上呼吸道感染”时,应避免与学前儿童接触。

(6)在发病期间,有条件的园所可采用紫外线灯消毒房间,但学前儿童必须远离。

(二)扁桃体炎

1. 病因

溶血性链球菌侵入扁桃体窝内感染。大都因上呼吸道感染所致。

2. 诱因

学前儿童因受凉、疲劳或感冒,机体抵抗力下降而易发病。多见于10岁以下儿童,可反复发作,一年四季均可发生。

3. 症状

(1)急性扁桃体炎起病急,高热,畏寒,学前儿童可因高热而发生惊厥、咽痛、吞咽困难、头痛、全身不适等。

(2)慢性扁桃体炎因急性扁桃体炎治疗不当而反复发作,可致慢性扁桃体炎,扁桃体窝内的细菌不断释放毒素,可使学前儿童经常头痛、疲倦,常有低热、咽部不适、发干、发痒、疼痛等。易并发风湿热、急性肾炎等变态反应性疾病。

4. 护理与治疗

(1)患急性扁桃体炎后,应卧床休息,多喝温开水。治疗以抗生素为主,首选药物为青霉素,过敏者改用其它抗生素。应在彻底消除炎症后,方可停药,密切观察过敏情况。

(2)因治疗不当所致慢性扁桃体炎,致经常发作者,且符合手术适应证,可切除扁桃体。

5. 预防同“上呼吸道感染”。

几种呼吸道疾病的临床症状及防治,如表7-1所示。

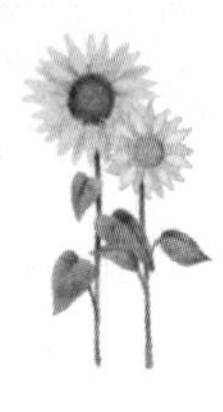
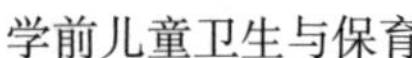

表 7-1　几种呼吸道疾病的临床症状及防治

分类	病因	临床表现	并发症	治疗	预防
上呼吸道感染 普通感冒	病毒	鼻塞、流涕、轻咳、咽痛、低热、头痛、乏力、畏寒、食欲缺乏,严重者可有呕吐、腹泻、腹痛等	喉炎、中耳炎、颈淋巴结炎等	一般治疗; 对症治疗; 抗病毒、抗感染治疗。	①加强体格锻炼,增强体质; ②呼吸道疾病流行季节不带幼儿去公共场所; ③尽早隔离患儿; ④加强营养,注意休息等
急性支气管炎	细菌、病毒	发热、咳嗽初为干咳,后有痰,并伴有食欲差、乏力、头痛、呕吐及消化不良等。	麻疹、上呼吸道感染等	同上	
肺炎	肺炎双球菌等	发病前多有上呼吸道感染表现,发生肺炎后病情加重,如咳嗽加重、有痰、气急、呼吸浅快,严重时口唇发绀,昏沉入睡		同上	

二、消化系统疾病

(一)单纯疱疹性口腔炎

1. 病因

多为病毒性感染,常见于 6 个月 ~2 岁的婴儿。

2. 症状

(1)可有发热,烦躁不安现象。

(2)口腔内有针尖大小、浅的溃疡,因疼痛而拒食。

(3)一般在一周左右可痊愈。

3. 护理

(1)无须特殊治疗,注意多饮水,用流食或软食。

(2)使用淡盐水漱口,保持口腔清洁,预防口腔感染。

(3)可口服维生素 C、维生素 B2,促进溃疡面愈合。

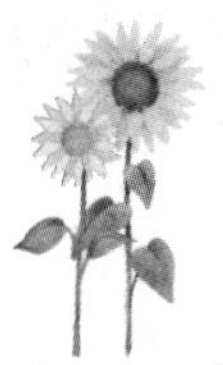

（二）学前儿童腹泻

1. 病因

（1）非感染性腹泻　因喂养不当、腹部受凉等原因所引起，如进食量过多、消化不良等。

（2）感染性腹泻　因食物或餐具等被病菌污染，引起胃肠炎，多发生在夏秋季。

（3）疾病　消化道外的疾病（如感冒、中耳炎、肺炎等），致消化功能紊乱，也可导致腹泻。

2. 症状

（1）病情轻者　一日腹泻几次，大便呈蛋花汤样，尿量、体温、食欲尚正常。

（2）病情重者　一日腹泻无数次，大便呈水样，尿量明显减少或无尿，高烧达 40 ℃以上，学前儿童易发生惊厥。

3. 腹泻的危害

腹泻不仅影响营养物质的吸收，也可消耗体内原有的物质。因机体丢失大量水分和无机盐而发生脱水、酸中毒。脱水的主要表现：眼窝凹陷、口唇干裂，非常口渴，精神极差。若不及时治疗，可致生命危险。有人认为“有钱难买六月泻、拉稀可以泻火”而不及早治疗腹泻是非常有害的。

4. 护理

（1）注意腹部保暖　便后用温开水洗净臀部。

（2）调节饮食　轻者仍可适当进流质，但要量少，忌油腻。严重脱水者应及时补液，应先盐后糖。

（3）按医嘱服药　早治疗，治彻底。

（4）恢复期　加强营养（蛋白质类食物），以利康复。

5. 预防

（1）合理喂养　夏季要勤喝温开水，不可将乳儿口渴误认为饥饿而哺乳过量。给乳儿添加辅食要注意由少到多，每次只添加一种新食品。严寒、酷暑时不宜给乳儿断奶。

（2）注意饮食卫生　做好餐具等日常消毒工作，以免交互感染。

（3）隔离患儿等 。

三、泌尿系统疾病（泌尿系统感染）

（一）肾盂肾炎

1. 病因

细菌感染所致。感染途径主要为上行性，即由尿道至膀胱，再上行至肾盂，导致肾盂肾炎。女性多于男性。

2. 症状

急性肾盂肾炎在学前期泌尿系统感染中较为常见。多数患儿起病急、高热、寒战、两侧

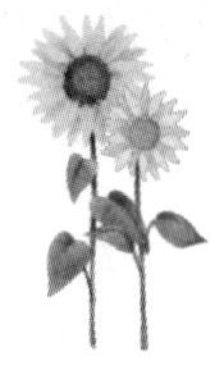

肾区有叩击痛，常伴有胃肠道症状（如呕吐、腹痛、腹泻等），也可有精神萎靡、昏睡甚至惊厥。因此，当学前儿童有不明原因的发热时，应及时检查尿常规，进行细菌培养，以免漏诊。

（二）膀胱炎、尿道炎

1. 病因

多因细菌感染及卫生习惯不良等因素。此病为下部感染，一般女孩发病多于男孩，这是因为女孩的生理结构特点决定的。

2. 症状

尿急、尿频、尿痛、排尿困难、尿道有烧灼感，一般不影响肾功能。

3. 护理

（1）早期应注意休息，避免剧烈活动。

（2）较轻症状应多喝水，以增加尿量的排出，清刷尿道，减少细菌在尿道内的停留时间，以减轻症状，同时补充维生素C、维生素B2；严重者在医师的指导下，应用抗生素治疗。

（3）反复发作时，应考虑有无尿路畸形，应做进一步检查。

4. 预防

（1）加强卫生教育　注意学前儿童会阴部清洁。家长及保教人员给学前儿童洗臀部时要用清洁的温开水，毛巾、盆专用消毒，勤换内裤，要早穿整裆裤（一般1岁左右）。

（2）注意饮水量　平时多喝温开水，注意多次少量、增加尿量的排出，冲洗尿道。

（3）治疗疾病　积极治疗各种肠道疾病和传染病，彻底治疗蛲虫病。

四、与营养有关的疾病

（一）佝偻病

佝偻病是由于机体缺乏维生素D，体内钙、磷的吸收和利用受到影响，而引起的疾病。3岁以下婴儿多见，严重者可导致骨骼畸形。

1. 病因

（1）紫外线照射不足　维生素D缺乏的主要原因（日光中紫外线易被玻璃、烟雾、衣服等遮挡，影响机体的吸收）。学前儿童若缺乏户外活动，致机体缺乏维生素D，可患此病。

（2）生长过快　早产儿，出生后生长速度较快，对维生素D的需要量较多，若不及时补充，则易患此病。

（3）疾病影响　如慢性腹泻、肺炎等，致机体对钙、磷的吸收减少。

（4）人工喂养　饮食中钙、磷的比例不当，机体吸收较差。

（5）先天因素　孕期维生素D不足，致胎儿先天性佝偻病等。

2. 症状

（1）早期症状　睡眠不安，夜间哭闹、多汗。因头部多汗，头皮痒，患儿多半在枕头上蹭痒，致枕部头发脱落，称为“枕秃”（图7-1、图7-2）。

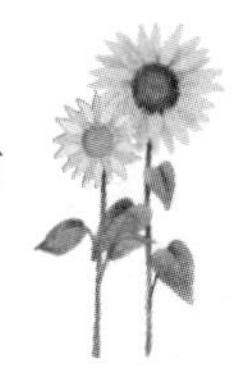

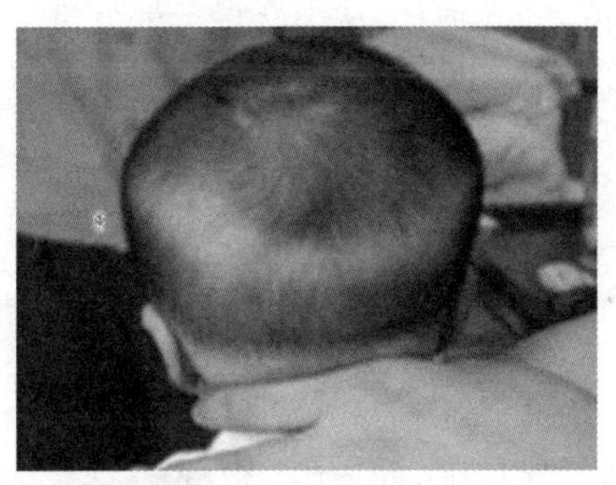
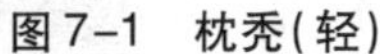

图 7-1　枕秃(轻)

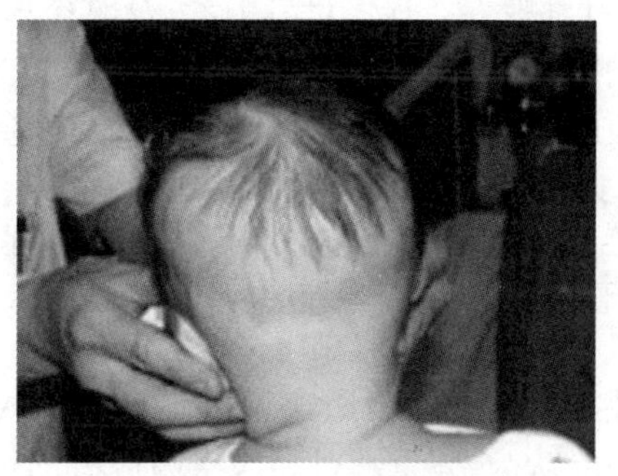

图 7-2　枕秃(重)

(2)骨骼改变　佝偻病早期症状往往易被大人所忽视,进一步发展为骨骼改变。如方颅、头大脸小、前囟闭合较晚;肋骨和肋软骨交界处突起像串珠,故称为串珠肋;胸骨向前突出,胸廓变窄成鸡胸(图 7-3);严重时脊柱、下肢弯曲,呈“O”形或“X”形腿(图 7-4,图 7-5)。

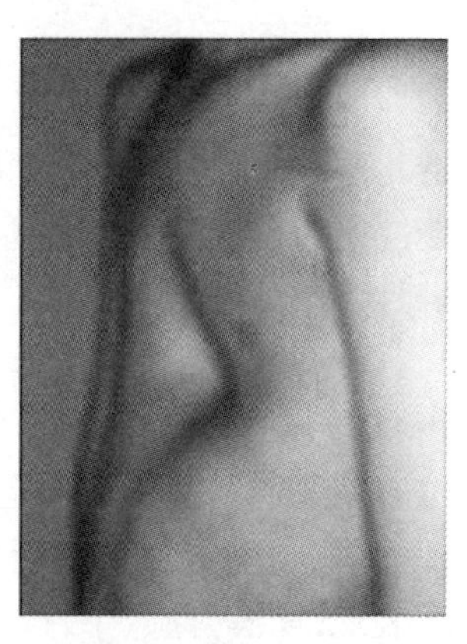

图 7-3　鸡胸(漏斗胸)

(3)牙齿发育迟缓　出牙较晚且不齐。

(4)动作发育迟缓　由于肌肉、韧带松弛,坐、站、走,均较正常学前儿童晚。

(5)大脑皮层兴奋性降低　条件反射形成迟缓,语言发展较晚。

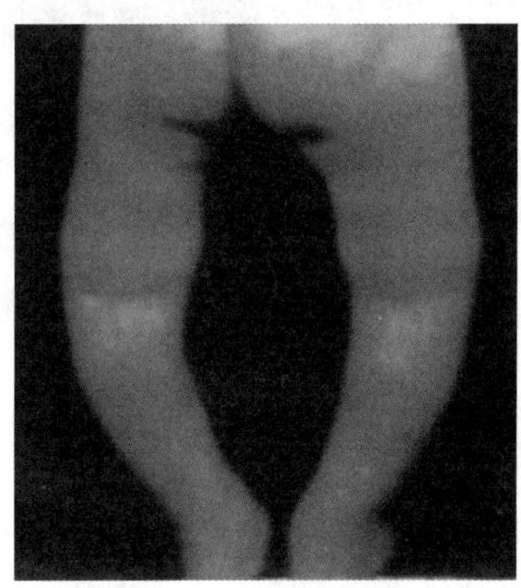

图 7-4　O 形腿(膝内翻)

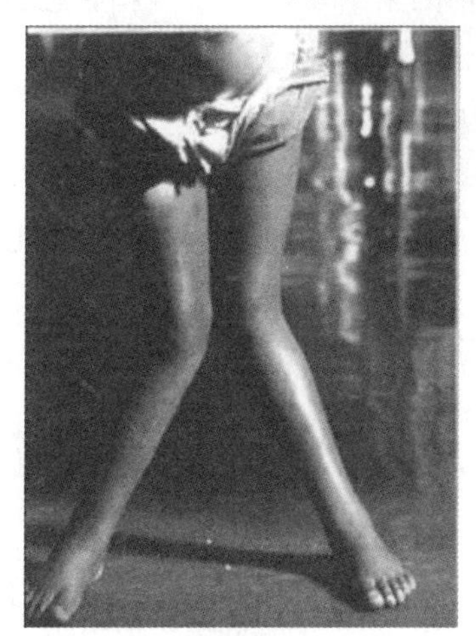

图 7-5　X 形腿(膝外翻)

3. 护理

(1)注意冷暖　患儿体弱、多汗,应注意冷暖,随气温变化增减衣服。

(2)按医嘱用药　不可滥用鱼肝油或维生素 D 针剂,以免过量而中毒。

4. 预防

(1)增强体质　多到户外活动,接受阳光中紫外线的照射,是既经济又方便的主要来源。

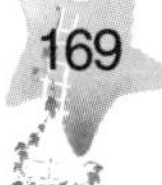

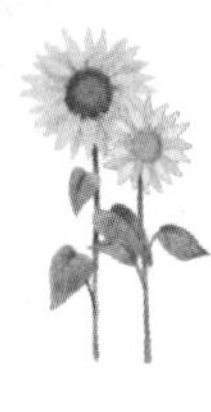

（2）母乳喂养　提倡母乳喂养，及时添加蛋黄、肝等辅食，从中获得一部分维生素 D（如果体内长期缺乏维生素 D，即使是供给大量的钙、磷，也满足不了学前儿童生长发育的需要），应及时补充维生素 D，促进钙、磷对肠道的吸收和利用。

（3）北方冬季　北方因冬季寒冷时间较长，新生儿出生后两周可开始服鱼肝油。用浓缩鱼肝油，每日 3 ~4 滴。2 岁以后，常在户外活动，且生长发育正常，可不再服预防药。

（二）肥胖病

肥胖病系指皮下脂肪累聚过多，体重超过同龄正常学前儿童甚多。一般认为，体重超过相应身高应有的体重 20% 以上，即为肥胖，如图 7-6 所示。

图 7-6　外国肥胖儿童

1. 病因

（1）多食少动　随着生活水平的提高，较多家长误认为孩子白胖是健康，使学前儿童养成过食的习惯，日积月累，造成营养过剩。肥胖的学前儿童大多数不喜欢运动，可因能量消耗减少而致体重渐增。多食少动所致的肥胖称为单纯性肥胖。

（2）遗传因素　父母体重肥胖者，子女也往往肥胖。相关的调查表明：父母胖，子女胖者占 80%；父母中一方胖，子女胖者占 48%；父母不胖，子女胖者占 11%，这个数字仍在上升。这表明肥胖与遗传有一定的关系。

（3）内分泌失调　因内分泌功能异常所致的肥胖，伴有生殖器发育迟缓、体脂分布特殊等表现，如满月脸、牛背、大腹等。

（4）精神因素　学前儿童因精神创伤或因心理异常，可致食欲亢进，而发生肥胖病（图 7-7）。

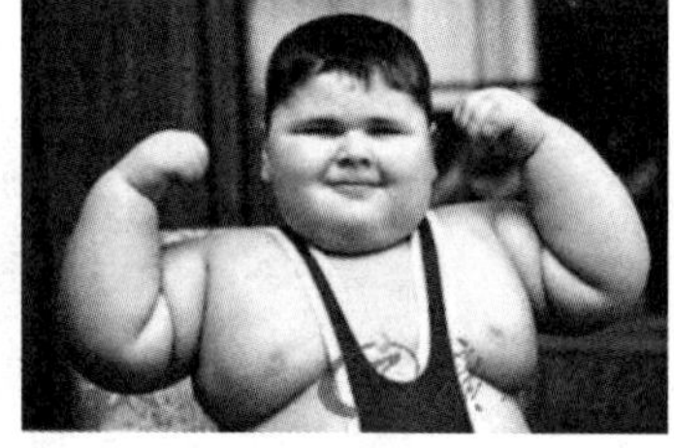

图 7-7　肥胖病

2. 症状

学前儿童多属于单纯性肥胖，其主要症状为：

（1）食欲奇佳　食量超过一般学前儿童甚多，喜甜食、油脂类食品。

（2）体格发育　体格发育正常，智力、性发育正常。成年重度肥胖者有可能影响生育。

（3）脂肪聚集　以乳房、腹部、臀部、肩部尤为显著。

（4）易致扁平足。

看！触目惊心的数字：2002 年中国营养和健康调查数据显示，14. 1% 的中国人体重超标，2. 6% 的中国人属于肥胖，目前中国肥胖者已远远超过 9 000 万名，超重者高达 2 亿名，儿童肥胖者在 15 年里增加了 28 倍。

专家预测　未来十年中国肥胖人群将会超过 3 亿。应该引起全社会的高度重视。

3. 危害

肥胖不仅行走笨拙，形体不美，且常被讥笑，易产生心理障碍。学前儿童肥胖可增加心血管的负担，为成年患高血压、冠心病、脂肪肝、糖尿病等埋下隐患。

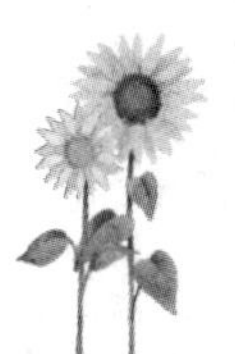

4. 防治

(1)加强饮食管理　应控制饮食,但必须照顾学前儿童生长发育的基本营养需要,蛋白质供给量不应少于1~2 g/(kg·d)。维生素及无机盐类供给量应充分。不能为了减肥而让学前儿童忍受过多的饥饿之苦,导致学前儿童不予配合。为了减少总热能的摄入量,应限制摄入脂肪、糖类食物。为了满足学前儿童食欲,可补充体积大而产热量少的食物,如蔬菜、水果类食物。另外,饮食管理须长期坚持,避免体重骤减而反弹。

(2)增加运动量　提高学前儿童对运动的兴趣,使之成为习惯,坚持锻炼。应避免因剧烈运动致使食欲大增,每日可坚持累计1 h左右的运动。但要循序渐进,持之以恒。

(3)疾病　内分泌功能失调所致肥胖,可针对病因进行治疗。

(4)心理异常　所致的肥胖,应进行心理治疗。

(三)营养性缺铁性贫血

营养性缺铁性贫血是学前期的一种常见病,在我国的发病率达40%左右,被列为我国儿童保健重点防治的疾病。

1. 病因

(1)先天不足　胎儿出生的前3个月,需从母体获得较多的铁元素,储存在体内,以供出生后最初几个月造血之需。早产儿、双胎儿,先天储存的铁元素少,出生后发育迅速,铁元素使用率高而出现贫血。

(2)饮食缺铁　乳类含铁元素甚微,乳儿又以乳类为主食,如不按时添加含铁元素丰富的辅食,可致贫血。另外,学前儿童可因偏食,致铁元素摄入量不足。

(3)疾病　长期腹泻导致铁元素的吸收发生障碍,肠道寄生虫(如钩虫、蛔虫)吸血、慢性失血等使机体丢失铁元素而致贫血。

2. 症状

(1)由于贫血,学前儿童以皮肤、口唇、甲床症状尤为明显,肝、脾和淋巴也有不同程度的肿大。

(2)呼吸、脉搏次数加快,活动后心慌、气促。

(3)患儿时常有烦躁不安或精神不振,对周围环境的刺激不感兴趣,易疲倦,注意力不集中,理解力减低,反应速度慢,食欲缺乏。少数可有异食癖(嗜食泥土、煤球、生米等怪癖)。

(4)可表现出一些异常行为,如紧张、不安、害怕、忧郁、吵闹和不停地做小动作。

3. 预防

(1)妊娠后期　孕妇需增加含铁丰富的食物,严重贫血者可服补血药物。

(2)坚持母乳喂养　乳儿至出生后四个月可逐渐添加含铁丰富的辅食,如肝泥、菜泥、豆腐、肉松等。亦可用含铁元素的强化食品。尤其是早产儿、双胎儿,更应及早补铁元素。

(3)1岁后的小儿膳食　应多选用含铁元素多的食物,如肝脏、动物血、瘦肉、禽、鱼、木耳、海带、芝麻等,同时选用水果和可以生食的蔬菜,也可在食盐、酱油、乳粉、饮料、点心中添加适量的铁剂和维生素C,便于吸收。

(4)疾病预防　积极预防腹泻及感染性疾病。

据北京医科大学妇幼保健中心对全国29个城市儿童健康状况的调查:7岁以下学前儿

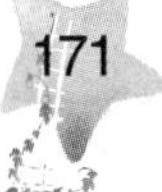

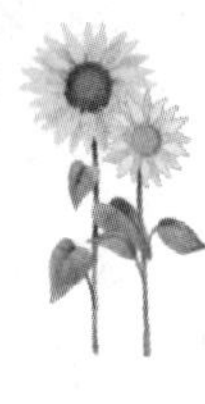

童的贫血发病率，男孩达 42.1%、女孩达 44.8%，随着年龄的增长，患病率逐渐降低，但 12 岁男女儿童的患病率仍分别达到 27% 和 32.9%。贫血对人体健康危害很大，而对生长发育较快的胎儿、学前儿童和少年儿童危害更大。有关医学研究和专家建议：改善膳食结构，要特别注意适当增加动物肝脏、全血、肉类、鱼类食物的摄入量，还应多吃豆类和绿叶蔬菜；孕妇及乳母的铁元素需要量高，应注意在孕期和哺乳期增加铁元素的摄入量，同时注意多吃维生素 C 和维生素 A 含量高的水果类及动物类食物，以促进铁元素的吸收。

（四）维生素 B2 缺乏症（核黄素）

1. 维生素 B2 的功能

参与蛋白质、糖类和脂肪的三大代谢 。

2. 维生素 B2 的来源

动物性食物　如动物内脏（肝脏最丰富，肾心次之）、乳制品、鳝鱼、螃蟹和蛋类。

植物性食物　豆类（黄豆、青豆、蚕豆等）及发酵豆制品，绿叶蔬菜等。

3. 病因

（1）偏食、挑食。

（2）食物加工，营养罢工。

（3）吸收功能差等。

4. 主要症状

口角炎、舌炎等。

5. 需要量

学前儿童 0.8～1.1 mg/d。一般从食物中摄取可满足。

6. 预防

（1）注意饮食　经常食用新鲜蔬菜及适量的乳、蛋、瘦肉等食物是预防本病的主要措施。

（2）慢性疾病　患有慢性疾病者，应及时的补充足够的维生素 B2 量。

（3）建议　蜂王浆每日 3～5 g，每日 2 次。

（4）反复口腔溃疡不愈者　长期口腔溃疡者应到医院做检查。

五、五官科疾病

（一）龋齿

1. 病因

（1）食物残留　食物残留在齿缝里，在口腔细菌的作用下产酸，腐蚀牙釉质致脱钙而形成龋洞。

（2）钙化不良　缺钙、牙齿排列不齐者易患龋齿等。

2. 症状

（1）龋齿程度　将龋齿分为浅龋、中龋和深龋。

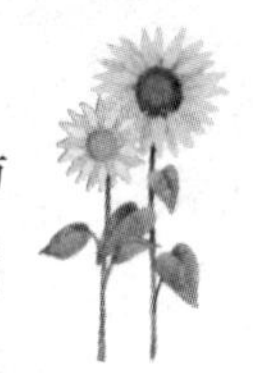

浅龋　是龋蚀破坏只在牙釉质内，出现褐色或黑褐色斑点或斑块，表面粗糙，患儿无自觉症状；

中龋　是指龋蚀已达到牙本质，形成龋洞，患儿对冷、热、酸、甜的食物有酸疼感，当刺激去除后，症状立即消失；

深龋　是指龋蚀易达牙本质深层，接近牙髓或已影响牙髓，患儿对冷、热、酸、甜都有痛感，特别对热敏感，当刺激去除后，疼痛仍持续一定的时间。

(2)深龋治疗　若深龋治疗不及时，龋洞深入牙髓，可致牙髓炎或牙髓坏死，脓液积聚在牙髓腔内，压迫神经末梢，可引起剧烈疼痛。

3. 预防

(1)注意口腔卫生　3岁以前应坚持食后及时漱口，清除食物残渣。3岁后，教会幼儿掌握正确的刷牙方法，坚持早晚各1次。应选择适合幼儿使用的保健牙刷、牙膏。应教育幼儿睡前不吃零食。

(2)合理营养　合理摄入含钙食物，多晒太阳，以保证牙齿正常钙化，增强牙齿的抗酸能力。

(3)预防牙齿排列不齐　用奶瓶喂奶时应避免瓶口压迫乳儿牙龈，不让婴儿吸吮干橡皮奶头，及时纠正学前儿童吸吮手指、咬硬物等不良习惯。在换牙期间，若恒牙开始萌出而乳牙滞留，则形成“双排牙”，应及时拔去滞留的乳牙，使恒牙正常萌出。

4. 治疗

乳牙患龋后进展较快，不仅影响咀嚼功能和食物的摄入，还影响恒牙的正常萌出和颌骨的发育，应及早治疗。

(二)弱视

弱视是指眼球没有器质性病变，戴眼镜视力仍得不到矫正。它属于学前儿童视觉发育障碍性疾病。

视觉　包括光觉、色觉、形觉等。

光觉　是指视觉器官受光的刺激时所发生的感觉；

色觉　是指在光线明亮的时候，眼睛对不同波长的光产生不同的颜色感觉；

形觉　是视网膜有感受物体形状传入大脑后发生的形觉功能。

1. 病因

(1)斜视　是双眼向前平视时，两眼的黑眼珠位置不匀称，一只眼的黑眼珠在正中，另一只眼的黑眼珠向外、向内、向上、向下偏斜。斜视可使学前儿童产生复视(视物成双)，日久，偏斜眼可导致弱视。

(2)屈光不正或屈光参差　(两眼屈光度数不等)，可致弱视。

(3)形觉剥夺　学前儿童由于种种原因不当地遮盖着某只眼睛，该眼因缺少光的刺激，致视觉发育缓慢，形成弱视。

(4)先天性弱视等。

2. 危害性

弱视的学前儿童，不能建立完善的双眼单视功能，难以形成立体视觉。缺乏立体视觉则

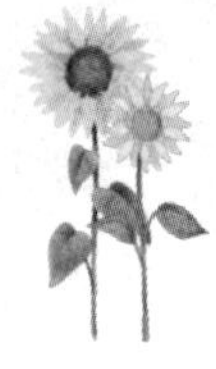

不能很好地分辨物体的远近、深浅等，难以完成精细的技巧工作，给生活、学习和将来的工作都带来不良的影响。

3. **防治**

（1）早发现，早治疗　治疗弱视的最佳年龄阶段为学龄前期。随着年龄增长，治愈的可能性逐渐减少。一般在4岁前治疗，大多能获得良好的效果；年龄大于8岁后，治疗效果明显下降；到了青春期，治疗效果基本无望。因此，早发现、早治疗弱视是促进患儿恢复正常视觉功能的关键。

（2）学前儿童入园后　应定期检查视力。每年至少普查1～2次，在日常的保教活动中，若发现学前儿童经常歪头侧脸姿势视物，应及时通知其家长，尽早带孩子去医院检查治疗。

（三）急性结膜炎

1. **病因**

急性结膜炎是由病毒或细菌引起的传染性眼病。一年四季均可发生，夏季多见。患者的眼中有大量的病毒或细菌。患者用过的毛巾、洗脸水，患者揉眼后用手摸过的物品（如门把手、水龙头、玩具、绘本书）等，均可带上病毒或细菌。健康人用后，又用手揉眼睛，均可被传染。

2. **症状**

（1）可有发热、咽痛。

（2）眼结膜充血、怕光、流泪、眼屎增多、眼痛。

（3）病毒性流眼水，细菌性流眼屎，混合性既有眼屎又流眼水。

3. **护理**

（1）忌包扎眼部　以免分泌物无法排出，致使细菌大量繁殖。

（2）忌热敷，应冷敷　冷敷促进毛细血管收缩，阻碍病菌的繁殖和游离。

（3）坚持滴眼药　应在医生的指导下用药，白天滴眼药水，夜间滴眼药膏。给患儿滴眼药后，护理人员应用流动水洗手。也可每天到医院用生理盐水冲洗眼睛1～2次，促进其更快好转。

4. **预防**

（1）急性结膜炎传染性极强，要重视预防和隔离消毒。

（2）教育学前儿童不用手揉眼睛，要勤洗手，用流动水洗脸，毛巾专用消毒。

（3）夏季游泳后应及时滴眼药水进行预防。

（四）沙眼

1. **病因**

沙眼的病原体是一种病毒，这种病毒存在于患者眼睛的分泌物中，沙眼的传染与个人卫生、环境卫生有着密切的关系。

2. **症状**

（1）沙眼的主要病变在眼睑结膜上，表现为睑结膜充血，细沙样，形似沙粒，故名沙眼。

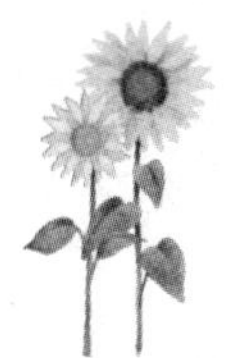

患者感到眼睛痒，有摩擦感，好像眼睛里有沙子，迎风流泪。

(2)病变发展，睑结膜被破坏，形成瘢痕。

(3)严重的沙眼，由于疤痕收缩可致眼睑内翻而倒睫。倒睫（眼睫毛的尖端向内倒）刺伤角膜渐渐失去光泽，视力减退，若不及时治疗，可致失明。因此，沙眼也是导致失明的主要眼病。据不完全统计，解放初期，约有40%的盲人是由沙眼所致。

3. 预防

同"急性结膜炎"。

（五）麦粒肿（睑腺炎）

1. 病因

麦粒肿是一种急性化脓性眼睑炎症，多由葡萄球菌所引起，分为内、外两种，学前儿童患有眼睑缘炎、屈光不正、营养不良、机体抵抗力弱等情况时，容易反复发作。

2. 症状

(1)外麦粒肿发生在近眼睑缘的外部，初为局部红肿、刺痒、疼痛，逐渐形成结节样隆起硬块，有压痛，数天后化脓（图7-8）。严重时，整个眼睑弥漫性红肿，球结膜充血水肿。

(2)内麦粒肿又称睑板腺炎，发生在眼睑深部（图7-9）。症状与外麦粒肿相同，但痛疼较剧烈，范围较大，化脓后结膜面流脓。

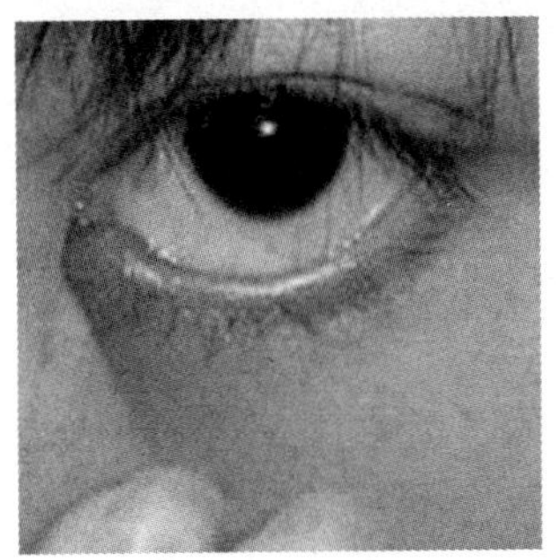

图7-8　外麦粒肿

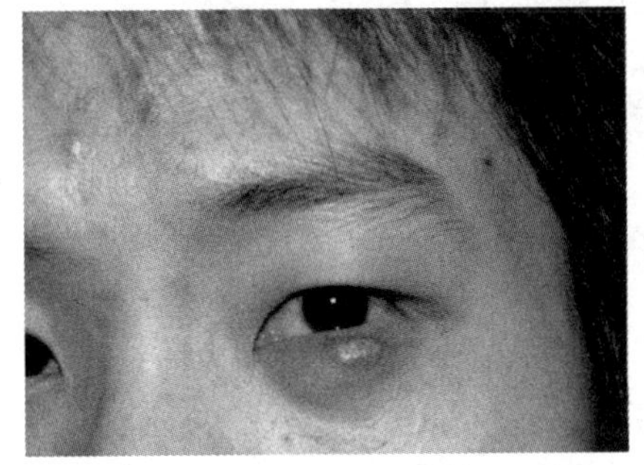

图7-9　内麦粒肿

3. 治疗与护理

(1)麦粒肿未成熟时，用热毛巾湿敷，3次/天，15分钟/次，促其成熟。

(2)脓肿成熟时，若不自行流脓，可到医院切开排脓，但忌用力挤压，以免细菌扩散。

(3)若有发热等全身症状，可用抗生素治疗，白天滴眼药水，夜间涂眼药膏。

(4)反复发作的患儿，应根治睑缘炎，加强营养，矫正屈光不正。

4. 预防

(1)保持眼部清洁。

(2)毛巾要经常洗、晒、消毒。

(3)教育学前儿童不要用手揉眼。

(4)有眼睑缘痒、涩感时，应及时滴眼药进行预防。

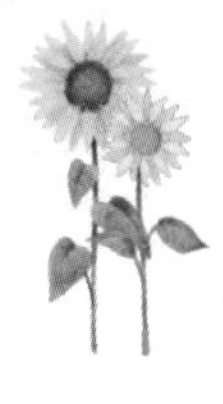

（六）化脓性中耳炎

1. 病因

（1）学前儿童的咽鼓管较成人短、宽，呈水平位。患上呼吸道感染时，细菌易通过咽鼓管进入中耳，引起中耳炎。尤其是不正确擤鼻涕的方法，易促使细菌进入中耳。

（2）学前儿童患麻疹、猩红热等传染病可并发中耳炎。

（3）乳儿平卧哺乳，易发生呛咳，使乳汁及鼻腔分泌物进入咽鼓管，致中耳炎。

2. 症状

（1）病初似感冒，继而高热、耳内剧痛。乳儿可表现为烦躁哭闹、睡眠不安。

（2）脓液穿破鼓膜，外耳道流脓，耳痛明显减轻，哭闹停止。

（3）小的鼓膜穿孔可有暂时性听力下降，经及时治疗，炎症消退后，鼓膜穿孔愈合，听力可恢复正常。

（4）急性中耳炎若治疗不彻底，可转为慢性，主要表现为外耳道持续或间断性地流脓，鼓膜穿孔加大，中耳听小骨遭到破坏，听力可有不同程度下降。同时还会并发其他疾病。

3. 预防

（1）积极预防上呼吸道感染和急性传染病。

（2）教会学前儿童正确的擤鼻涕方法，擤鼻要轻，按住一侧鼻孔擤另一侧。

（3）取坐位喂哺，避免呛奶。

六、皮肤病

（一）痱子与疖肿

1. 病因

痱子　是皮肤汗腺开口部位的轻度炎症。夏天气温高、出汗多，使表皮浸软，污垢堵塞汗腺口，形成痱子。皮肤瘙痒时，可因搔抓后感染而形成痱子毒，多见于肥胖的学前儿童。

疖肿　多数由细菌侵入毛囊深部和毛囊周围而引起的急性化脓性炎症，如图 7-10 所示。炎热季节，皮肤潮湿多汗、局部擦伤、抓搔等，都会引起细菌侵入，易生疖子。

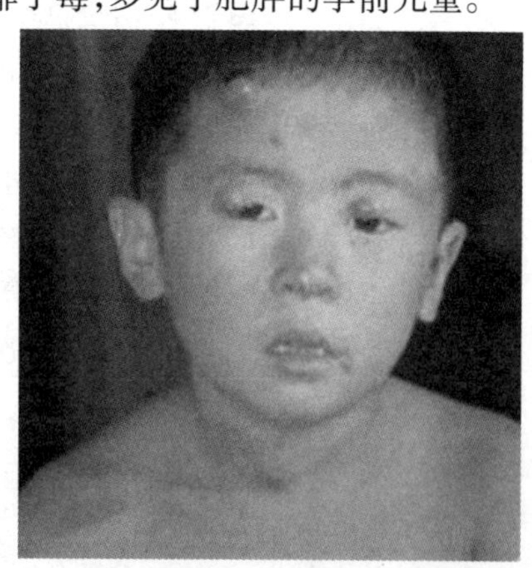

图 7-10　疖肿

2. 症状

痱子多发生在头皮、前额、颈部、胸部、腋窝、腹股沟等处。该处先出现红斑，继之为针尖大小至小米粒大小的红色丘疹或丘疱疹，刺痒。痱毒起初是小米粒大小，逐渐形成大米粒或黄豆大小的肿块。

疖肿初为皮肤上出现圆形的小结节，红、肿、疼痛。3 ~ 5 d 后，结节长大，中央突出，形成黄白色脓点，疼痛加

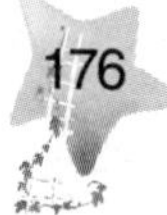

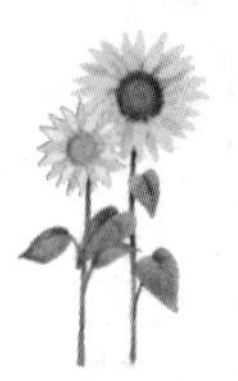

剧，数日后，脓点多自行破溃流出少量脓液，炎症消失，多能自愈。疖肿深者，留有疤痕。上嘴唇周围和鼻部生疖时很危险，处理不当时，会引起化脓性海绵状静脉窦炎。数个较大的疖融合而成痈。痈有数个流脓的疮口，状如莲蓬。

3. 治疗与护理

痱子以局部治疗为主。可用温水、痱子水洗浴，擦干，亦可用各种止痒剂，可内服金银花等中药。如果抓破感染，可外用酒精消毒后再用抗生素治疗。

疖肿绿豆大小时可用碘酒消毒（面部禁用），及时用酒精脱碘，若不消退，可用红霉素眼膏涂抹患处，促进疖子消肿。当疖子局部变软时，可到医院治疗，切勿自行挤压，以防病菌扩散，严重者可服用或注射抗生素。经常生疖子的人，应加强个人卫生，注意营养，提高抵抗力。

4. 预防

（1）注意防暑降温，室内通风。

（2）保持皮肤清洁，夏天勤洗澡，勤换内衣。

（3）衣服宜宽大，不赤膊睡觉。婴儿睡觉时，要经常帮助婴儿翻身。

（二）脓疱疮

1. 病因

脓疱疮　俗称黄水疮是由细菌引起的化脓性皮肤炎症。学前儿童皮肤细嫩，病菌易乘虚而入。被昆虫叮咬后抓伤皮肤或因流涎、烂嘴角等使皮肤破损为常见的诱因。

2. 症状

脓疱疮多发生在皮肤暴露的部位，如面部、颈部、双手等。初起时为红色斑点，渐成水疱、脓疮。数日后脓疱破裂，流出黄色脓液，结成黄痂。脓液中有大量病菌，被脓液污染的健康皮肤破损可发生新的脓疮。久治不愈可并发淋巴结炎，甚至引起变态反应性疾病，如急性肾炎、风湿热等。应该引起高度重视。

3. 预防

（1）注意皮肤清洁　勤洗澡，勤换洗内衣。

（2）加强消毒　患者的衣服、毛巾等，用后应煮沸消毒。护理患者后，用皂液流动水洗净手，再用酒精消毒。

4. 治疗

尽早用抗生素治疗，防止并发症。

（三）湿疹

1. 病因

湿疹　是一种常见的过敏性皮肤疾病。引起过敏的原因很多，大多数是婴儿已有先天敏感体质，当遇到敏感物质刺激而诱发。容易引起婴儿敏感的刺激物大多是食物（如牛乳、羊乳、鱼、虾、蛋等），也可为灰尘或化学物质（如羊毛、化纤等），母乳可以帮助预防湿疹，但目前也有对母乳不耐受的现象。

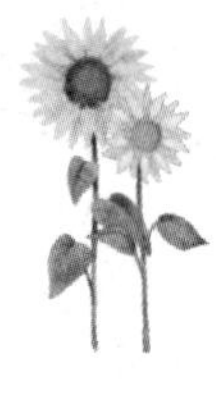

2. **症状**

多发生于6个月以内的婴儿，随着年龄的增长和免疫力的增强逐渐好转。湿疹的主要表现是瘙痒，形态有多种(如红肿、脱皮、破损)，发疹部位常见于关节屈位凹陷处。近年来发现新生儿患面部湿疹也较多。

3. **预防与护理**

(1)积极寻找过敏的原因，并及时排除。

(2)乳母应少吃海鲜及刺激性食物，多吃富含维生素的食物。

(3)学前儿童饮食切勿过量。如怀疑婴儿对牛乳过敏，可试用其他乳类、乳制品或牛乳。

(4)用中性硼酸软皂或洗衣液洗衣服、尿布，要用清水漂洗干净，用开水烫后暴晒。

(5)不用化纤、羊毛织品作贴身衣服、帽子等。

(6)可用炉甘石洗剂、湿疹膏等药物涂抹止痒。给学前儿童勤剪指甲，以免抓伤皮肤而引起感染。

(7)室内应卫生，空气应清爽。

七、学前儿童疱疹性咽峡炎

1. **病因**

病毒或细菌感染(大多为上呼吸道感染所致)。

2. **症状**

病变在口腔后部、发红、有疱疹。

3. **治疗**

速到医院治疗。在治疗期间，饮食要保持清淡，勿过热，多喝温开水，多饮富含维生素的青菜汁、水果汁及口服维生素C、维生素B2药物，促进口腔溃疡愈合等。注意用淡盐水漱口，保持口腔清洁。一般一周左右可康复。

4. **预防**

同上感。勤洗手、注意口腔卫生。

八、肠寄生虫病

(一)蛔虫病

1. **病因**

感染性虫卵污染了食物、饮水、土壤、手，学前儿童吸吮手指或摄食前不洗手，生吃未洗净的瓜果、蔬菜，喝生水，可将虫卵吞入而患病。蛔虫生活史，如图7-11所示。

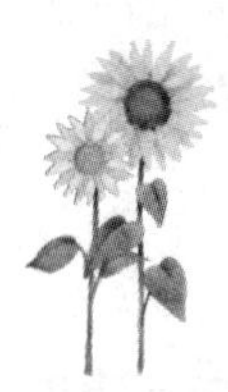

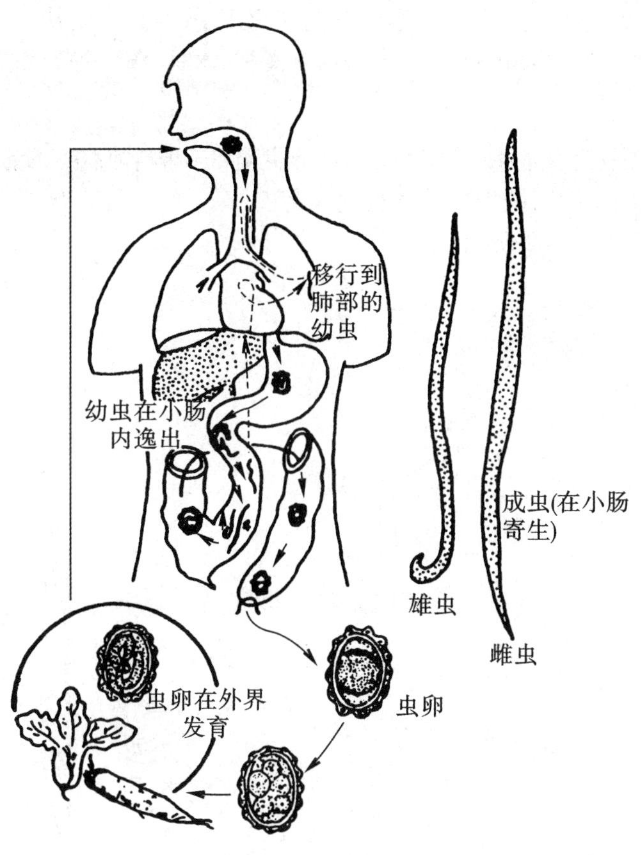

图 7–11　蛔虫生活史

2. 症状

(1)蛔虫寄生于肠道内,影响肠道功能,致消化和吸收障碍,导致营养不良。学前儿童面黄肌瘦、贫血,生长发育迟缓。

(2)机械作用和代谢产物的化学刺激,致患者可反复发作,间断性脐周围疼痛,时而自行缓解。

(3)蛔虫所产生的毒素刺激神经系统,可致睡眠不安、磨牙等症状。

(4)过敏性体质的学前儿童常会发生荨麻疹、皮肤瘙痒等过敏现象。

(5)可引起并发症,如胆道蛔虫病、蛔虫性肠梗阻、蛔虫性阑尾炎等。

3. 预防

(1)在农村对粪便无害化处理,消灭蛔虫卵。

(2)教育学前儿童讲究饮食、个人卫生,不吸吮手指,防止感染。

(3)每年可集体驱蛔一次,应选择在秋、冬季进行。

(二)蛲虫病

1. 病因

虫卵污染了学前儿童的手指、食物、食具、玩具等,经口进入人体而患病。已患蛲虫病的

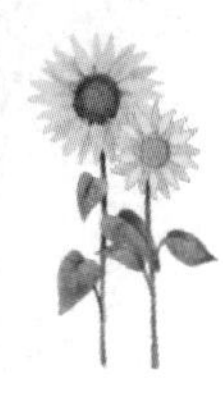

学前儿童，可因雌虫产卵致肛门周围瘙痒，学前儿童用手抓痒，手指沾上虫卵，未及时清洗而重复感染。学前儿童穿开裆裤，可使虫卵散布在滑梯、木马、椅子等处而造成传播。

2. 症状

(1)因肛门周围及会阴部瘙痒，影响睡眠。学前儿童可出现精神不振、食欲欠佳、烦躁不安等。

(2)可引起肛门周围皮肤发炎。蛲虫进入女孩外阴，可致阴道炎。

蛲虫生活史，如图 7-12 所示。

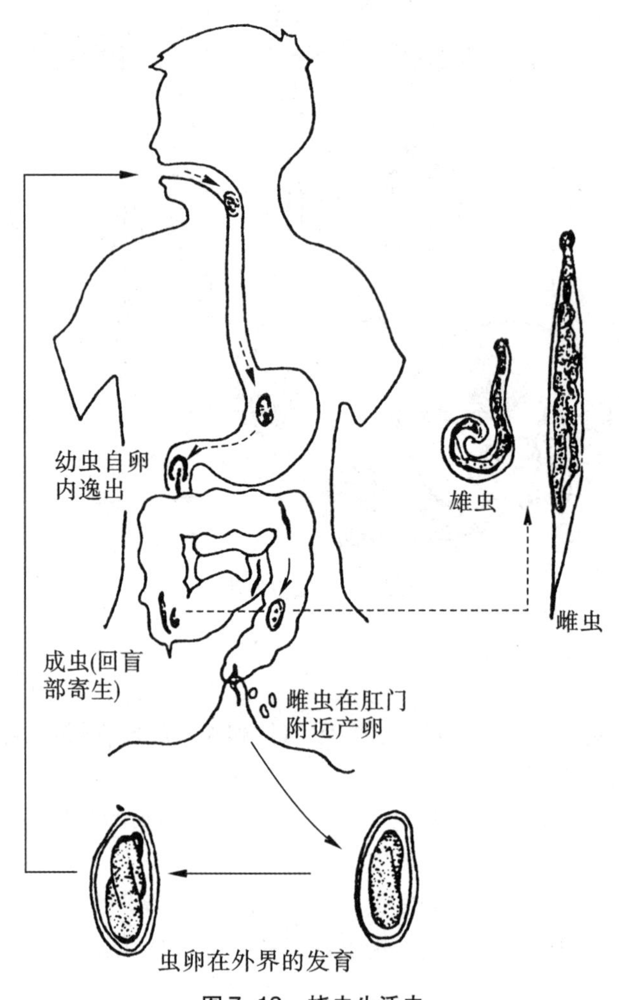

图 7-12　蛲虫生活史

3. 护理与预防

(1)教育学前儿童饭前便后洗手，不吸吮手指。

(2)因蛲虫寿命很短，应避免重复感染。学前儿童应早穿整裆裤，避免虫卵侵入。

(3)夜间睡前，可在肛门周围涂治蛲虫的药膏，以止痒并粘附虫卵。在早晨用温开水洗净臀部，换上干净的内裤，并将穿过的内裤、被单清洗煮沸或暴晒 6 小时，以杀灭虫卵。

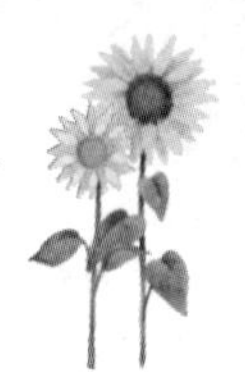

第三节　学前儿童常见传染病

传染病是由病原体引起的,能在人与人、动物与动物、人与动物之间相互传播的疾病。学前儿童在集体环境中生活,彼此接触密切,一旦发生传染病,很容易蔓延。因此,托幼园所必须贯彻“预防为主”的方针,采取有效措施,消除一切不利于学前儿童健康的因素,做好传染病的预防工作。

一、传染病的特性

(一)有病原体

病原体是指生活环境中能使人感染疾病的微生物(如病毒、细菌等)。每种传染病都有特异的病原体,如痢疾的病原体是痢疾杆菌,水痘的病原体是水痘病毒。多数传染病的病原体是病毒。病毒比细菌小,寄生在细胞内,对抗生素不敏感。

(二)有传染性

病原体经过一定途径进入易感者体内,使之感染而发病,如流行性感冒患者在咳嗽、打喷嚏时排出流感病毒,可使易感者感染而患病。所有的传染病都具有一定的传染性。

(三)有免疫性

传染病痊愈后,人体对该传染病产生了不感受性,称为免疫。有些传染病痊愈后,不再感染,称为终生免疫,如麻疹、水痘等;而有些传染病痊愈后,经过一段时间后可再度感染,如流行性感冒、痢疾等。

(四)有流行性、季节性、规律性

1. 流行性

传染病可在人群中散在发生,或在局部地区人群中大量发生,甚至在许多地区大面积发生,称为传染病的流行。

2. 季节性

指传染病易在某个季节内发生、流行。如呼吸道传染病多发生于冬春季节,消化道传染病多发生于夏秋季节。

3. 规律性

指传染病的发生、发展和恢复一般要经过以下四个阶段。

潜伏期　从病原体侵入人体到出现最初症状,称为潜伏期。不同的传染病,其潜伏期长短不一。根据某种传染病的最长潜伏期,可以确定这种传染病的检疫期限。如在某幼儿园某班发现一名学前儿童患水痘,自患儿离园之日起,该班检疫期为 21 天。

前驱期　有个别患者发病迅速可能不会出现前驱期,而一般的传染病发病都有一个过

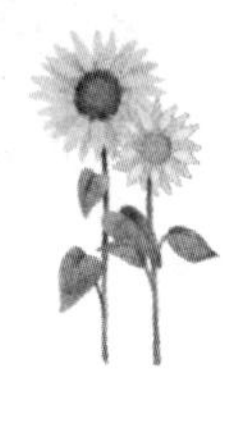

程。前驱期患者已具有传染性。

症状明显期　该期患者逐渐出现各种传染病的特有症状,如患流行性感冒时有发烧、咳嗽、打喷嚏等典型特征。

恢复期　传染病的主要症状逐渐消失,体内的生理功能和组织损伤逐渐恢复。但在此期间,病情有时也会转化或发生并发症。因而在恢复期仍应加强护理,直至完全康复。

二、传染病发生和流行的三个基本环节

(一)传染源

指体内有病原体生长、繁殖并能排出病原体的人或动物。一般可分为三种。

传染病患者　指感染了病原体,并表现出一定的症状和体征的人。患者是传染病的主要传染源。在发病的过程中,能排出病原体的整个时期称为传染期。根据某种传染病的传染期,可决定患者的隔离日期。

病原携带者　是指无症状而能排出病原体的人或动物。如某人患病后,症状已消失,但仍能排出病原体,称为病后携带者;病原体侵入人体后,人体无任何症状,但能排出病原体,称为健康携带者。

受感染的动物　由受感染的动物所传播的病称为人畜共患病,如狂犬病、流行性乙型脑炎等。牛感染流行性乙型脑炎病毒后,可通过媒介蚊子将病毒传染给人。因此,牛是流行性乙型脑炎的重要传染源。

(二)传播途径

病原体从体内排除,经过一定的方式,又侵入他人机体的过程称为传播途径。主要的传播途径有以下几种。

1. 空气飞沫传播　病原体随着患者或携带者说话、咳嗽、打喷嚏时产生的飞沫散布到空气中,被易感者吸入体内而引起感染。如流行性感冒、麻疹等呼吸道传染病主要由飞沫传播。

2. 饮食传播　病原体污染了食物或饮水,经口进入人体而感染。如甲型肝炎、细菌性痢疾等。

3. 虫媒传播　病原体通过媒介昆虫(如蚊、虱、蚤等)进入易感者体内而感染。如蚊子可传播流行性乙型脑炎。

4. 日常生活接触传播　又称间接传播,患者或病原携带者排出的分泌物污染了日常用品(如毛巾、衣被、食具等),被易感者接触后感染。如水痘、急性结膜炎等。

5. 医源性传播　由医务人员在检查、治疗和预防疾病等过程中,操作不慎而造成的传播。如输液或注射针头消毒不严可造成感染。

6. 母婴传播　由传染源直接将病原体传给易感儿。如女性艾滋病患者可通过胎盘、分娩损伤、哺乳等途径将艾滋病毒传给婴儿。

7. 土壤传播　人体接触带有病原体的土壤而感染疾病,如破伤风、钩虫病、蛔虫病等。

8. 自身传播　带有病原体的学前儿童可发生反复的自身感染,如患有蛲虫病、蛔虫

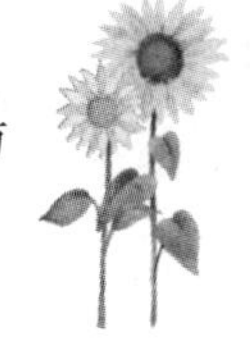

病等。

(三)易感者

指对某种传染病缺乏特异性免疫力,容易受感染的人。人群中对某种传染病的易感者越多,则越容易发生该传染病的流行。

三、传染病的预防

预防传染病应针对传染病发生和流行的三个主要环节,采取综合性措施。

(一)保护易感者

1. 保护易感者的措施

(1)非特异性保护措施　坚持户外锻炼,增强体质,合理营养,培养良好的卫生习惯。

(2)特异性保护措施　加强预防接种,提高学前儿童抗感染的能力。

2. 预防接种

预防接种又称人工免疫,是将疫苗通过适当的途径接种到人体内,使机体产生对该传染病的抵抗力,从而达到预防传染病的目的。

(1)有关预防接种的免疫知识

抗原　凡能刺激人体产生抗体,并能与相应的抗体发生特异性反应的物质,称为抗原。如麻疹菌苗、卡介苗等病原微生物为抗原。

抗体　机体接受病原微生物刺激后,机体产生一种具有抗御作用的特异性质的蛋白质叫抗体。对机体具有免疫力。但抗体具有特异性,一种抗体只能作用于相应的抗原,因此,对传染病要进行多种预防接种,才能具有对多种传染病的免疫力。如注射乙肝疫苗后,刺激机体产生抗乙肝病毒的抗体,机体对乙肝就有了一定的免疫力。

免疫的种类

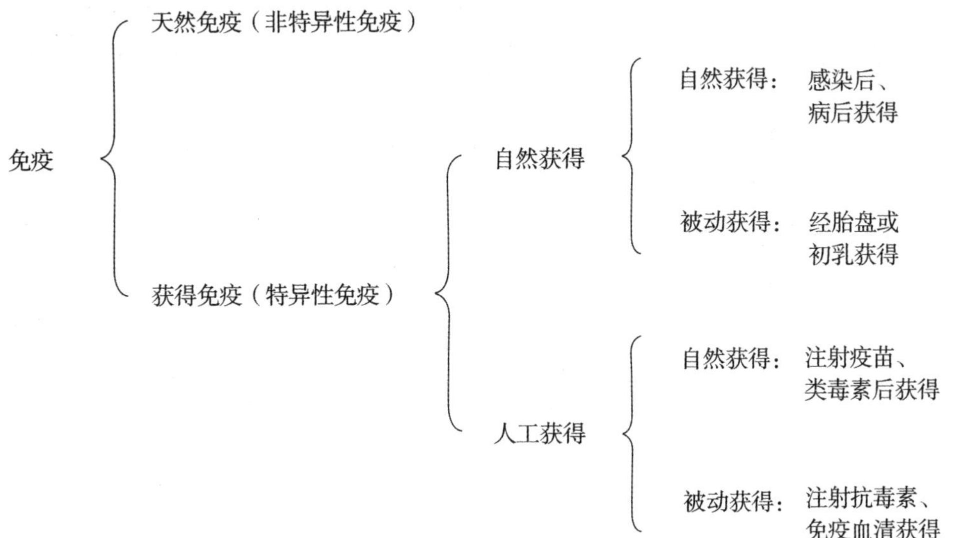

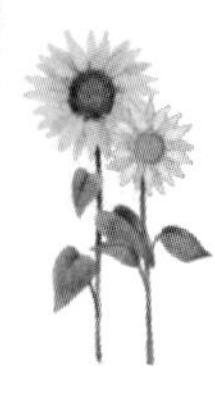

天然免疫　是先天遗传的人体防御机能,对机体起到较为全面的保护作用。如皮肤的屏障作用,白细胞的吞噬作用等。

获得性免疫　是出生后才产生的。小儿接触到某种病原微生物后,获得终身免疫和短暂免疫。它的作用具有特异性,只针对与之接触过的微生物。如水痘、流感等。

自然自动免疫　是指患过某种传染病后,所获得的免疫力。

自然被动免疫　是母体传给胎儿的抗体,到出生后 6 个月左右消失。

人工自动免疫　是向机体输入抗原(如疫苗、类毒素),在抗原影响下,机体产生抗体而发生免疫作用,当机体接受抗原后需要一定的时间才能产生抗体,在体内持续时间较久(1—5 年)。

人工被动免疫　是将动物或人的血清中的抗体注入人体,可迅速产生免疫效果,但抗体消失较快(约 3 周左右)。

疫苗　能使人体产生免疫力的一切病原微生物制品,统称疫苗。疫苗是由病毒制成的生物制品;菌苗是由细菌制成的生物制品;疫苗和菌苗基本上都有活的和死的两种。

(2) 计划免疫　为了提高人群免疫水平,控制和消灭传染病,必须进行系统的、有计划有组织的预防接种。学前儿童是预防接种的重点对象。因此托幼园所和家庭应积极配合防疫部门,按程序对学前儿童进行预防接种。

计划免疫包括基础免疫项目和加强免疫项目,也包括传染病流行前期在一定的学前儿童群体中进行的免疫项目。

基础免疫　一般出生 6 个月后的乳儿从母体获得的抗体已逐渐消失,易感染疾病。为了达到保护的目的,选择几种对学前儿童健康威胁较大的传染病疫苗,在短期内接种到学前儿童体内,使他们获得对这些传染病的免疫力,并为今后的免疫打下基础,这种初次接种称为基础免疫。

由于疫苗种类不同,完成基础免疫所接种的次数也有所区别。一般来说,活疫(菌)苗,因免疫效果好,只需接种一次就可达到基础免疫的效果。但死疫(菌)苗,因免疫效果较差,故必须接种几次才能达到基础免疫的效果。

加强免疫　经基础免疫后,体内获得相当的免疫力,经过一段时间,机体免疫力逐渐下降到一定程度时,再重复接种一次,就可使免疫力再度提高,以巩固免疫效果。这种复种称为加强免疫。

预防接种应根据学前儿童的年龄,在不同的时间按顺序进行。国家卫生部门规定了我国儿童免疫程序(供参考),如表 7-2 所示。

(二)切断传播途径

1. 经常性预防措施

搞好环境卫生、饮食卫生和个人卫生。注意环境卫生,室内经常通风换气,保持室内空气新鲜。做好经常性的清洁消毒工作,消除或杀灭环境中的病原体。常用的消毒方法有煮沸法、日晒法、药品消毒法、空气流通法等。

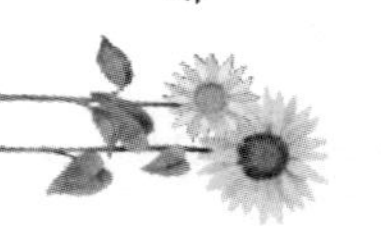

表 7-2　儿童免疫程序表

可预防疾病	疫苗种类	接种途径	剂量	英文缩写	接种年龄														
					出生时	1月	2月	3月	4月	5月	6月	8月	9月	18月	2岁	3岁	4岁	5岁	6岁
乙型病毒性肝炎	乙肝疫苗	肌内注射	10 或 20 μg	HepB	1	2					3								
结核病[1]	卡介苗	皮内注射	0.1ml	BCG	1														
脊髓灰质炎	脊灰灭活疫苗	肌内注射	0.5ml	IPV			1	2											
	脊灰减毒活疫苗	口服	1 粒或 2 滴	bOPV					3								4		
百日咳、白喉、破伤风	百白破疫苗	肌内注射	0.5ml	DTaP				1	2	3				4					
	白破疫苗	肌内注射	0.5ml	DT															5
麻疹、风疹、流行性腮腺炎	麻腮风疫苗	皮下注射	0.5ml	MMR								1		2					
流行性乙型脑炎[2]	乙脑减毒活疫苗	皮下注射	0.5ml	JE-L								1			2				
	乙脑灭活疫苗	肌内注射	0.5ml	JE-I								1、2			3				4
流行性脑脊髓膜炎	A 群流脑多糖疫苗	皮下注射	0.5ml	MPSV-A							1		2						
	A 群 C 群流脑多糖疫苗	皮下注射	0.5ml	MPSV-AC												3			4
甲型病毒性肝炎[3]	甲肝减毒活疫苗	皮下注射	0.5 或 1.0ml	HepA-L										1					
	甲肝灭活疫苗	肌内注射	0.5ml	HepA-I										1	2				

注：1. 主要指结核性脑膜炎、粟粒性肺结核等。

2. 选择乙脑减毒活疫苗接种时，采用两剂次接种程序。选择乙脑灭活疫苗接种时，采用四剂次接种程序；乙脑灭活疫苗第 1、2 剂间隔 7~10 天。

3. 选择甲肝减毒活疫苗接种时，采用一剂次接种程序。选择甲肝灭活疫苗接种时，采用两剂次接种程序。

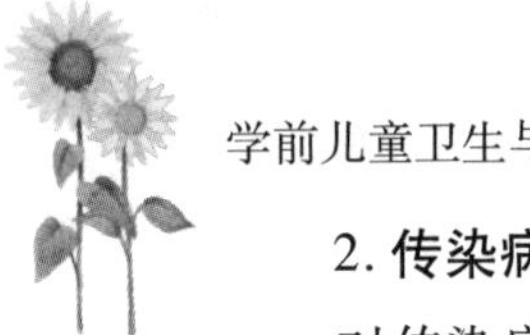

2. 传染病发生后采取的措施

对传染病患者所在班的环境设施进行彻底消毒。对于呼吸道传染病,应以彻底通风换气为主;对于肠道传染病,应对患者用过或接触过的物品进行彻底消毒。

(三)控制传染源

1. 早发现病人　多数传染病在疾病早期传染性最强,早发现病人,是控制传染病流行的关键。

(1)学前儿童入园前必须进行健康体检,经医院证明健康合格者,方可入园。

(2)工作人员入园前必须进行健康体检,经医疗部门证明合格者,方可进园工作。

(3)无论是学前儿童还是工作人员入园后都应定期进行健康检查。

(4)做好学前儿童"晨检"及全日观察工作。

2. 早隔离病人　隔离是使传染期的病人或携带者勿与其他人接触,并采取科学的消毒和卫生措施,以防止传染病的传播。

3. 对传染病的接触者进行检疫　凡与传染源有密切接触的健康人,从脱离接触后至该病的最长潜伏期,为检疫期限。在托幼园所内,传染病的接触者指病儿的同班小朋友。检疫的目的是尽可能缩小传染的范围,尽早发现病人。

检疫期间,不接收新生入班,该班单独活动,根据疫情的严重形势可全班放假一周或两周。对接触者进行防护,给予防疫药品预防。已满检疫期限者,解除检疫。

四、学前儿童常见传染病

(一)麻疹

1. 流行特点

麻疹病毒引起的急性呼吸道传染病。麻疹病毒存在于患者的口、鼻、眼的分泌物中,主要经过飞沫传染,也可间接传染。1 ~ 5 岁的学前儿童感染率较高。一年四季均可发生,冬春季多见。传染性强,病后终身免疫。

2. 症状

(1)前驱期　病初 3 ~ 4 d,症状似感冒,有发热、咳嗽等症状,易被误诊。此期间在患儿口腔两颊粘膜处,可见到针尖大小灰白色斑点,周围红晕,称为麻疹粘膜斑。这是早期诊断麻疹的重要依据,但仅占患麻疹患者的 50% 左右。出疹 3 ~ 4 d 后,麻疹粘膜斑逐渐消失。

(2)出疹期　3 ~ 4 d,病情较轻者历时较短。一般在发热 3 ~ 4 d 后出皮疹,先从耳后,逐渐波及颈部、面部、躯干和四肢,自上而下。初为玫瑰红色斑丘疹,大小不等,皮疹越来越密集,逐渐融合,颜色加深,但疹间可见正常皮肤。全身症状加重,体温可高达 40 ℃,患儿常伴有惊厥,体温越高疹子出的越多,患儿极端痛苦,咽部红肿疼痛、嗜睡、烦躁,颈部淋巴结和脾脏有轻度肿大。

(3)退疹期　3 d 左右,按出疹顺序逐渐消退,呈麦麸样脱屑。

(4)恢复期　如果无并发症,症状逐渐好转,退疹部位暂留有棕色斑痕,1 ~ 2 周可恢复正常肤色。

3. 护理

(1)保持室内空气新鲜,但不能让患儿多受风。

(2)勤洗脸,勤漱口,多喝温开水,淡盐水漱口,保持口腔清洁。

(3)为患儿提供富含营养、易于消化的流质食物。

(4)注意并发症的发生。如果患者高热不退、咳嗽加重、气喘发憋,常是并发肺炎的表现,应及时送医院治疗。

4. 预防

(1)按时接种麻疹疫苗。

(2)在麻疹流行期间,少带学前儿童去公共场所。

(3)隔离患儿,患儿停留过的房间应消毒后通风,其衣物应在阳光下曝晒或煮沸消毒。

(4)对接触者检疫。

(二)风疹

1. 流行特点

由风疹病毒引起的呼吸道传染病,传染性较小。多发生在冬、春季节,6 个月 ~5 岁的学前儿童多见。病愈后终身免疫。妊娠期的妇女不能接触风疹患者,因为病毒可经胎盘进入体内而致胎儿畸形。

2. 症状

(1)潜伏期为 2 ~3 周。

(2)病初表现为轻度感冒症状,但体温多在 39 ℃以下。

(3)发热的当天或次日出现皮疹,很快遍布全身,但在手心、脚心一般没有皮疹。

(4)皮疹开始为淡红色斑丘疹,皮疹一般在 2 ~3 d 内消退,无脱屑和色素沉着。

(5)可见枕部的淋巴结肿大,如黄豆大小,有轻微压痛,不化脓。随着风疹的消退而消失。

3. 护理和预防

症状轻者不必特殊治疗,体温较高者,可卧床休息,给予物理降温,多喝水,给营养丰富的流质或半流质食物等。

(三)婴儿急疹

1. 流行特点

急疹是由病毒引起的呼吸道传染病,传染性不强。多发生在 6 个月 ~1 岁半的婴儿。感染后有持久免疫力。

2. 症状

(1)起病急,高烧可达 40 ℃,食欲欠佳,但精神尚好。表现为高热与轻微的症状不相称。

(2)高烧 3 ~5 d 后,体温自然骤降,随之出现红色斑疹或斑丘疹,多呈分散性,压之褪色,最初出现于颈部及躯干,很快波及全身,在腰部、臀部多见,1 ~3 d 内全部褪尽,不留色

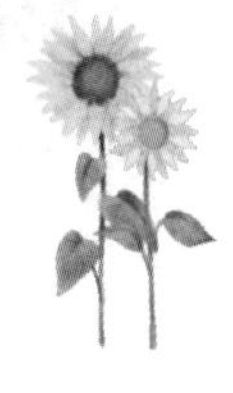

斑,也无脱屑。

3. **护理与治疗**

不需要特殊护理和治疗,高热期间多喝温开水,给予物理降温或适当服退热药,以免因高热而惊厥。

(四)水痘

1. **流行特点**

水痘是由水痘病毒引起的呼吸道传染病,也可间接传播,传染性强。以6个月~3岁的婴幼儿发病率较高。多发生于冬春季,病后终身免疫。

病毒存在于患者鼻、咽分泌物及水痘疱疹的浆液中。从患者发病日起到皮疹全部干燥结痂都有传染性。病初主要经飞沫传染;疱疹破溃后,可通过衣物、用具等传染。

2. **症状**

病初1~2 d有低热,继之出现皮疹。皮疹先见于头皮、面部,逐渐延及躯干、四肢。皮疹为躯干多、四肢少、成对出现。皮疹的形态,最初是红色小点,1 d左右变为水疱,周围有一红圈,呈圆形或椭圆形,大小不等,3~4 d后水疱逐渐干缩结痂。在患病的1周内,由于新的皮疹不断出现,而陈旧的皮疹已经结痂,在患儿皮肤上可同时见到红色小点、水疱、结痂三种类型的皮疹。干痂脱落后,皮肤不留斑痕。出皮疹期间皮肤瘙痒。

3. **护理**

保持皮肤清洁,内衣、床单要勤换洗消毒。因皮肤瘙痒,婴幼儿常抓破皮肤可致化脓性皮肤病。可用止痒药液涂擦皮肤,给婴幼儿勤剪指甲,避免搔伤皮肤。

4. **预防**

早发现、早隔离患者。隔离至水疱全部干燥结痂,没有新的皮疹出现。患者停留过的房间应开窗通风3 h以上,也可用紫外线灯在室内进行消毒1 h为宜。对接触者进行检疫。

(五)猩红热

1. **流行特点**

猩红热是由乙型溶血性链球菌引起的急性呼吸道传染病。细菌存在于患者或健康带菌者的鼻咽部,飞沫通过空气传播。病菌也可通过污染玩具和食物等间接传播。多发生于2~10岁的儿童,多见于冬春季。

2. **症状**

(1)发病期　起病急,患儿有寒战、发热,咽痛、呕吐等全身不适症状。

(2)出诊期　于发病后1~2 d出现皮疹。先是耳后、颈部、腋下出现皮疹,很快波及躯干、四肢。

皮疹发展迅速,12~24 h内布满全身。疹子密集成片,压之褪色,指印清楚。在肘、腋窝、腹股沟等皮肤的皱褶处,疹子呈一条红线。皮肤瘙痒,两颊发红,口唇周围苍白。病后3 d左右,舌乳头肿大突出,像杨梅,故称“杨梅舌”。

(3)退疹期　病程1周后按顺序脱屑,呈片状,形似手套样脱屑,一般2~4 d退完。个

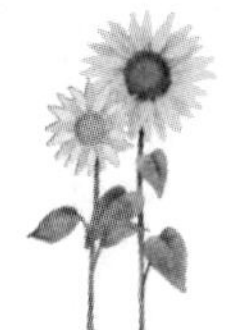

别患者消退较慢,可持续 1 周左右,但无色素沉着。

3. 护理

(1)用抗生素治疗,首选青霉素,过敏者改用其他抗生素,应遵医嘱。

(2)患者应卧床休息,用淡盐水漱口,保持口腔清洁。

(3)患病后 2 ~ 3 周,要检查尿,因少数患者易并发肾炎、风湿热、关节炎等。

4. 预防

(1)隔离患儿,检查咽部可做链球菌阴性培养。

(2)对患儿的分泌物及其用品进行消毒。

(3)对密切接触的易感儿,可注射青霉素进行预防。对过敏者改用其他药物。

几种疹子主要症状的鉴别,如表 7-3 所示。

表 7-3　几种疹子主要症状的鉴别

病名	项目					
	潜伏期	发热后出疹时间	皮疹情况	退疹情况	其他症状	血液化验
麻疹	6 ~ 18 d	3 d 后	暗红色斑丘疹,出疹后 2 ~ 3 d 出齐。自耳后颈部—面部—躯干—四肢手心脚底黏膜上都出现疹子	第 6 天起退疹,麦麸样脱屑,暂留有色素斑,2 ~ 3 周内消失	面部其他症状严重,口腔内有费-科斑,全身淋巴结肿大	白细胞减少,淋巴细胞减少
风疹	2 ~ 3 周	当天	淡红或红色斑丘疹,1 d 出齐。自面部—躯干—四肢	2 ~ 3 d 无脱屑或色素沉着	耳后、颈部后侧及枕部淋巴结肿大	白细胞减少、中性粒细胞下降
小儿急疹	3 ~ 7 d	3 ~ 5 d	玫瑰色斑疹面部较少,1 d 出齐。自颈部和躯干部—腰部、臀部	4 ~ 6 d 后退疹,无脱屑或色素沉着	高热而精神正常,可伴消化道症状	白细胞减少,淋巴细胞增多
猩红热	1 ~ 12 d	12 ~ 36 h	鲜红色、细小密集成片,疹与疹之间皮色通红。唇周苍白,帕氏线,杨梅舌,皮疹 1 天出齐,自颈胸腹背—腋部、腹股沟—四肢	1 周内退疹,留有小片或大片脱屑	喉痛、扁桃体肿大、可有渗出物,颌下淋巴结肿大	白细胞增多、中性粒细胞高
水痘	13 ~ 17 d	1 ~ 2 d 内	红色斑疹、丘疹、疱疹、椭圆形向心分布,有成对出现,疹痒、黏膜上有时也发生疹子	数天后干燥结痂,痂盖在 3 ~ 20 d 内脱落,短期内留有浅色斑	头痛、咳嗽、烦躁不安,饮食减退,淋巴结发炎	白细胞减少

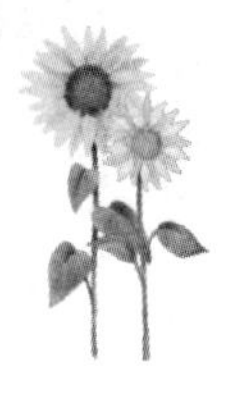

(六)流行性感冒(简称“流感”)

1. 流行特点

流感病毒引起的急性呼吸道传染病,传染性强,多在冬春季流行。流感病毒经患者呼吸道分泌物排出,飞沫通过空气在人群中直接传播,也可因飞沫污染手、玩具、茶杯、衣物等进行间接传播。感染后免疫力不持久,故可引起反复发病。

2. 症状

(1)潜伏期数小时至1~2 d。起病急,有高烧、寒战、头痛、咽痛、乏力、眼结膜充血等症状。

(2)以胃肠道症状为主者,可有恶心、呕吐、腹痛、腹泻等。

(3)以肺炎症状为主者,发病1~2 d后即出现咳嗽、气喘、发绀等。

(4)部分患儿有明显的精神症状,如嗜睡、惊厥等。

3. 护理

(1)高烧时卧床休息。病儿卧室要有阳光、空气新鲜。饮食应富有营养、易消化、多饮水。

(2)可选用板蓝根、清热解毒液、中草药等治疗。

(3)患儿高烧时应降温;对学前儿童多采用物理降温法。护理者戴口罩,护理患儿后洗净手。

4. 预防

同“上呼吸道感染”

表7-4 普通感冒和流行性感冒的区别

特点	普通感冒	流行性感冒
起病时间	急性起病	急性起病,潜伏期1~3 d
好发季节	一年四季	冬季/春季
病因	70%~80%为病毒,20%~30%为细菌	病毒
症状特点	鼻咽部症状较重 全身症状较轻	鼻咽部症状较轻 全身症状较重
主要表现	鼻咽部症状:清水样鼻涕,也有咳嗽、咽干、咽痒等→2~3 d后鼻涕变稠,可有咽痛、头痛、流泪、味觉迟钝等	全身症状:畏寒、高热、头痛、头晕、全身酸痛、乏力等 胃肠型还有腹痛、腹胀、腹泻等症状
持续时间	5~7 d	10 d左右

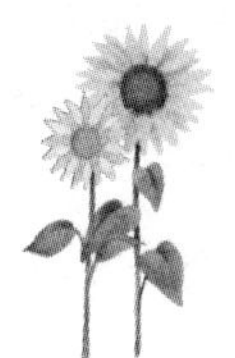

（七）手足口病

1. 流行特点

手足口病是由肠道病毒引起的发疹性传染病，主要是由柯萨奇病毒所引起，一年四季均可发病，夏秋季多见，发病年龄学前儿童，尤以 3 岁以下的孩子发病率最高。

2. 手足口病传播特点

病毒寄生在患儿的咽部、唾液和粪便中。以口腔溃疡、手掌和足底的水疱样皮疹这三大部位出现症状为特征。

（1）该病的潜伏期为 2 ~7 d。

（2）病毒通过唾液、喷嚏、咳嗽、说话时的飞沫传播。

（3）接触传播病毒通过污染手、生活用品、餐具、玩具等间接传染。一旦流行，则很快蔓延。

（4）饮食传播摄入病毒污染的水、食物等。

3. 症状

（1）发病初期似感冒如发高烧，体温多在 38 ℃以上，同时伴有头痛、咳嗽、流涕等症状，体温持续不退，体温越高，病程越长，病情越重。

（2）患儿发热的同时或发热 1 ~2 d 后，口腔粘膜、唇内出疹，为粟米斑丘疹渐成疱疹，周围红晕，破溃形成溃疡，有疼痛感，吞咽困难，患儿食欲差。

（3）口腔疱疹后 1 ~2 d 可在患儿的手心、足心及臀部见到斑丘疹，以脚心部最多，疱疹呈圆形或椭圆形扁平小至米粒，大至豌豆大，较硬，内有混浊液体。

（4）学前儿童手足口病的疹子较少出现在躯干及面部，一般 7 d 左右消退，不会留下瘢痕。

（5）学前儿童手足口病是一种自愈性疾病，预后较好，少数重症患儿可合并心肌炎、脑炎，但这种可能性小。

（6）整个病程大约在一周左右，科学护理一般不会在皮肤上留下色素痕迹或疤痕。

4. 预防措施

预防手足口病要做到五早：早发现、早诊断、早报告、早隔离、早治疗。

（1）注意孩子个人卫生，饭前、便后要洗手。

（2）保持室内空气新鲜，温度应适宜。

（3）多饮水，多吃蔬菜和水果。

（4）对学前儿童餐具、玩具、衣服等进行消毒。

（5）在流行病期间，少带学前儿童去公共场所。

（6）多到户外活动，增强体质。

（7）对发病学前儿童及时就医和隔离，孩子痊愈后由主管防疫部门的医生批准后方可回园。

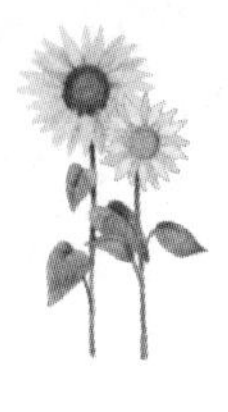

(八)流行性腮腺炎

1. 流行特点

流行性腮腺炎是由腮腺炎病毒引起的急性呼吸道传染病。也可间接传染,传染性强,多发病于冬春季,多见于2~15岁的儿童,易在托幼园所中流行。感染后可获终身免疫。

2. 症状

潜伏期为14~21 d。病初有发热、头痛、肌肉酸痛、畏寒等症状,24 h内患儿诉说耳垂下痛,牙疼,咀嚼及吃酸、硬物时加剧,当日或次日出现腮腺肿大,一般先是一侧腮腺肿大,很快波及对侧,肿胀的部位以耳垂下0.5 cm处为中心,向周围蔓延,边界不清楚,有弹性、无固定肿块,表面灼热。腮腺肿胀在2~3 d内达高峰,持续4~5 d,随之逐渐消退,整个病程为6~10 d,最长达2周。临床发现患儿年龄越大,病程越长,病情越重。

3. 护理

(1)让患儿卧床休息,多喝温开水,吃流质或半流质食物。用淡盐水漱口,注意口腔清洁。

(2)可服板蓝根、清热解毒液、穿心莲中成药等进行治疗,使用抗生素无效。腮腺肿胀时,可局部冷敷,或用中草药外敷。早期可激光治疗,效果良好。

(3)室内空气要新鲜,让患儿多晒太阳。

4. 预防

(1)加强晨检工作,以便早发现、早隔离、早治疗。对患儿应隔离至腮腺完全消肿;对接触者进行检查,若有可疑症状,应立即隔离观察。

(2)室内空气要新鲜。

(3)按时接种腮腺炎疫苗。

(九)流行性乙型脑炎

1. 流行特点

流行性乙型脑炎,简称“乙脑”,是由乙脑病毒引起的急性中枢神经系统传染病,此病经蚊虫叮咬传播,流行于夏秋季,15岁以下儿童多见。此病属于人畜共患的疾病。

2. 症状

起病急,高热,体温可达40 ℃,患儿有头痛、嗜睡、喷射性呕吐、精神和食欲差、惊厥、昏迷等症状。多数能在2周左右被治愈,但严重者则因脑部病变较重,恢复较慢,若发病半年后未能被治愈,则会留下痴呆、失语、瘫痪等后遗症。

3. 预防

(1)消灭蚊虫是预防乙脑的关键,冬春季消灭蚊幼虫,能起到事半功倍的效果。

(2)按时接种“乙脑”灭活疫苗。

(3)加强家禽、家畜的卫生管理,注意环境卫生。

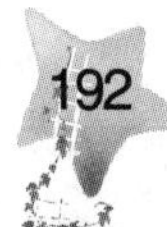

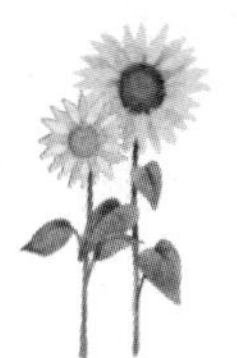

(十)流行性脑脊髓膜炎

1. 流行特点

流行性脑脊髓膜炎简称“流脑”,是由脑膜炎双球菌侵入脑膜所引起的急性呼吸道传染病。发病季节为冬春季,5~15岁以下儿童多见,传染性强。

病菌寄生于患者或健康人的鼻咽部,当咳嗽、打喷嚏或呼吸时,病菌随着空气中的飞沫传染。当易感者在受凉、疲劳、机体抵抗力降低时,可传染此病。

2. 症状

病初似感冒,继之出现高烧、头痛、烦躁。严重时,躯体、四肢皮肤可出现细小的出血点,可迅速转变为瘀点或瘀斑,压之不退,大小不等。细菌侵入脑膜后则出现剧烈头痛、喷射性呕吐、精神萎靡、嗜睡,甚至惊厥、颈项强直等,若不及时治疗,可危及生命。该病起病急,变化快,病情重,而且容易被误诊,应引起高度重视。

3. 治疗

发现“流脑”患者,应及时送医院诊治。主要以抗生素为主,首选药物为青霉素、SD等,若过敏,再改用其他抗生素。

4. 预防

(1)迅速隔离患者到临床症状完全消失后3 d。密切接触者检疫7 d,可服磺胺药SD预防,也可使用中草药,如金银花、大青叶、板蓝根、野菊花、贯众各9~15 g煎水代茶。

(2)保持室内空气新鲜。

(3)加强户外锻炼,避免受凉和过度疲劳。

(4)在流行季节可用淡盐水漱口,多吃清洁的生白萝卜和生大蒜等。

(5)其他同呼吸道传染病的预防。

(十一)细菌性痢疾

1. 流行特点

由痢疾杆菌引起的肠道传染病,简称“菌痢”,学前儿童较常见。痢疾杆菌从带菌者的粪便中排出,通过污染手、食物、饮水等途径,经口传播。

2. 症状

(1)起病急,发烧、腹痛、腹泻。一日可腹泻几十次。有明显的里急后重(总有大便排不净的感觉)。大便内带有粘液和脓血。

(2)少数患者病情来势迅猛,几小时后出现发高烧、抽风,很快昏迷,为中毒型痢疾。

(3)若病程超过两个月,则称为慢性细菌性痢疾。

3. 护理

(1)速送医院治疗　按医嘱给病儿服药,配合医生治疗。急性痢疾治疗不彻底时易转变成慢性痢疾,较难治疗。

(2)注意饮食　病初以流质、半流质为主,忌油腻或有刺激性的食物。病情好转后逐步改为软食,并加强营养,多晒太阳。

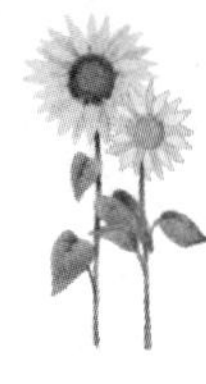

(3)注意卫生　每次排便后,用温开水洗臀部。为了防止臀红、发炎,肛门及臀部可涂5%的鞣酸软膏保护皮肤。

4. 预防

(1)注意个人、环境卫生。

(2)早发现、早隔离　是治疗患者及带菌者控制痢疾流行的关键。

(3)积极预防疾病　如佝偻病、营养不良等。

(4)做好日常消毒工作　食具要专用消毒,患儿的尿布、内裤等也要洗净后暴晒消毒。

(5)注意饮食卫生　平时吃凉菜多放醋,多吃清洁的生大蒜等。

(十二)病毒性肝炎

1. 流行特点

病原体为肝炎病毒,分为甲、乙两型。近年来发现丙、丁、戊型肝炎病毒。在我国以甲、乙、丙型肝炎多见。

甲型肝炎病毒,耐高温,煮沸 15 min 以上方能将其杀灭,对一般消毒剂不敏感。

乙型肝炎病毒,对热、酸、碱均有较强的耐受性。在患者的血清中,可检查出乙型肝炎表面抗原。患者及病毒携带者为主要传染源。

甲型肝炎主要经消化道传播。潜伏期至发病后 2 ~ 3 周均有传染性。患者或带病毒者的粪便直接或间接污染了食物、饮水,易感者摄入被肝炎病毒污染过的食品、水后,易感染。

乙型肝炎主要通过血液和性传播。患者的血液、唾液、鼻涕、乳汁中带有病毒。故健康人输入被污染的血制品(血液、血浆、丙种球蛋白等),或接受消毒不严格的医疗器械(注射、针灸、采血等)均可感染。由于乙型肝炎患者的唾液和鼻咽分泌物带有病毒,故共用餐具、水杯、牙刷等也可间接传播,其中更应注意唾液传播。

甲型肝炎以学前儿童发病多见,多为黄疸型。症状重,后果轻。经及时治疗可以治愈。

乙型肝炎无明显的年龄差异,多为无黄疸型。症状轻,后果重。目前没有特效治疗方法,应该引起高度重视。

2. 黄疸型肝炎症状

(1)黄疸前期　常以上呼吸道感染起病,继而出现消化道症状,如食欲差、恶心、呕吐、腹泻、厌油腻,并伴有乏力、精神欠佳、上腹部不适、尿色加深等。时间为一周左右。

(2)黄疸期　尿呈茶色,巩膜、皮肤发黄,肝脏肿大,肝功能异常。黄疸出现后,胃肠道症状减轻。本期 2 ~ 6 周。

(3)恢复期　黄疸消退,症状消失,肝功能恢复正常。此期为 1 个月左右。

无黄疸型肝炎绝大多数患者为轻型,症状和体征与黄疸型肝炎相似,但在整个病程中始终没有黄疸出现,故易被忽视。若能及早诊断、科学治疗,一般在 3 个月内可康复。

3. 护理

(1)隔离患儿 3 周,对接触者应观察 45 d。

(2)对急性期患儿,应卧床休息,给予“三高一低”(高糖、高蛋白质、高维生素、低脂肪类)的食物,并注意限制其活动量,但在恢复期要进行适当地活动,避免肥胖。

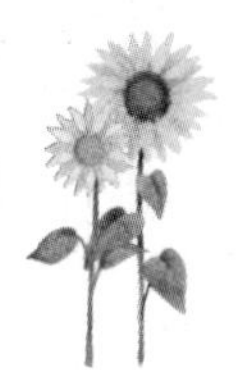

4. **预防**

(1)工作人员要定期体验　甲型肝炎、乙型肝炎活动期不要接触孩子,应调离岗位。

(2)注意卫生　防止病从口入注意饮食卫生、个人卫生。培养学前儿童饭前便后洗手的良好卫生习惯。

(3)严把医用器械消毒关　应用一次性注射器,严格筛查供血员和血制品。

(4)对接触者检疫　接触者10 d之内注射丙种球蛋白有较好的预防效果。

(5)做好日常消毒工作　食具、用具以及粪便、便盆均应及时刷洗消毒。

(6)预防接种　按时为学前儿童接种乙肝疫苗,提高学前儿童的免疫能力。

第四节　常用护理技术

护理工作是治疗疾病,促进患者早日康复的重要环节。保教人员和家长应该掌握常用的护理技术,以便对患儿进行科学有效的护理,是促进患儿早日康复的重要保证。

一、测体温

人体新陈代谢所产生的热量,一部分用于人体的生理活动,另一部分被不断运送到体表,通过辐射、传导、对流以及蒸发等方式散发到体外。在正常情况下,产热和散热是平衡的,使人体的温度保持在36.5~36.8 ℃。

体温测量方法也有三种,分别为腋下测温法、口腔测温法和直肠测温法。由于人体各部位温度不一,身体表面散热较多较快,温度要比深部组织低,且易随环境温度的变化而变化,因此,用腋表、口表和肛表所测得的体温可略有差异,一般依次递增0.5 ℃。

腋下测量法,既安全又卫生,是最常用的体温测量方法,可运用于任何年龄的学前儿童,包括新生儿。测前应检查温度表是否完整,表上的水银线是否甩至35 ℃以下;然后解开学前儿童上衣,轻轻擦干腋窝,把表夹在腋下,学前儿童屈臂夹紧并放于胸前,注意水银端不能伸出腋窝外,5 min后取表,读数记录。

测试体温应在学前儿童充分休息,安静,不剧烈活动,无哭闹的情况下进行。冬天户外寒气可使高热学前儿童体温暂时下降许多,进入室内10 min后再测试,以确保测试准确性。

学前儿童的体温比成人略高,正常体温(腋表)为36.5~37.2 ℃。体温在昼夜之间有生理性波动。

二、测脉搏

一般情况下,脉搏的次数、强弱与心率的次数和心肌收缩力一致,故记录脉搏跳动即代表心率。检查或比较脉搏的强弱、快慢,最好在学前儿童熟睡时测量较为准确,因为学前儿童哭闹或刚活动后测试,会影响脉搏测试结果。测试时,可将食指和中指指肚轻轻按于桡动脉、股动脉处,注意频率、规律及强弱;看好秒表,测1 min并记录。正常学前儿童每分钟脉搏

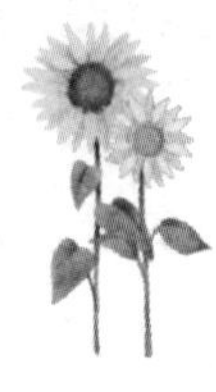

次数为:新生儿 140 次左右,1 ~5 岁 110 次左右,6 ~9 岁 90 次左右。若婴儿体弱,脉搏无法测得,则以测心率为准。

三、测呼吸

学前儿童以腹式呼吸为主,测试时可将手放在学前儿童胸、腹部,或直接观察呼吸时胸腹起伏次数(一呼一吸,计为一次呼吸),历时 1 min,记录结果。正常学前儿童每分钟呼吸次数为:新生儿 45 次左右,1 ~5 岁时 25 ~30 次,6 ~9 岁时 20 ~25 次。测呼吸也应在学前儿童安静状态下进行,哭闹、运动等均会使呼吸频率增快且难以测量;也可用心率的次数除以 4 所得的结果为呼吸次数。

四、测血压

测量血压可以了解心血管系统的状况。测时应首先检查袖带宽窄是否适当,若用成人器具,气袋过宽,会使血压数值偏低;气袋过窄,则会使血压数值偏高;袖带宽度因学前儿童年龄差异而有所不同,一般新生儿为 2.5 cm,3 岁前为 5 cm,4 ~10 岁为 7 ~9 cm,袖带内气囊应能围绕上臂或超过上臂周径一半以上。然后检查气囊接头,无漏气后,将袖带平整地缠于学前儿童上臂,其下缘距离肘窝约 2 cm。坐位或卧位测量时,均需使被测手臂、血压计零点和心脏处于同一水平位置。听诊器放于学前儿童肘窝肱动脉明显处,关闭气门,打气至脉搏声消失后,再加压 10 ~20 mmHg,缓慢放开气门,观察水银柱下降情况。当听到第一个清晰的肱动脉搏动声音时,血压计所示刻度为收缩压,搏动声消失时的刻度为舒张压。特殊情况下有的人舒张压一直响到零,可按听到第一变音后的开始计算。学前儿童正常收缩压分别为:新生儿约为 60 mmHg,1 ~4 岁为 70 mmHg,5 ~12 岁为 80 mmHg;舒张压为收缩压的 2/3;下肢血压比上肢约高 20 mmHg;左右肢血压正常相差 10 mmHg。

五、尿布更换法

解开婴儿尿布带,用干净的上端擦净臀部及会阴部,用手提婴儿双足,使其臀部抬起,取下脏尿布,清洗后,将清洁尿布垫于腰下,放下婴儿双足,尿布的底边两角折到腹部肚脐下,双腿中的一端上拉,系好尿布带,拉平衣服。若有大便,要先用温开水洗净并擦干,然后换上干净尿布。尿布最好用柔软、吸水性强的棉布料(对婴儿的皮肤无刺激),每次洗净尿布后再用开水清洗、暴晒。

六、婴儿沐浴法

沐浴应在婴儿喂奶前进行,以防呕吐或溢奶。准备好干净的衣服和尿布,以及毛巾、浴毯;浴室温度应在 25 ℃左右为宜;浴盆底铺垫毛巾兜带以防婴儿滑倒;预先放好半盆温水,水温维持在 37 ~38 ℃,可用成人手臂内侧测试水温,以感到热而不烫为宜。成人以左手托

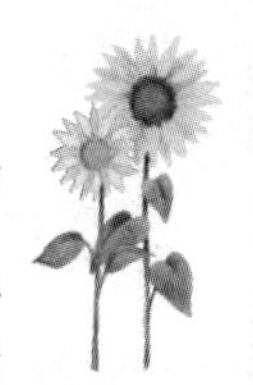

住婴儿左肩及腋窝部，右手托住双腿，将婴儿轻轻放入盆内。洗脸、洗头后，用小毛巾抹婴儿浴液，至上而下地擦洗、洗净全身。注意不要使浴液水接触眼睛、鼻孔处，可用毛巾的小角清洗，不用棉签，以防损伤鼻粘膜；洗头时应以左手托住婴儿的后脑勺，以拇指和中指将双侧耳廓轻折向前方，堵住外耳道口，防止水流入耳内，左臂应夹住婴儿身体。

七、发热降温

发热是学前儿童常见疾病的一般症状，学前期，高热（体温在 39 ℃以上）容易引起惊厥，有时还会导致并发症，故应及时采取降温措施。首选物理降温法，高烧不退时，在医师的指导下，利用药物降温，不管采用哪种降温法，一般降至 38 ℃左右，再缓慢降至正常。

1. 物理降温

一般用于高热不退者，采用头部冷敷，可以减少头部脑细胞耗氧量并降低体温。（在冬季给高烧患儿冷敷一般用温水、夏季用凉水将软毛巾放在水中浸湿后拧成潮湿状，叠放在学前儿童头部前额两边 5 分钟左右更换 1 次；如颈部腋下、肘窝、腹股沟、腘窝等处）冷敷。如果冷敷时发现学前儿童打寒战、面色发灰等，应立即停止。此方法一般用于连续高烧不退时。

2. 化学降温

药物降温、一定要在医生的指导下使用。切勿快速降温导致学前儿童虚脱。

八、滴眼药水（或药膏）

用药之前要仔细看清药品的名称和用药方法，不可乱用其他药品，以免造成不良后果，操作者必须洗净双手。

为学前儿童滴眼药水前，要先洗净学前儿童双眼，然后使其头部稍向后仰，嘱学前儿童眼睛向上看；用食指、拇指轻轻分开上下眼睑，药水滴入结膜囊内 1 ~ 2 滴，滴后用手指压迫泪囊部，以免药水流入鼻腔，在滴阿托品眼药水时尤须注意。眼药水一旦开始使用，半月内用完，否则失效。

常用的眼药膏装在软管内。给患儿点眼药膏可在分开学前儿童上下眼睑后，直接挤进结膜囊内，但要注意软管口不可接触眼部。

九、滴鼻药水

学前儿童因上呼吸道感染而引起的鼻堵塞、鼻分泌物增多等症状，应及时使用滴鼻剂，以达到杀菌、消炎、通气、收缩粘膜血管的作用。滴鼻时，让学前儿童取仰卧位并用枕头垫于肩下，或取坐位背靠椅背，头后仰，鼻孔向上，避免药液通过鼻咽部流入口腔或仅滴到鼻孔外口；每侧 1 ~ 2 滴，之后轻轻按压鼻翼，并保持原姿势 2 ~ 3 min，使药液顺利进入鼻道。对新生儿、幼儿要严格掌握适应症和药物剂量。

十、滴耳药水

对于学前儿童各种急性、慢性化脓性中耳炎、鼓膜炎以及已经发生感染的耵聍栓塞，应按医嘱及时使用滴耳液。滴耳时要求学前儿童侧卧，患耳向上，擦净外耳道脓液，一手牵拉耳廓，另一手滴药；一般滴 1 ~ 2 滴，滴后轻轻按揉耳屏，并保持原姿势 2 ~ 3 min，使药液进入耳道深处。对学前儿童要严格掌握适应症和药物剂量。

十一、简易通便法

当学前儿童出现便秘时，可以将肥皂削成尖锥状为其通便，具体做法：将肥皂条用温水湿润后轻轻地插入学前儿童的肛门，刺激其肛门反射到大脑的排便中枢，用卫生纸堵住肛门约 5 min 即可。

十二、喂药

对 2 ~ 3 岁以上的婴幼儿，要鼓励他们自己吃药，不要吓唬，更不要捏着鼻子硬灌，以免呛入气管。对新生儿、乳儿，应采用喂药。如果是药片，要压成粉末，放在小勺里，加点糖和少许水，调成半流状，也可用果汁、糖浆调药。把乳儿抱坐在大人腿上，孩子的右胳膊放在大人左侧腋下靠近背部，大人再用左臂压住小孩的左胳膊，避免婴儿乱动。把小勺从婴儿的嘴角伸进去，轻轻压住他的舌头，见他咽下去了，再取出小勺。喂完药后，喂点糖水，免得药物刺激胃粘膜而引起呕吐。

复习题

一、思考与实践

1. 怎样预防上呼吸道感染？
2. 腹泻有哪些危害，如何预防？
3. 有人说“学前儿童龋齿不要紧，还要换恒牙”，这种说法对吗，为什么？
4. 急性结膜炎的鉴别诊断和预防。
5. 急性结膜炎为什么忌包扎，应冷敷？
6. 有人说“学前儿童服大量的钙片可以预防佝偻病”，这种说法对吗，为什么？
7. 水痘的主要症状和预防。
8. 流行性腮腺炎的主要症状和预防。
9. 乙脑和流脑在流行特点上有哪些区别？怎样预防？
10. 如何预防“菌痢”？

二、《学前儿童卫生与保育》教师资格证国考模拟试题

(一)单选题(每空3分)

1. 学前儿童肥胖症是指学前儿童体重超过按身高计算的平均标准体重的(　　)。

A. 20%　　B. 25%

C. 30%　　D. 35%

2. 如果幼儿园有一个小朋友突然生病了,需要住院,这时应该拨打的电话是(　　)。

A. 110　　B. 119

C. 120　　D. 122

3. 小华平时食欲好,但最近几天却不想吃饭,尤其是怕油腻并伴有恶心呕吐,小华可能患了(　　)。

A. 维生素A中毒症　　B. 维生素D中毒症

C. 病毒性甲型肝炎　　D. 佝偻病

4. 阿司匹林是一种常见的(　　),它产自(　　)。

A. 消炎止疼,美国　　B. 消炎镇疼,法国

C. 解热止疼,美国　　D. 解热镇疼药,德国

5. 皮疹呈向心性分布(即躯干多,面部四肢较少,手掌、脚掌更少)的疾病是(　　)。

A. 麻疹　　B. 水痘

C. 手足口病　　D. 猩红热

(二)简答题

简述上呼吸道感染的预防措施。(共15分)

(三)材料分析题(本大题1小题,30分)

某园大班发现一例甲型肝炎患儿,该园立即采取了以下措施:(30分)

1. 将患儿进行隔离,时间为30天。
2. 对患儿使用过的玩具、餐具进行消毒。
3. 对该大班学前儿童进行医学观察。

问题:

1. 该幼儿园的做法是否恰当?(6分)
2. 幼儿园还应该采取哪些预防方法?(14分)

第八章　托幼园所常见意外伤害的应急处理及预防

学前儿童的安全是托幼园所发展的保障。《幼儿园教育指导纲要(试行)》指出:“幼儿园必须把保护幼儿的生命和促进幼儿的健康放在工作的首位”。学前儿童年小好动、天真、好奇,对各种事物都充满了极大的兴趣,他们喜欢摸摸、尝尝、闻闻、动动,但他们缺乏生活经验和自我保护意识,所以很容易发生意外伤害。因此,学前儿童的安全教育问题应该引起家长和托幼园所及全社会的高度重视。保教人员必须掌握一定的教育技能和采取有效的安全措施,预防意外事故的发生,还要掌握基本的常用急救技术,以便对发生的意外伤害进行快速而科学的急救。

据统计,因各种意外伤害事故导致的儿童死亡,已占我国儿童死亡数的26.1%,且呈逐年上升的趋势。目前,我国儿童每年因意外伤害而导致死亡与残疾的人数,分别高达9万至75万人。仅1999年至2002年6月,就有9.7万多人次的儿童因意外伤害到上海儿童医学中心就诊。其中,车祸和坠落4 200例,烫伤1 827例,药物中毒32例,溺水15例。

专家指出:绝大多数学前儿童的意外伤害事故是可以预防的。有关资料表明,学前儿童意外事故52%发生在家庭,19%发生在街道,2%发生在学校及幼儿园。世界健康基金会和上海儿童医学中心向社会发出倡议:从身边每个细节做起,创造有利于学前儿童安全健康成长的社会和家庭环境。

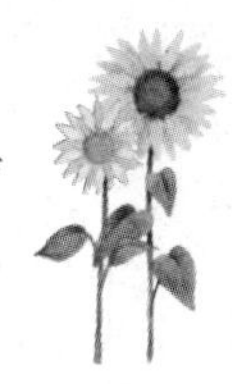

第一节　安全教育和安全措施

一、安全措施

（一）提高安全意识，健全规章制度

应加强对全体保教人员的职业道德教育，提高安全意识，建立健全幼儿园的各项规章制度，明确岗位职责，加强检查督促，防止事故的发生。

（二）房舍、设备的要求

1. 房屋建筑应符合安全要求

为了便于防火和疏散，主体建筑走廊净宽度不应小于生活用房；双面布房，走廊宽度不小于1.8 m；单面布房或外走廊的宽度不小于2 m。设置的室外安全疏散楼梯，应有防滑措施。

活动室、音体室的窗台距地面高度0.6 m。所有窗台外应设护栏，距地面70～100 cm，室内不应设平开窗。阳台、屋顶平台的护栏净高度不应小于1.5 m，相邻栏杆的间距不应大于0.12 m。

学前儿童经常接触的室外墙面1.5 m以下的部分不应太粗糙，室内墙面用光滑易清洁的材料，墙角、窗台、暖气罩、窗户边等部位必须做成小圆角。

活动室、寝室等应设双扇平开门，其宽度不大于1.4 m，不应安装易碎的玻璃门；门的双面平滑、无棱角；不应设置门槛和弹簧门。在所有疏散通道处不应使用转门、弹簧门和推拉门。

2. 设备应符合安全要求

玩具不要有尖锐的边角；木制、金属玩具应注意检修；自制的布玩具，里面的填充物要选用无毒、质软的物品；不要用口吹玩具。有的塑料袋与小儿头部的大小相近，不应让学前儿童玩，以免发生危险。

托幼园所的电灯宜采用拉线开关或密闭开关，电器安装应在学前儿童接触不到的地方。家具要牢固，没有尖角和裂缝。活动室的家具宜放在靠墙或角落处。热水瓶、火柴、刀、剪、图钉等应放在学前儿童触摸不到的地方，并由专人保管。室外大型运动器械之间要有适当的距离，并注意经常检查及时维修。不能让学前儿童自己随意去拿劳动工具。

【案例分析一】

某一天，放学时间到了，家长们陆陆续续地接孩子。有的孩子不愿意回家，由家长带着在幼儿园的游乐场玩。一位生龙活虎的小男孩爬上了滑梯，高兴地滑向正在下面等候他的妈妈。这时，只听一声惨叫，随着孩子滑向地面，血顺着滑梯流下。妈妈急快地抱起孩子跑向园卫生室。医生立即为孩子检查伤口，发现孩子的裤子被木制滑梯露出的1 mm的钉尖划

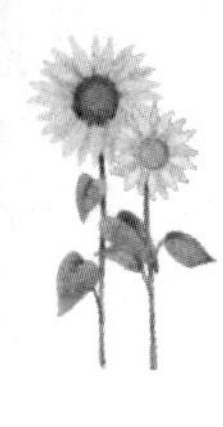

破，孩子的臀部、大腿，形成一条整齐的裂口，血流不止。园医、家长及园内教师一同把孩子速送医院，缝了20多针。事后，家长对幼儿园的管理、设备进行投诉，园长则认为是家长将孩子接走后发生的事故，与幼儿园无关，双方相持不下。

点评：这起触目惊心的事故，直接的原因是园舍、设备年久失修，存有安全隐患，而幼儿园又未能及时排除隐患和张贴醒目的安全标记。幼儿园继续使用有不安全因素的园舍、设备，违反了《幼儿园工作规程》第三十二条规定："幼儿园的教具、玩具应有教育意义并符合安全、卫生的要求"。事故的间接原因则反映出幼儿园管理问题。《幼儿园工作规程》第三十四条明确规定园长主要职责之一："组织管理园舍、设备和经费"。

幼儿园应建立完善的园舍、设备管理制度，派专人负责，定期检查，发现问题及时处理，防患于未然。这起事故还反映出有些园长、教师没有真正把孩子的安全放在幼儿园工作的首位，而好玩好动好奇是孩子们的天性，他们对后果是没有预见性的，他们更是没有自我保护能力的。所以，幼儿园应负主要责任。

3. 药品管理的安全要求

托幼园所应有专人、专柜保管药品，内服药、外用药、消毒剂等要分开放置，并贴上标签，用完药品后放回原处。一些对人体有害的消毒剂要有专人保管，严禁学前儿童接触。

【案例分析二】

某园中班的一名幼儿把爷爷常服用的降压药带到班上私下分给几位要好的小朋友，中餐时老师发现有几位幼儿手拳着，不扶碗，问其原因才知道手中有药片。老师收回暂时保管。下午老师就此问题生成一节安全教育课"药品不能随便吃"，这节生动的安全教育课，让幼儿知道药是不能随便吃的，会中毒的，甚至会有生命的危险的。同时又及时地召开了家长会，希望家长与老师共同注意孩子的安全。这起发生在孩子身边的真实的安全实例，教师立即生成安全教育活动课，既教育了孩子，也提醒了家长，一定要把药物放在孩子伸手拿不到的地方。

4. 组织学前儿童参加各项活动

组织外出活动时，要清点人数，园门应规定开放时间，建立家长接送卡制度，防止学前儿童走失。

保教人员应全面细致地照顾好每一位学前儿童。如学前儿童在小游泳池内玩耍，保教人员应在身边看护，确保其安全。

二、安全教育

学前儿童天性活泼好动，缺乏生活经验和危险意识，随时可能发生意外伤害，因此，保教人员与家长要经常对其进行安全教育，帮助他们积累生活经验，不断提高自我保护能力，把成人过多的保护转化为孩子的自护。也就是通常我们所说的，看护、爱护，不如教会孩子自护。

（一）遵守幼儿园的安全制度

教育学前儿童遵守幼儿园的安全制度。如出入各室及上下楼梯时不要拥挤打闹，活动、游戏时要遵守规则且有秩序。不跟陌生人走，不吃陌生人给的食品；学前儿童若要离开本班，必须告诉老师，经老师允许后才能离开。

【案例分析三】

某天，一个陌生人来幼儿园接H，说其父亲被车撞伤了正在医院抢救，想见孩子，老师问H你认识他吗？H答，不认识。紧接着有一位护士打扮的女同志哭着说，他父亲快不行了，赶快让他去医院，不然就见不到他父亲了。老师请示了园长，他就把孩子接走了。事后，园长有点不放心，往H家打电话，其父正在家里看报呢！这时园长慌了，老师急了，立即报警，抓住了嫌疑犯。

点评：若园长能在孩子没接走前就给H家打电话，也不至于动用警力。虽然只是虚惊一场，很快解救了孩子，但给我们托幼园所的安全敲响了警钟。

（二）遵守交通规则

在日常生活中，要教育学前儿童遵守公共交通秩序。例如，过马路时要知道绿灯行走、黄灯等、红灯停；横过马路要走人行横道，不要在马路上嬉戏、玩耍、打闹、追逐等。

（三）懂得“水”“火”“电”的危险

玩水是学前儿童的天性，但学前儿童自我保护能力差，易误入水中而溺水。应教育学前儿童不要单独在离水边较近的地方玩耍。

教育学前儿童不要玩火，不摆弄电器，热水瓶应放在学前儿童触摸不到的地方。托幼园所及家庭的电器要经常检查维修，发现安全隐患应及时排除。在雷雨闪电的天气，不要站在高墙、大树、电线杆旁，以免被雷电击伤。

（四）教育学前儿童不要拾小物件

教育学前儿童不要拾小物件，更不能将小物件放入口、耳、鼻中，以免发生危险。

第二节　托幼园所常见急症、外伤的应急处理和预防

在托幼园所的一日活动中，保教人员要密切注意孩子的安全。若发生常见急症、轻微外伤，保教人员应在第一时间采取急救措施，科学有效地处理伤情，把伤害降到最低甚至是零。

一、急症、外伤的处理原则

（一）轻微外伤

皮肤擦伤　擦破表皮，伤口渗血。

处理方法　应及时用生理盐水或凉开水清洗创面，用双氧水（过氧化氢）消毒，再用65%的乙醇消毒，不必包扎。

割伤　伤口较深，有出血。

处理方法　伤口较深者应先止血，常规消毒，用消毒纱布包扎，送医院处理。

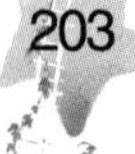

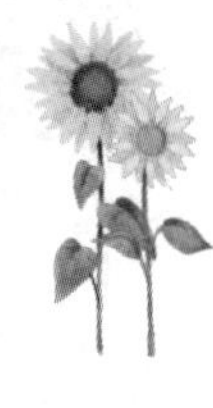

挫伤　皮肤无伤口，但皮肤肿胀，剧烈疼痛，伤处周围青紫。

处理方法　应立即冷敷（勿搓揉）以防止内出血，24 h 后再用热毛巾或热水袋敷患处，改善伤处的血液循环，减轻肿胀。

扭伤　常见从高处跳下，扭伤踝部。

处理方法　首先应在疼痛肿胀部位冷敷（再到医院检查是否骨折、脱臼等进行诊治），24 h 后再热敷，活动关节、推拿患部，可达到舒筋、活血、止痛的效果。

（二）烧伤、烫伤

在学前儿童烧（烫）伤中常因开水、热粥、热汤等烫伤者占首位；火焰烧伤次之；化学烧伤，如酸碱、石灰烧伤、电器击伤也时有发生。

1. 烧（烫）伤分度

一度烧（烫）伤　仅表皮受损。局部皮肤发红，灼痛感，无水疱。

二度烧（烫）伤　损伤深层及真皮。局部红肿有水疱，疼痛剧烈。

三度烧（烫）伤　损伤皮肤全层，累及肌肉和骨骼。

2. 处理

（1）对一、二度烧（烫）伤，皮肤无破者，应立即用凉水边冲洗，边擦去身上物质，或直接浸泡在凉水中。防止热温向皮肤深层渗透而加重伤情。若无感染，一般可在 1 周左右好转，不留瘢痕。

（2）尽快检查烧（烫）伤面积和深度，若为三度烧伤，皮肤破损，立即用生理盐水或凉开水倒在伤面降温，再用洁净的毛巾、床单等用支架覆盖在上面，切勿贴近皮肤，更不可在伤面上涂其他药膏，迅速拨打 120 ，将伤者送往医院的途中注意观察伤者呼吸、心跳情况，伤者口渴时，可多次饮用淡盐水。

3. 预防

（1）教育学前儿童不要玩火。

（2）热水瓶、热粥、热锅等不要放在学前儿童伸手能摸到的地方。

（3）给孩子洗澡时应先倒凉水，后加入热水，以免烫伤。

（三）出血

出血是创伤后的主要症状之一，一次大量出血若达到全身血量的 1/3 时，可有生命危险，因此，外伤后出血则应立即止血是挽救生命的重要措施。

1. 外出血

血液从伤口流向体外时称为外出血，常见于刀割伤、外力的尖锐的工具刺伤等，应进行初步止血处理后，再送医院，防止短时间内出血过多而发生危险。

（1）外出血的种类

毛细血管出血　血液从创伤面四周渗出，色红，多能自行凝固止血，危险性小，一般不必包扎，做常规消毒即可。

静脉出血　血液不断缓慢地流出，血呈紫红色，危险性较小。可抬高出血肢体以减少流血，再在出血部位压迫止血或用消毒纱布包扎止血。

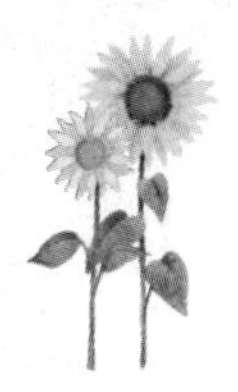

动脉出血　血呈鲜红色，呈节律性喷出，出血速度快且量多，危险性大，一般首先以指压止血法，在出血动脉的上端（近心端），用拇指或其余手指压在出血处，予以止血。在动脉的走向中，最易压住的部位称为压迫点，救护人员必须熟悉出血血管的压迫点，压紧血管，阻断血流。

手指压迫止血法。常用压迫点如下：

面部出血——压迫两侧下颌角；

前臂出血——压迫肘窝处的肱动脉；

手掌、手背出血——压迫桡动脉（手腕处）；

手指出血——将手指屈入掌内，形成握拳状；

大腿出血——屈起伤者大腿，压迫腹股沟中点处的股动脉；

脚背出血——压迫足背动脉跳动处；

除用手指压迫止血法外，还可采用包扎止血法、止血带止血法等。

2. 内出血

皮肤无伤口，血液由破裂的血管流到组织脏器内，则称为内出血，必须立即压迫止血拨打 120 送医院诊治。

常见于腹部受伤、肝脾破裂后发生，易发生生命危险，应立即拨打 120，速送医院处理。

3. 鼻出血

（1）常见原因

鼻部外伤　如碰伤、挖鼻孔损伤鼻粘膜等。

上呼吸道感染　如发热、夏季气温干燥时鼻粘膜充血、水肿，血管脆性增加。擦鼻涕、打喷嚏等亦可增加鼻内血管破裂的概率。

偏食　不爱吃蔬菜，缺乏维生素 C、缺钙等，易发生鼻腔出血。

鼻内塞入异物等。

（2）处理

①安慰学前儿童，不要紧张，安静坐下，头略向前倾。

②前额、鼻部用湿毛巾冷敷。

③捏住鼻翼。一般压住 10 min 左右即可止血。

④止血后，2 ~ 3 h 内不做剧烈活动，避免再出血。

⑤学前儿童若有频繁的吞咽动作，一定让他把“水”吐出来，若吐出的是鲜血，说明仍在继续出血，应尽快送医院处理。上述情况常发生在鼻腔后部出血。

⑥学前儿童常发生鼻出血，且皮肤常有出血点，小伤口出血时不易凝固，应去医院做全面检查，以诊断是否有其他系统疾病。

（四）骨折

因外伤破坏了骨的完整性称为骨折。骨折是学前儿童较严重的外伤，骨折分为开放性骨折和闭合性骨折两种。闭合性骨折是指骨折处皮肤未破裂，与外界不相通。开放性骨折是指骨折处皮肤破裂与外界相通。

1. 常见原因

骨折是学前儿童时期较常见的意外伤害。如跌伤、车祸、被弹簧门夹伤手脚，或戏弄动物被踢伤、抵伤等是骨折常见原因。睡在小床上的乳儿，把腿伸出栏外，因小腿被扭旋而发生骨折；学前儿童被带在自行车上，把脚伸进转动的车轮，可致足部骨折；玩弄门窗、伸手触摸电扇时可致手指骨折。

2. 症状

（1）由于学前儿童的骨成分中有机物较多、无机物较少，最外层的骨膜较厚，故在外力作用下若发生骨折常见于“青枝骨折”，“折而不断”现象（仅一侧的骨膜断裂，另一侧仍连接着）。发生骨折后，常因疼痛较轻，容易被忽视，而未及时去医院诊治，骨折自愈后形成畸形，影响肢体的正常功能。

（2）发生骨折后，若完全断裂，可有以下症状。

①痛疼　断骨刺伤周围组织的血管、神经，有剧烈疼痛和局部明显的压痛。因疼痛而发生休克。

②骨畸形　骨折后出现畸形，原来附着在骨骼上的肌肉失去平衡，组织肿胀，局部出现畸形。

3. 处理

处理原则　骨折的现场首先临时固定伤肢，尽可能地限制伤肢活动，以免断骨再刺伤周围组织。若有出血，应先止血、再包扎固定。根据骨折的不同部位，分别进行临时固定。

几种骨折的处理

上臂骨折　当肱骨骨折时，可在手臂外侧放一块木板，木板的长度要超过受伤部位上、下两个关节，宽度与上臂粗细大致相等，木板与手臂之间可垫棉花或软布，然后用布带将骨折部位上、下两端固定，用三角巾或宽布袋将前臂吊于胸前。

前臂骨折将两块木板分别放在前臂掌侧和背侧，临时夹板的长度应超过肘关节至腕关节之间的距离，垫衬垫和用绷带或布带固定，再用三角巾或宽布带悬吊，如图 8-1 所示。

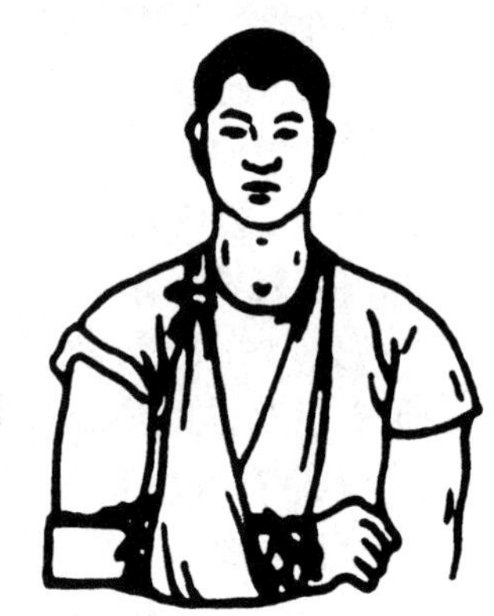

图 8-1　前臂骨骨折的固定

大、小腿骨折　将一块长度相当于腿长的木板放于伤肢外侧，在关节和骨凸处用棉花或衣服等加垫，并用布带分段固定，如图 8-2 所示。

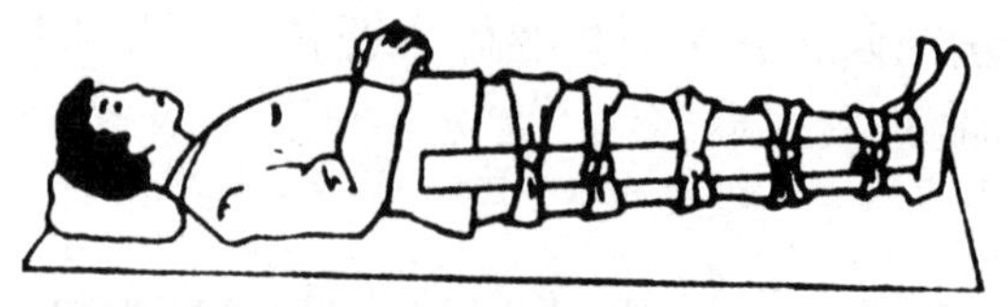

图 8-2　小腿骨骨折的固定

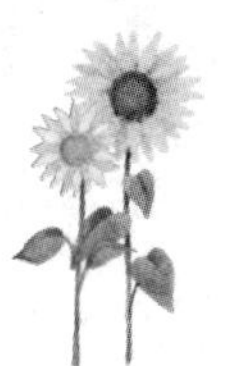

4. 预防

(1)组织学前儿童活动时,保教人员要严格检查大型设备的安全。

(2)加强对学前儿童的自护教育,家庭与幼儿园共同保证孩子的安全。

(五)晕厥

1. 常见原因

晕厥是由于短时间的大脑供血不足而失去了知觉,突然晕倒在地。常见于疼痛、精神紧张、空气闷热中暑、站立时间过久等原因。

2. 症状

晕厥发生前,有短时间的头晕、恶心、心慌、眼前发黑等症状,摔倒在地,面色苍白、四肢冰冷、出冷汗等。

3. 处理

让其平卧,松开衣领、腰带,头部略低,脚略高,扎人中穴,一般经过短时间休息,脑部血液供应改善后,即可恢复。患儿清醒后,在冬季可喝一些热糖水。

若中暑性晕厥,迅速将中暑者移至阴凉通风处,平卧,解开衣领腰带,用凉水毛巾敷头部,扇扇子,扎人中穴等应急处理,使其苏醒,给予常温饮料;也可服人丹、藿香正气水等,苏醒后可给予适量的糖盐水。

若中暑严重,患儿已昏迷,除用上述方法处理外,应速拨打 120 送医院。

4. 预防

(1)夏季做好防暑降温工作。

(2)消除紧张因素。

(六)休克

休克是疾病发展到一定程度的严重表现。出血过多、严重的呕吐、腹泻、大面积烧伤、剧烈疼痛等均可发生休克。由于心输出血量急剧降低,患儿的血压明显下降,脸色苍白,手脚冰凉,不省人事。

晕厥虽然与休克的症状相似,但休克要比晕厥严重得多。

处理:迅速将患儿放平,头部略放低(但头部有外伤时,勿放低),扎人中穴,注意保暖,但不宜过热,应迅速送医院。

(七)脑震荡

撞伤头部后,常可导致脑震荡。脑震荡是指颅骨无损伤,只是外力波及颅内,使脑部受到震荡。受伤后可有短时间的意识丧失。若清醒后,有头晕、头痛、呕吐、嗜睡等现象,应送医院诊治。轻微的脑震荡经治疗,不留后遗症。

(八)惊厥(抽风)

惊厥是学前儿童较为常见的急症,一般表现为突然发作的全身或局部肌肉呈强直性或痉挛性抽搐,发作时学前儿童大多意识丧失,多发生在 3 岁以内的婴儿。

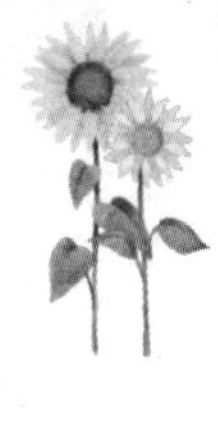

1. 发生惊厥的主要原因

(1)高热惊厥

因上呼吸道感染或其他感染性疾病而发生高热,可致小儿抽风。

(2)不发烧惊厥

①学前儿童手足抽搐症　多为人工喂养的乳儿。因血钙过低引起抽搐。惊厥后多入睡,醒后活泼如常。

②癫痫　多为年长学前儿童,反复发生惊厥。惊厥前有先兆,如有幻觉、尖叫等。惊厥后嗜睡。

③低血糖　学前儿童生理性原因,加之活动量过度、营养较差等。

④中毒　易发生惊厥。

2. 症状

突然发作、意识丧失、头向后仰、两眼凝视、呼吸细弱不规则、口唇青紫、四肢抽动等。

3. 处理

(1)让患儿侧卧,松开衣领、腰带。

(2)保护患儿不要从床上摔下,但不要紧搂着患儿,可轻轻按住抽动的上、下肢,以免肢体抽动过猛而受伤。

(3)用小块消毒纱布拧成麻花状放在上、下牙之间,以免患儿咬破舌头。及时擦去痰、涕,可针刺或重压人中穴止惊厥。

(九)脱臼

暴力作用于关节,使关节面失去正常的相互作用位置称为关节脱臼。

1. 常见原因

小儿关节窝较浅,关节附近的韧带较松,在外力过重的牵拉易脱臼。小儿常见脱臼的部位:肩关节脱臼、桡骨小头半脱位(又称牵拉肘)。

肩关节脱臼　肩关节在全身大关节中运动范围最大,且结构不稳定。常因向上牵拉或受暴力冲击,引起脱臼。其表现为肩部外形由膨隆变为平坦,患侧手不能达到对侧肩峰。

桡骨小头半脱位　小儿桡骨头较小,当肘部处于伸直位时,若用力牵拉手臂,就可能使桡骨小头从关节窝脱出。其表现为肘部固定于半屈位和旋前位,肘关节不能后旋。

例如上楼梯、跨上人行道台阶时,大人将小孩手臂突然拎起,可发生桡骨小头半脱位。有时在穿脱衣服时,大人过猛地牵拉小儿手臂,亦可发生。

2. 症状

伤处肿胀、疼痛,不能活动。

3. 处理

(1)固定患肢。

(2)若不熟悉脱臼的复位技术,不要贸然试行复位,以免增加伤者痛苦或加重组织损伤。

(3)经医生复位后,仍须注意保护关节,切勿再受暴力牵拉。因为关节受过拉伤之后,关节囊松弛,容易发生继发性脱臼。

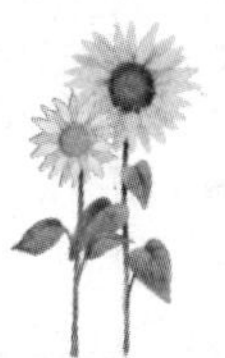

4. 预防

(1)防止因跌伤而脱臼。

(2)拎小儿的手臂不可用力过猛。

(3)给小儿穿、脱衣服时,不可用力过大。

(十)一氧化碳中毒(煤气中毒)

1. 常见原因

在冬季室内用煤炉取暖,室内通风不良、烟筒漏气、风倒灌等;液化气灶忘记关闭,常可发生中毒。北方烧火炕也是造成中毒的主要原因。

2. 症状

(1)轻者感到头痛、头晕、耳鸣、眼花、恶心、四肢无力。

(2)中毒重者呼吸困难、昏迷。中毒者的嘴唇、指(趾)甲呈桃红色。一氧化碳与血红蛋白结合后,形成一氧化碳中毒的面容颜色。

3. 处理

(1)立即开窗通风,尽快把中毒者抬离现场,使其呼吸到新鲜空气。

(2)给患者保暖,将中毒严重者速送医院急救。

4. 预防

(1)注意室内通风,保持新鲜空气。

(2)北方生煤火的园所,要注意检查烟囱通风情况。液化气灶用完,立即关闭。

(十一)局部冻伤

1. 常见原因

处于寒冷、潮湿的环境中,运动少,小儿皮肤薄嫩,容易发生冻伤。

2. 症状

轻度冻伤　多发生在耳廓、手、足等部位。仅皮肤浅层某些部位红肿,自觉灼痒和疼痛。

重度冻伤　皮肤全层甚至皮下组织、肌肉均受损伤。皮肤肿胀、水疱或局部皮肤呈紫黑色。

3. 处理

(1)轻度冻伤可用白酒轻轻涂擦冻伤部位,然后涂上冻疮药膏。伤愈后一般不留瘢痕。

(2)重度冻伤要保暖,送医院治疗。冻伤局部不要用热水烫、火烤,也不要用冰雪揉擦,不得捶打伤处或弄破水泡。

4. 预防

(1)冬季做好防寒保暖工作。

(2)冬季盥洗后,立即擦干,涂护肤脂。

(3)冬季注意多活动,增强体质等。

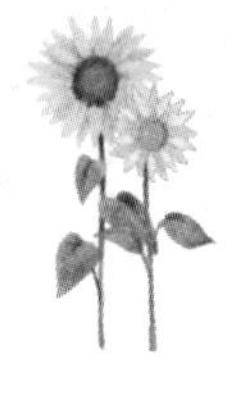

(十二)食物中毒

1. 原因

摄入有毒的食物而引起的急性中毒性疾病。常见的有毒食品,如未煮熟的豆浆、毒蕈、苦杏仁、发芽的马铃薯、未腌透的雪里蕻、未烧熟透的四季豆等。一年四季均可发生。

2. 症状

潜伏期短,可集体发病,起病急,常有恶心、呕吐、腹痛、腹泻等主要症状,严重者可伴有高热、脱水、酸中毒甚至休克。

例如,腌菜中的亚硝酸盐中毒,以口唇、舌、指甲青紫为主要表现;毒蕈中毒时常影响肾脏;杏仁类中毒,因其物质在体内可分解出氢氰酸,从而迅速发生头晕、乏力、牙关紧闭、四肢抽搐、神志昏迷,很快死亡。由于此病来势迅猛,严重威胁生命,故应速送医院抢救。

3. 预防

(1)托幼园所应加强食品卫生管理,应采购新鲜无公害的食品,防止食品变质。生、熟食物、刀、板、池,必须分开使用,避免交叉感染。食物(尤其是肉类食品)应烧熟透,现烧现吃。

(2)购买的熟食品、罐头制品,应加温后再食用。

(3)不吃隔夜饭菜等。

(十三)眼外伤

1. 眯眼

被灰尘、沙粒、小飞虫等眯进眼内而受伤,都要认真处理。

当沙子、谷皮、小飞虫等眯眼后,如粘在下眼睑结膜表面,可用干净的手绢或湿棉签轻轻地拭去。如嵌有眼结膜、巩膜上,则需要请医务人员翻开眼皮拭去。

翻眼皮的方法　让小儿头向后仰,眼向下看,食指在眉下沿轻压,拇指向上轻快地翻开,用潮湿棉签轻快地取出异物后,点眼药水。若异物嵌在角膜上,不要自行处理,应速到医院处理。

2. 钝挫伤

多因被石块、木棒、弹弓等直接打击眼部所引起,应立即用(生理盐水)冷敷受伤的眼睛,以减少眼内出血,速送医院。

3. 穿通伤

常因锐物直接刺伤眼球或被鞭炮炸伤。用消毒的纱布敷盖眼睛,轻轻地包扎(不能挤压眼球,防止眼内组织从伤口挤出),尽快送医院。不应敞着伤口转送,以免加重伤势而增加感染概率。转送途中应尽量减少颠簸和震动。

4. 酸、碱、石灰烧伤

(1)酸、碱溅入眼内应立即用大量清水冲洗或将眼睛浸入清水盆,睁大眼睛,来回摆动头部。

(2)石灰粒溅入眼内用干净布尽快清除残留在眼内的石灰粒,再用大量温清水冲洗。

如果不及时冲洗伤眼,只顾送医院,则会失去第一时间的抢救(在途中酸、碱等继续腐蚀

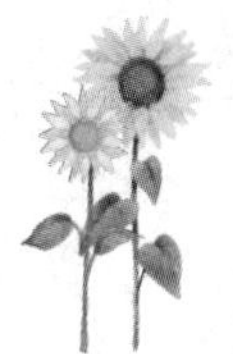

眼睛而加重伤势）。

5. 眼外伤的预防

眼外伤是学前儿童时期常见的意外伤害。眼外伤的后果严重。因为眼睛的结构精细，生理功能复杂，仅轻微外伤时就会影响视力。眼睛是心灵的窗户，我们每个人爱护自己的眼睛像爱护生命一样的重要。因此，我们在日常生活中要教育学前儿童学会保护自己的眼睛。

（1）教育学前儿童眯眼后不要揉眼，应轻轻地闭着眼，等待大人处理。

（2）教育学前儿童不要随意玩易引起眼外伤的器具，如竹签、刀、剪、锥子等锐器。

（3）教育学前儿童不玩弹弓、不放鞭炮、不围观电焊，以免发生电光性眼炎。

（十四）异物入体

1. 异物常发生的部位与处理

鼻腔异物　学前儿童无意中将小物件塞进鼻孔。异物中以纸团、小珠子、豆粒、花生米、果核等为多见。异物可引起鼻塞，日久，可流出很臭的带血的鼻涕。

处理　若发现学前儿童将异物塞进鼻孔，可立即嘱学前儿童用手按紧无异物的鼻孔，用力擤鼻，将异物排出。上法无效时速送医院处理。切勿自用镊子夹圆形异物。

外耳道异物

常见的外耳道异物有小豆粒、小圆球、草棍、小飞虫等，多见于学前儿童玩耍时放入。虫类异物多在学前儿童睡眠时进入外耳道。外耳道异物常引起耳鸣、耳痛。植物性异物遇水膨胀后，可继发感染而引起外耳道炎。昆虫性异物在外耳道内爬动可引起剧痛。较大的异物可引起听力障碍及反射性咳嗽。

处理　若昆虫入耳，用灯光对着外耳道口照，诱昆虫爬出；若水进入，可单脚跳；对于难以排出的异物，应去医院处理。切勿自行处理，以免损伤外耳道和鼓膜。

咽部异物

以鱼刺、骨头渣、枣核等较多见，常扎在咽扁桃体附近，引起疼痛，吞咽时疼痛加剧。

可拍其后背帮助患儿用力咳出，切不可让学前儿童硬噎大块食物，易将异物推向深处，加重损伤，若扎破大血管，则十分危险。对于不易取出的异物，应请医生处理。

喉、气管异物

学前儿童进食或口含小物体时哭闹、嬉笑，就可能将食物或小物体吸入喉部或气管内。异物中以西瓜子、花生米、豆粒等多见。异物进入喉部、气管时，可立即引起呛咳、声撕、吸气性呼吸困难、面色青紫。

处理　速将小婴儿抱起，头往前低弯腰，拍背，经上述处理，有时可使夹在喉部的异物咳出。3岁以上的孩子可采用海氏手法：救护者从后方抱住其腰部，用一只手的空心拳顶住其上腹部的剑突下二横指，另一只手按住空心拳的手，双手用力向里、向上冲击，促使横膈肌压缩肺，产生气流，将进入气管中的异物冲出，应边急救边打120。

预防

在日常生活中教育学前儿童不要把异物放进口、耳、鼻中，若不慎有异物进入，应立即伸手示意，请大人帮助。组织学前儿童进餐时，应提醒注意安静、切勿大声说笑，以防止气管异物。

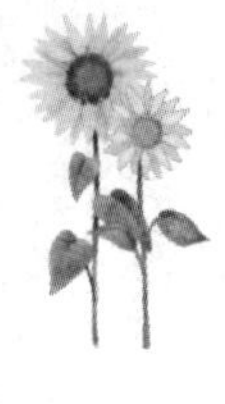

(十五)咬伤、蜇伤

1. **黄蜂蜇伤**

黄蜂毒液呈碱性,在伤口处涂酸性液体,如食醋。

2. **蜜蜂蜇伤**

蜜蜂的毒液呈酸性,在伤口处涂碱性液体,如淡碱水、肥皂水等。

3. **蚊虫叮伤**

小儿被蚊子叮咬后,及时用简易方法:肥皂湿涂叮咬处,用清凉油涂擦。肿胀者用消炎膏局部涂抹。

4. **杨辣子刺伤**

被杨辣子刺伤时,用氨水、碱水、肥皂水清洗,以中和其酸性毒液,再用胶布将小刺粘出。

5. **蝎子蜇伤**

蝎子毒液呈酸性,局部涂抹碱水、肥皂洗有一定疗效。

6. **疯狗咬伤**

(1)原因　被疯狗咬伤,狂犬病毒进入人体,引起狂犬病。

(2)症状　潜伏期一般为1.0~1.5年,也有潜伏6年甚至更长者。患儿主要表现为烦躁、惶恐不安、抽搐。“恐水”为最突出的症状,听到流水的声音时可引起全身抽搐,故狂犬病又称为“恐水病”。

(3)处理　挤血、清洗,速送医院处理。注射狂犬疫苗。

(4)预防

①小儿应远离狗、猫等动物。

②若被动物抓、咬伤,应立即清洗伤处,送医院处理。

第三节　托幼园所意外伤害的急救

急救是指在短时间内对威胁生命安全的意外伤害所采取的一些紧急措施。通过急救处理,挽救伤者生命,以减少其痛苦。

学前儿童一旦发生意外伤害,救护者应冷静、沉着、迅速科学地急救,争分夺秒,减少学前儿童的伤残或死亡,减少事故造成的损失。

一、托幼机构意外伤害的急救原则

(一)抢救生命

抢救生命是急救的第一原则。抢救生命首先要注意的是受伤学前儿童的呼吸、心率是否正常。如果受伤学前儿童心率、呼吸不规律,快要停止或刚刚停止,当务之急就是施行人

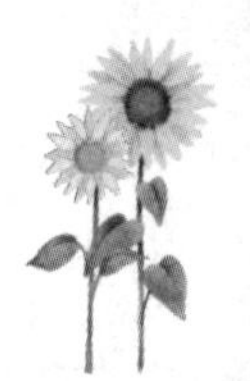

工呼吸、胸外心脏按压，帮助患儿恢复自主呼吸，支持患儿心脏正常功能。在常温下，呼吸、心跳完全停止 4 min 以上，生命就会岌岌可危；超过 10 min，患儿就很难复苏。因此，当患儿呼吸、心率发生严重障碍时又没有及时急救，只等送医院再诊治，则往往失去第一时间抢救的机会，造成不可挽回的后果。

（二）减少痛苦

在现场抢救中要尽量减少患儿痛苦，改善病情。因为意外伤害往往是严重的，如各种烧烫伤、骨折时疼痛剧烈，患儿若过于紧张，会加重病情，甚至出现休克。因此，在抢救时，动作要轻柔，位置要准确，语言要温和，以缓解患儿的紧张心理和恐惧感，必要时可以给患儿注射或服用镇痛、镇静药物。

（三）预防并发症和后遗症

在抢救患儿时，要尽量预防和减少并发症及可能留下的后遗症。如遇到各类化学烧伤而伤及眼睛、食道、皮肤时，要及时根据化学性质而进行科学有效的处理。以免组织受到更严重的腐蚀烧伤而导致眼睛失明或食道瘢痕等残疾。如果学前儿童摔伤或坠落伤，脊背疼痛疑有脊柱骨折，严禁让患儿走动，转运时一定用木板类材料作担架进行运送。如果让患儿走动，或用绳索等软担架运送，或抱着、背着转送，都可能因脊椎的活动而损伤脊髓神经，造成截瘫。

（四）尽快取得相关部门的帮助

遇到严重事故、灾害或集体中毒时，不要惊慌失措，要保持镇静，设法维持好现场的秩序。除急救呼叫外，还应立即向有关政府、卫生、防疫、公安、新闻媒介等部门报告现场在什么地方、伤病员有多少、伤情如何、已做过什么处理等。现场抢救一切行动必须服从有关领导的统一指挥，迅速急救。

二、常用急救技术

（一）呼吸停止的急救

处理呼吸完全停止 4 min 以上就濒临死亡，因此，不管哪种伤害造成呼吸极其微弱或呼吸停止，必须立即施行人工呼吸。人工呼吸的常用方法有口对口吹气法和仰卧牵臂法。

口对口吹气法（图 8-3、8-4、图 8-5）是国内外学者一致推荐的一种简单的人工呼吸法。

具体做法：先清除患儿口鼻中的污泥、痰涕，将患儿头部后仰，颈部垫高，使舌根抬起，保持呼吸道通畅；然后救护者深吸一口气，捏住患儿鼻孔，向患儿口部吹气，使其胸部稍稍抬起为止，然后轻压其胸部，帮助呼气。如果患儿牙关紧闭，也可对着鼻孔吹气，方法与口对口吹气法一样。因为学前儿童肺容量较小，向患儿口中吹气时不要过多或过于用力。如果患儿有微弱的自然呼吸，人工呼吸应与患儿的自然呼吸节律相一致，要持续到患儿呼吸恢复正常或急救车到达为止。

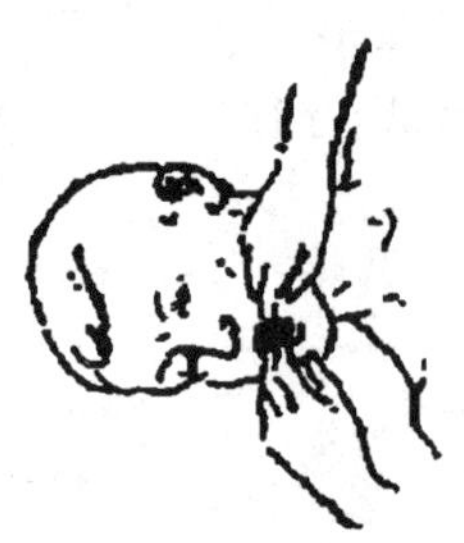
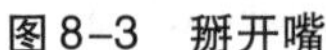
图 8-3　掰开嘴

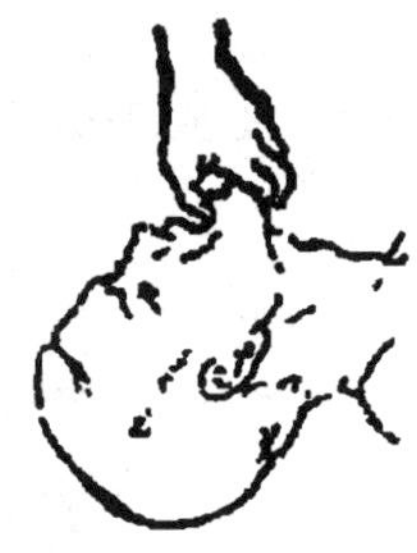
图 8-4　提下颌

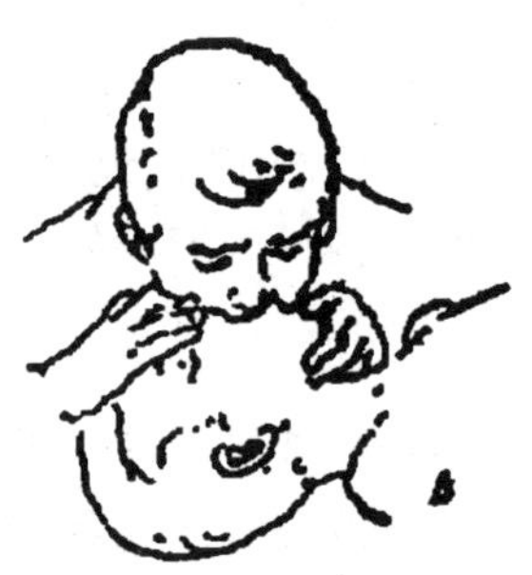
图 8-5　口对口吹气

(二)心跳停止的急救

处理时如果患儿心跳停止,要立即用人工的方法维持患儿的血液循环,使心脏重新搏动。胸外心脏按压术是最有效的心脏复苏方法。

做胸外心脏按压时,让患儿仰卧在硬床或坚硬的地面上,把一只手掌放在胸骨中下 1/3 略扁左处,用另一只手交叉重叠放在上边,加强力量,同时肘部伸直,手腕挺直,救护者用力有节奏地向胸骨下略偏左垂直按压,压迫胸骨使之下沉 2 ~ 3 cm,然后放松减压,但手仍然不离开胸壁。

胸外心脏按压时应注意　一定要确保正确的按压姿势,按压时双肘须伸直,垂直向下用力按压,对于成人而言,2010 年国际心肺复苏指南推荐的按压—通气比率为 30 ∶ 2。对于学前儿童,双人做 CPR(心肺复苏术)时可采用 15 ∶ 2 的比率,即胸外按压 15 次,人工呼吸 2 次。按压频率至少每分钟 100 次。

如图 8-6 ~ 图 8-8 所示。

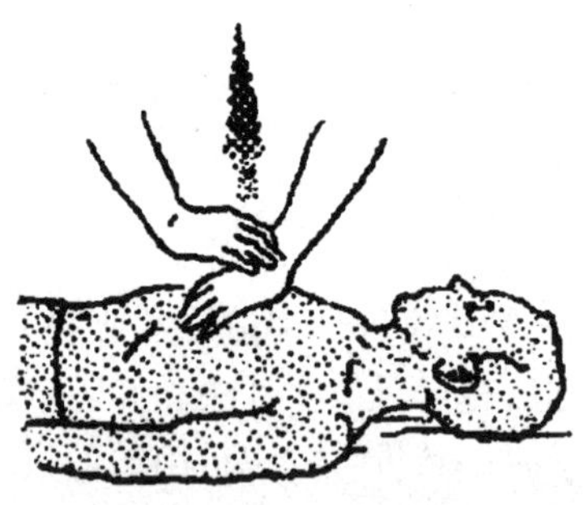
图 8-6　胸外心脏按压(1)

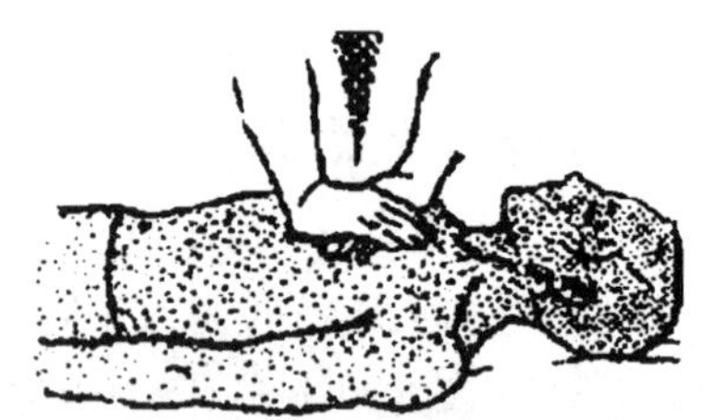
图 8-7　胸外心脏按压(2)

通常情况下,假如心跳停止,多半呼吸也停止,此时人工呼吸和心脏按压要同时进行。若只有 1 名救护者,可以先做 2 次人工呼吸,再做 10 次左右心脏按压,注意不要打乱心脏按压的频率。当有 2 个人救护时,可以由一人做一次人工呼吸后,另一人做 5 次心脏按压,如图 8-9 所示。做人工呼吸的人,要注意心脏按压者手的动作,在其停止按压的一瞬间,立即吹气。一旦心跳恢复,应尽快把患儿送到医院,接受医生的诊治。

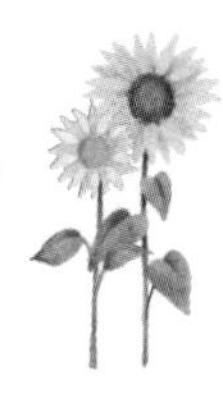

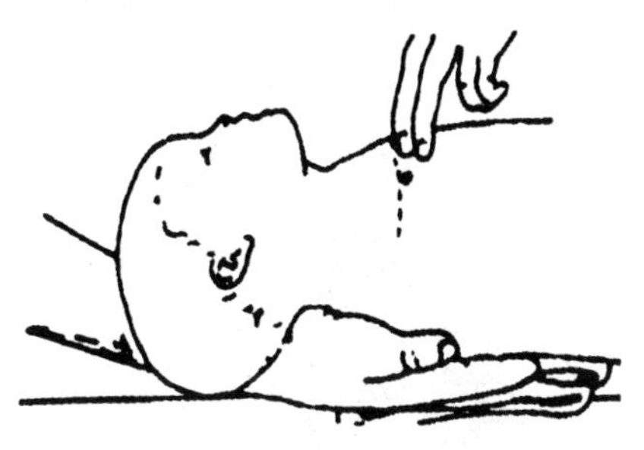

图 8-8　指压式胸外心脏按压法

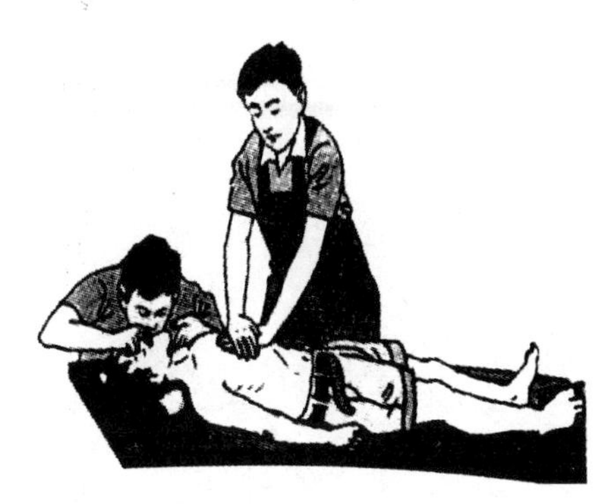

图 8-9　胸外心脏按压与人工呼吸相配合

（三）触电的应急处理

1. 急救

（1）发现孩子触电时，应立即切断电源。以最快速度切断开关或拔掉插头，使其迅速脱离电源。若暂时无法关闭电源，可用干燥木杆、竹棍拨掉电线。

（2）对心跳、呼吸停止者，要立即做心肺复苏术。心脏与呼吸的复苏应同时进行。

（3）在抢救同时，立即打 120 急救。在救护车未来之前不要轻易搬动孩子。

2. 预防措施

（1）托幼园所和家庭要特别注意电源插头的安全装置。

（2）教育学前儿童知道电的危险，如不摸灯头、电线插头、电器等。

（3）雷雨时切勿在大树下、电线杆旁或高层墙角下避雨，以免雷击触电等。

（四）溺水施救原则

由于学前儿童溺水造成死亡的过程很短，若不及时抢救，可危及生命。

1. 现场救护

（1）救护者水性好者　尽量脱去外衣、裤及鞋袜，迅速游至溺水者附近，从其后方前进，用左手握其右手或拖住头部用仰泳方式拖向岸边，也可从其背部伸向腋窝推出。不会游泳者切忌用手直接拉溺水者，而应在现场找一根竹竿或绳索，让他拽住再拖上岸，否则溺水者会把救护人员拖入水中，未成年人应大声呼救。

（2）立即施救　首先将溺水者以最快的速度救上岸。

（3）保持呼吸道通畅　将溺水者平放在地面，迅速撬开口腔，清除口腔和鼻腔异物（如淤泥、杂草等），并拉舌于口外，防止后坠，使其呼吸道通畅。

（4）倒出腹腔内吸入物　但要注意不可一味倒水而延误抢救时间。

倒水方法　将溺水者置于抢救者屈膝的大腿上，头部朝下，按压其背部迫使呼吸道和胃里的吸入物排出（图 8-10）；或者抱住患者双腿，让其腹部趴在救护者肩背上，头下垂，促水排出（图 8-11）。采取的方法即抱腹法、膝顶法、肩顶法。

（5）迅速恢复有效呼吸　当溺水者呼吸停止或极为微弱时，应立即实施人工呼吸法，必要时施行胸外心脏按压，并一直坚持到专业救护人员到来。

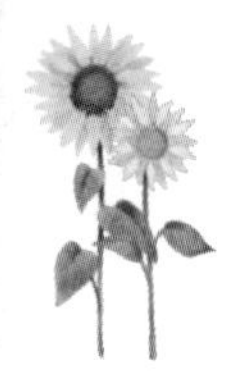

2. **预防**

教育学前儿童切勿自行单独外出游泳，应有家长陪同。有游泳池的幼儿园，组织学前儿童游泳时应教育其注意安全，且全班保教人员都参加，所有的学前儿童都应在保教人员的视野里。

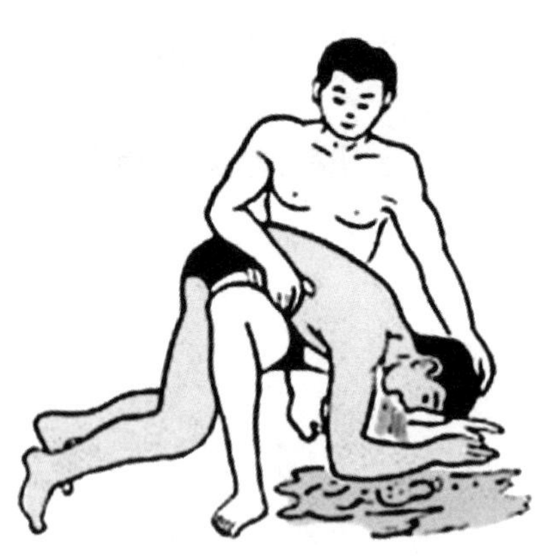

图 8-10　伏膝倒水法

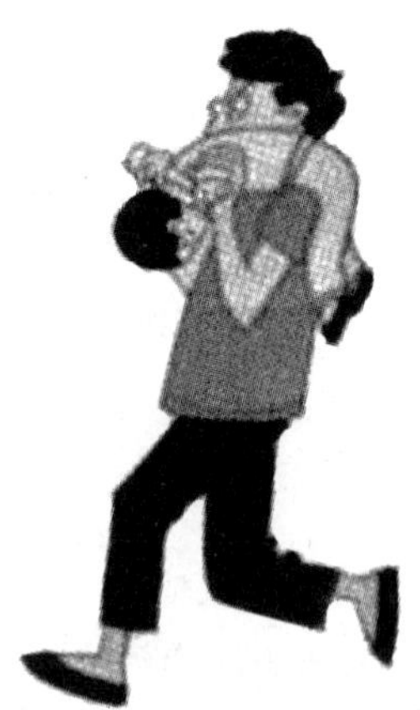

图 8-11　肩背倒水法

复习题

一、思考与实践

1. 学前儿童的安全问题，是保教人员十分关心问题，请结合幼儿园工作实际，就安全问题谈谈自己的看法。

2. 请你介绍几种学前儿童鼻出血的止血方法。

3. 学前儿童眯眼，应如何处理?

4. 晕厥的应急处理方法。

5. 小儿惊厥的应急处理。

6. 以下意外伤害的处理方法是否正确，为什么?

(1)皮肤烫伤，不能挑破水疱。

(2)晕倒，头要略放低;头部外伤，头要略放高。

(3)肢体骨折，要固定断骨的上、下两个关节。

(4)怀疑颈椎、腰椎骨折时，不能让伤者头部挪动或弯腰。

(5)摄入毒物后，要及时催吐。

(6)沙子眯眼，不能揉眼。

(7)嗓子扎刺，不能硬吞食物。

(8)皮肤沾上生石灰，应先用凉水直接冲洗。

(9)外伤大出血，要立即止血。

(10)施胸外心脏挤压术，救护者不得挤压左胸乳突处。

二、《学前儿童卫生与保育》教师资格证国考模拟试题

（一）单选题（每空3分）

1. 孙校长平时注重地震消防应急演练工作，地震发生时，全校师生顺利转移到安全地带。这说明孙校长注重（　　）。

A. 促进教师发展　　B. 校园硬件设施

C. 校园文化建设　　D. 保护学生安全

2. 幼儿鼻中隔是"易出血区"，该处出血后正确的处理方法是（　　）。

A. 鼻根部涂紫药水　　B. 让幼儿头略向前倾、前额冷敷。

C. 止血后半小时内不做剧烈活动　　D. 让儿童仰卧休息

3. 幼儿在户外活动中扭伤，肿胀和疼痛，教师应对幼儿采取的措施是（　　）。

A. 停止活动，冷敷扭伤处　　B. 停止活动，热敷扭伤处

C. 按摩扭伤处，继续活动　　D. 清洁扭伤处，继续活动

4. 幼儿突然出现剧烈呛咳，伴有呼吸困难、面色青紫。这种呛咳可能是（　　）。

A. 急性肠胃炎　　B. 异物落入气管

C. 急性喉炎　　D. 支气管炎

5. 被黄蜂蜇伤后，正确的处理方法是（　　）。

A. 涂肥皂水　　B. 用温水冲洗

C. 涂食用醋　　D. 冷敷

（二）简答题

简述幼儿中暑时应如何施救。（15分）

（三）活动设计（共30分）

以下面这组图设计一个大班安全防火教育活动，要求写出活动名称、活动目标、活动准备、活动过程及延伸。

第九章　托幼园所的卫生保健制度

托幼园所的卫生保健制度是保证学前儿童健康成长、预防疾病发生和传播的基本措施。因为学前儿童生长发育迅速,组织器官发育不完善,免疫力较弱,易感染疾病。所以,加强卫生保健工作,贯彻预防为主的方针,是促进学前儿童健康成长的重要保证。

托幼园所必须建立并严格执行各项卫生保健制度。具体包括:健康检查制度、预防接种制度、传染病隔离制度、消毒制度和环境卫生制度等。

第一节　健康检查制度

托幼园所应建立健全健康检查制度。健康检查的对象应包括新入园的和已经在园的学前儿童及全体工作人员。

一、学前儿童入园前的健康检查

在新入园的学前儿童中进行系统的健康检查,以便了解每位学前儿童生长发育及健康状况,尽早发现疾病和身体缺陷,不但可以防止将某些传染病流入园中,而且还能为幼儿园更好地掌握每位学前儿童健康状况提供重要的依据。

(一)入园前的健康检查

对即将入园的学前儿童,托幼机构应指定医院让其家长带领进行全面的健康检查。合格后方可入园。

1. 了解学前儿童的疾病史　传染病史、过敏史、家族史等。

2. 了解学前儿童当前是否患病　如传染病及寄生虫病等。包括:皮肤病、急性结膜炎、传染性肝炎、结核病、蛲虫病等。

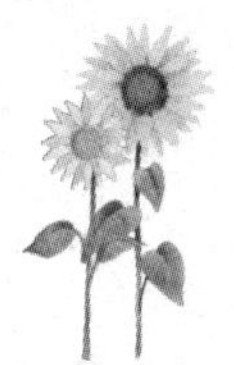

3. 了解学前儿童生长发育状况　包括：学前儿童身高、体重、胸围、头围、心肺功能、脊柱等。

4. 了解预防接种完成情况等。

学前儿童入园前的健康检查，通常是在当地指定的医疗机构进行。经检查身体健康、近期内无传染病者方可入园；对有传染病和皮肤病的学前儿童，必须待治愈后方可入园。

（二）入园后的定期健康检查

学前儿童入园后应定期进行健康检查。一般来说，2～3 岁的婴儿，每半年检查一次，每季度测量体重一次；3 岁以上的幼儿，每年体检一次，每半年测量身高、视力一次，每季度测量体重一次。6 岁毕业前做一次总体检和评价。

托幼园所应为每名学前儿童建立健全健康档案，以便全面了解和评价每名学前儿童生长发育的状况。

全园学前儿童健康检查后，医务保健人员都应对学前儿童个人与集体进行健康分析、评价以及疾病统计，并据此提出对学前儿童健康成长方面的干预措施。

（三）每日的健康观察

学前儿童每日入园后，保健医生应该对其进行“晨检”，保教人员全日密切观察学前儿童健康状况，发现疾病应及早进行治疗或隔离，防止在园内传播。

1. 入园晨检

晨检的主要内容　一看、二问、三摸、四查。一看是指认真查看学前儿童的咽部是否发红，皮肤、脸色、手以及精神状况等有无异常；二问是指询问家长，孩子在家的饮食、睡眠、大小便等情况；三摸是指摸孩子的前额，了解孩子的体温，再摸颈部淋巴结是否肿大；四查是指检查学前儿童是否带有不安全的物品，发现问题应及时处理。晨检中若发现孩子有疾病或传染病者，应劝说家长带其到医院诊治。

2. 全日观察

学前儿童入园后，保教人员在对其进行日常保育和教育的过程中，应注意观察学前儿童有无异常表现，重视疾病的早发现。全日观察的重点：学前儿童的精神、食欲、大小便、睡眠、体温等状况。发现疾病应及时治疗或隔离。

二、工作人员的健康检查

为了确保学前儿童的健康，托幼园所的工作人员在入园上班前应进行全面健康检查，无任何疾病和传染病者方可到园内工作，并每年进行一次全面健康体检。

第二节　预防接种制度

学前儿童应带预防接种本入园，托幼园所与防疫部门共同完成对学前儿童的预防接种工作。幼儿园应建立预防接种制度。严格按照接种的程序（种类、剂量、次数、间隔时间）等

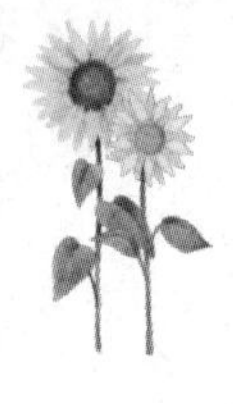

进行预防接种,防止漏种、错种或重复接种。托幼园所的接种工作主要包括以下内容。

一、做好预防接种的登记工作

学前儿童入园后,保健人员应根据学前儿童预防接种卡上的记录,经家长核实无误后再进行全面登记,确定该学前儿童接种的品种及完成情况,以保证预防接种的衔接性。

二、做好预防接种前的通知工作

学前儿童每次预防接种前,园所应提前通知家长,让家长了解孩子的预防接种时间、接种疫苗的种类和注意事项等,以取得家长的配合。

三、做好预防接种过程中的登记、检查和接种后的观察工作

在对学前儿童进行预防接种的过程中,保教人员和保健医生应相互配合,共同做好接种的登记与检查工作,保证接种任务的顺利完成。对于没有接种和因病暂时不能接种的学前儿童,应登记在案。学前儿童接种后,保教人员和医务人员应共同做好接种后的观察工作,发现学前儿童异常反应后应及时采取救护措施。

四、做好预防接种的补种工作

对于因其它原因未参加疫苗接种的学前儿童,保健医生应与家长及时沟通,做好补种工作。

第三节　隔离制度

隔离制度是托幼园所控制传染病传播和蔓延的一项重要措施。即把传染病患儿、病原携带者或可疑患儿与健康者分隔开来,切断或尽量减少相互间的接触,并进行彻底地消毒,以防止传染病在园所内的传播和流行。托幼园所隔离制度包括以下几个方面。

一、对患儿的隔离

当发现某学前儿童患传染病后,应立即隔离,并视传染病的种类及病情的轻重,确定留园隔离或家长接送医院诊治。对患有不同类型的传染病患儿也应分开观察,以防交叉感染。

对病儿所在的班级应立即进行消毒。对接触者进行检疫。检疫期间,该班不接收新生,各个班级互不接触。检疫期满后,对无症状者可解除隔离。但病儿应在痊愈后,经医院证明方可回班。

被隔离的学前儿童,应使用自己的餐具、盥洗用具等,保健医生应对其使用过的物品和

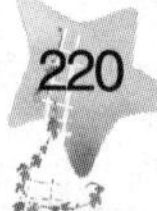

排泄物进行消毒。在此期间,应派专人对病儿进行仔细照顾、观察和护理。

二、对可疑患儿进行临时隔离

当发现某位学前儿童有患传染病的迹象时,应立即请保健医生就诊,不管确诊与否,都应立即进行临时隔离观察。临时隔离可以在家中,也可以在园所保健室,但还要与已经确诊的患儿隔离。

三、对患病工作人员的隔离

园所中的工作人员患了传染病,应立即进行隔离,同时,也要做好与其接触人的检疫地和疫源地的消毒工作。

四、对返园学前儿童的观察和检疫

如果某学前儿童离开园所一个月以上,在返园时,保健医生应向家长询问该学前儿童的去地和有无与传染病接触,同时,按照上级保健部门的要求,对学前儿童进行健康检查,未接触传染病者也应隔离观察两周;有传染病接触的学前儿童,应进行临时隔离,待检疫期满后方可回班。

五、早发现,早报告

在保教人员和学前儿童的家中,如果发现有传染病患者,应及时报告园所领导或上级防疫部门,并在园所保健室备案,园所应酌情采取相应的防范措施或隔离措施。

第四节　消毒制度

托幼园所严格执行消毒制度,是预防疾病发生和切断传染病传播途径的一项重要措施。因此,园所应建立完善的消毒制度。

托幼园所常用的消毒措施有两种:物理消毒法和化学消毒法。

一、物理消毒法

物理消毒法　主要包括机械消毒、煮沸消毒、蒸汽消毒、日晒消毒、紫外线消毒等。

1. 机械消毒

利用洗涤、通风换气等方法,杀灭和消除环境中的致病微生物。其主要用于玩具、室内空气等的消毒。

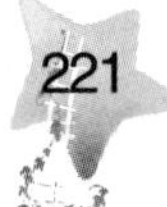

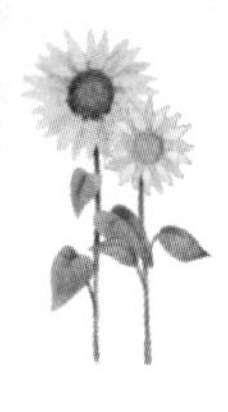

2. 煮沸消毒

利用水的高温作用，将物品中的致病微生物杀灭。其方法是将要消毒的物品洗净放入水中淹没，煮沸 15 min 以上。其主要用于各种耐热的餐具、金属器械、衣物等物品的消毒。

3. 蒸汽消毒

利用蒸汽的高温作用，将物品中的致病微生物杀灭。其主要用于毛巾、尿布、餐具等物品的消毒。

4. 日晒消毒

利用日光中的紫外线的作用杀灭附在物品表面上的致病微生物。其方法是将需要消毒的物品放在 30 ℃以上的日光下持续暴晒 3 ~ 6 h。其主要用于衣服、被褥、图书、木制玩具等物品的消毒。

5. 紫外线灯消毒法

园所消毒用的紫外线一般为波长 100 ~ 200 mm 的臭氧紫外线灯，它可使空气中氧分子解离为氧原子，并形成臭氧，臭氧又可增强紫外线的杀菌作用。紫外线具有广谱杀菌功能，而对被消毒物品无损害、无残害毒性。其可用于园所桌面、空间、卧室、教具、图书、玩具、被褥等的消毒。每次消毒时间为一小时，消毒时人员必须远离。

6. 瓜果、蔬菜的消毒

最好用淡盐水进行消毒。把蔬菜或瓜果洗净，蔬菜淹没在淡盐水中 5 ~ 10 min；水果淹没在淡盐水中 10 ~ 20 min，捞出后用凉开水冲洗即可食用。

二、化学消毒

化学消毒法是指利用化学药品进行消毒的一种方法。

托幼园所常用的清洁消毒剂有：碘酊、碘伏、乙醇、过氧化氢、洗消净、过氧乙酸、来苏水、84 等。

消毒剂最好是液状的，易溶于水而迅速起到消毒作用。使用消毒剂时一定要严格按照说明书配置，才能达到有效消毒的目的。使用消毒剂前一定要将物品洗净，放入液体中浸泡 1 h 左右。

在实际操作中，有时还可以将物理消毒和化学消毒有机地结合起来进行，以提高某些物品消毒的效果。

在日常生活中，要牢记“清洁比消毒更重要”。

第五节　环境卫生制度

托幼园所应建立完善的环境卫生制度。给学前儿童营造温馨的、清洁的、舒适的生活环境，促进学前儿童的身心健康发展。

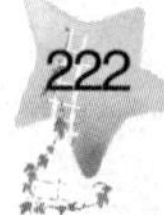

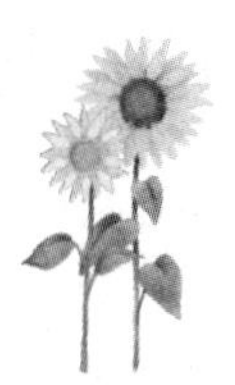

一、室内环境卫生要求

保教人员应在学前儿童未入园前做好室内清洁工作。应用潮湿的墩布拖木制地板,桌椅应用干净的抹布擦拭;传染病流行期间应用消毒液擦拭。厕所应用消毒液拖擦,但所使用的消毒液一定要按说明要求配置。要教育学前儿童爱护公共物品,不在桌椅、墙上乱蹬乱画,保持室内整洁,空气清爽。

二、室外卫生要求

要经常进行室外卫生的清洁工作,做到地面整洁无碎砖、瓦块,活动场地不堆放杂物,垃圾箱应远离活动场所并加盖,有计划地做好园所的绿化工作。

三、厨房卫生要求

应保持厨房及用具的卫生,经常清理,严格按照上级卫生部门的要求,做好食品的清洗与消毒工作,保证厨房内无“四害”。(实际操作:按照卫生部门的规定)

复习题

一、思考与实践

1. 对学前儿童入园前的健康检查的主要内容有哪些?
2. 对学前儿童入园后的健康检查的主要内容有哪些?
3. 托幼园所的卫生保健制度包括哪些内容?
4. 托幼园所隔离制度主要包括哪些内容?
5. 预防接种制度包括哪些内容?

二、《学前儿童卫生与保育》教师资格证国考模拟试题

(一)单选题(每空3分)

1.《托幼园所卫生保健工作规范》规定托幼园所工作人员接受检查的频率是(　　)。

A. 每月一次　　B. 半年一次

C. 每年一次　　D. 三年一次

2. 下列哪种消毒方法是属于物理消毒法(　　)

A. 84消毒　　B. 洗消净消毒

C. 紫外线灯消毒　　D. 来苏水消毒

(二)简答题

1. 托幼园所室内卫生要求有哪些?

2. 托幼园所厨房卫生要求有哪些?

第十章 托幼园所的环境卫生

环境被誉为“无声的老师”,托幼园所的环境对学前儿童的身心发展具有潜移默化的影响。托幼园所的环境包括物质环境和心理环境。物质环境是指由实实在在的物体组成的环境,包括托幼园所的建筑、设备及其空间布置与材料运用等方面;心理环境是指托幼园所内的各种人际关系及学前儿童学习气氛、活动气氛和生活气氛等。要搞好托幼园所的环境创设,就必须对学前儿童的身心发展特点有全面清晰的了解,充分认识环境蕴涵的教育价值,并用科学的方法进行环境管理,让环境与学前儿童对话,让学前儿童在与环境交互影响的过程中,积累生活经验,建构对世界的认识,使他们的身心得到健康发展。

第一节 托幼园所的建筑卫生

一、托幼园所的选址与用地面积

(一)托幼园所的选址

托幼园所选址与其他机构的选址不同,对环境的要求比较高,在选址时应该注意以下几点。

1. 地理位置适宜

托幼园所应按照“因地制宜、就近入园、方便接送”的原则,在居民区附近选址,周围交通方便,这样有利于防灾及安全疏散。家长一般都会为孩子选择离家较近的托幼园所,因此,托幼园所的服务半径为400~500 m,在城市大约为1.5 km,乡村大约为3 km,以方便家长接送,解决家长的后顾之忧。

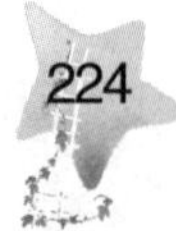

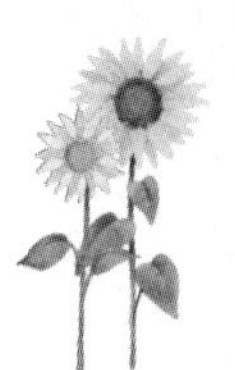

2. **周围环境要符合卫生标准**

大气污染容易引发学前儿童呼吸道疾病,噪声污染对学前儿童的听力和神经系统有害,且会干扰托幼园所正常的生活与学习秩序。因此,托幼园所选址时应避免各种噪声的干扰以及污水、废气、尘埃的污染、电线杆,应选择环境安静、空气清新、远离各种污染源、满足有关卫生防护标准的地方。不应设在集贸市场、娱乐场所、地下层、医院、殡仪馆、垃圾场及污水处理站临街有高压线等地方。

3. **地质条件良好**

托幼园所选址应避开地势低洼及自然灾害易发地段,园内场地应平坦、干燥,渗水快,排水通畅,以保证学前儿童活动时的安全。

(二)托幼园所的用地面积

托幼园所用地面积的大小,既要满足学前儿童在教育和生活上的需要,以及学前教育事业发展的需要,还要注意勤俭办园、提高园舍使用率的原则,恰当地处理好需要与可能、当前与长远的关系。

1. **总用地面积**

托幼园所的总用地面积包括建筑占地、分班和共用活动场地、绿化带和道路用地等。托幼园所的用地面积一般依据托幼机构的规模、学前儿童总数和教职工人数确定(表 10-1)。可以把托幼园所分为托、小、中、大四种规模。

表 10-1　城市托幼园所总用地面积定额

规模	用地面积/m^2	用地面积定额/(m^2/生)
6 个班	2 700	15
9 个班	3 780	14
12 个班	4 680	13.5

2. **建筑用地面积**

建筑占地按主体建筑为 3 层楼房计算,厨房、晨检、接待、传达室等按平方计算(表 10-2)。建筑密度不宜大于 30%。

表 10-2　城市托幼园所建筑用地面积定额

规模	园舍建筑面积/m^2	建筑面积定额/(米^2/生)
6 个班(180 人)	1 773	9.9
9 个班(270 人)	2481	9.2
12 个班(360 人)	3 182	8.8

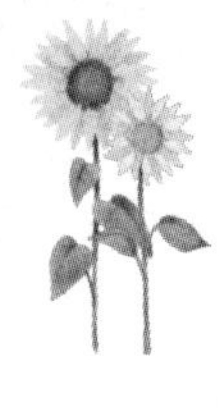

3. 各房舍面积

(1)托幼园所建筑的房间组成　托幼园所的房间组成应根据其性质、分类、规模、标准及地区的差异和条件,主办单位的要求等因素确定,一般分为生活用房、服务用房和供应用房三类。生活用房是托幼建筑的主要组成部分,由活动室、卧室、卫生间、储藏室等组成;服务用房是托幼园所的保教、管理工作用房,一般包括保健室、隔离室、晨检室、办公室、资料室兼会议室、陈列室、传达室、值班室等房间;供应用房是托幼园所必不可少的辅助用房,一般由厨房、主副食库房、炊事员休息室、卫生间、开水室、消毒室及洗衣房等组成。随着学前教育事业发展的需要,托幼园所还应设置电教室、计算机室、音乐教室、多功能教室、美工室及图书室等专用房间。

(2)主要房间的面积　确定房间的面积大小,一般应根据房间的容纳人数及活动情况、家具及其布置、设备占用面积、交通面积等主要因素决定。此外,它还与政府的有关政策及经济条件等因素有关。

考虑到托幼园所的条件和要求各不相同,而且我国幅员辽阔,各地地理环境及经济发展水平差异大,各地区、各部门在执行过程中可结合实际情况进行调整。例如,有特殊需要的托幼园所以及有条件办得更好的托幼园所,经主管部门批准后可适当提高定额;半日制及计时制的托幼园所的建筑面积和用地面积则可适当核减。

二、托幼机构的房屋布局与各室配置

(一)托幼园所的房屋布局

托幼园所的生活用房、服务用房、供应用房、分班和共用活动场地以及绿化用地要分区明确、布局合理、联系方便、互不干扰。

生活用房是托幼园所的主体建筑。为了保证学前儿童获得充足的日照,托幼园所的主体建筑应与四周的建筑物保持一定的距离:在东、南两个方向,距离不得小于最高建筑物的2倍;在西、北两个方向,距离不得小于最高建筑物高度的1.5倍。服务用房和供应用房应与主体建筑分开,但厨房和生活用房不宜距离太远,应有走廊连接,以便遮雨,并有通向街道的单独出口。

托幼园所应有足够的绿化面积。绿色植物对净化空气、调节气候、减少噪声、美化环境等都十分有利。托幼园所外围可种植乔木和灌木形成绿化带,园所内以花草为主,不能种有毒带刺的植物,也不宜种植高大的树木,以免影响采光。托幼园所的绿化面积的理想标准是达到全园总面积的40% ~50%。

托幼园所的大门不宜开向城镇主副干道或机动车流量过大的道路,大门和道路间还要留出一定的缓冲距离。托幼园所内部的道路系统应方便顺畅,紧急时可保证车辆的运行和人流的安全疏散。

(二)室内配置的卫生原则

1. 班级按需配置

各室配置要尽量符合学前儿童的年龄特征和发展需要,以学前儿童为中心,为他们进行

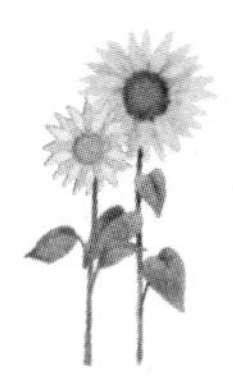

游戏、睡眠、进餐、盥洗、教育活动等提供便利条件。对于不同年龄的学前儿童，室内的配置要有所不同。

2. 班级室内配置

各班应有一套单独使用的房间，组成独立的单元，主要包括活动室、寝室、更衣室和盥洗室。教室内的格局不能过于复杂，应便于疏散以及有效控制传染病的流行。

3. 注意防火

生活用房在一、二级耐火等级的建筑中不应设在四层及四层以上，在三级耐火等级的建筑中不应设在三层及三层以上，在四级耐火等级的建筑中不应超过一层。

4. 注意用电安全

活动室、音体活动室可根据需要，设置带接地孔的、安全紧闭的、安装高度不低于1.70 m的电源插座。

5. 室内装置

为预防学前儿童因磕碰造成外伤，室内应避免凸出物品，窗框、暖气等棱角部分必须做成圆角。

（三）各室配置的卫生要求

1. 活动室

活动室是开展室内活动及午睡、进餐等各种学前儿童生活、活动的场所，围绕活动室配置盥洗室、厕所、更衣室、储藏室和寝室等。城市幼儿园的活动室每班1间，使用面积90 m^2以上，如果寝室和活动室分设，则活动室的使用面积不小于80 m^2，条件允许则空间可适当放宽些，要保证学前儿童在活动区域内能正常地进行各项活动，应有存放区角活动玩具的空间。

为了保持室内有充足的光线和日照，活动室的窗户应朝南，不应向北或向西，窗台距地面高度应在0.6～0.7 m之间，这样利于孩子作品在窗台上展示。室内噪声级别不宜大于50 dB。为了使每位学前儿童都能得到一定的空间容积，活动室内净高不应低于3.3 m。活动室的地面宜为暖性、弹性地面，其中以铺设木制的地板为佳，塑胶地面也可，这样有利于保暖、防潮和打扫，而且地板具有一定的弹性，保证学前儿童活动时的安全。

2. 寝室

寝室里的床头间距应为0.5 m，两行床的间距应为0.9 m，以避免学前儿童卧床过于紧密，增加飞沫感染的概率，还能方便教师和学前儿童在床间隙走动。寝室的墙面颜色宜用淡色，窗帘宜选用质地稍厚的深色面料。寄宿制托幼园所的寝室，应设置夜间供保育员巡视时用的照明设施，有条件的托幼园所可以在寝室安装紫外线灭菌灯，以便于经常进行室内的空气消毒。

3. 盥洗室

盥洗室是学前儿童进行洗漱以及排泄的地方。每班要设一个盥洗间。盥洗间内设置厕所和盥洗池，厕所和盥洗池应分间或分隔，并且要有直接的自然通风。为了方便学前儿童的

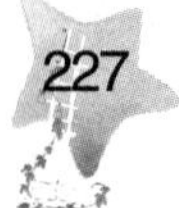

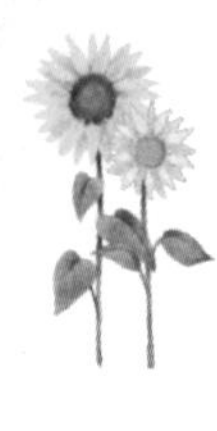

生活，卫生间应邻近活动室和寝室。每班至少要有1个盥洗台和6~8个水龙头，小便池4个位，大便池4~6个位，污水池1个。无论是沟槽式还是坐蹲式大便器，都应有1 m高的架空隔板，并加设扶手。保教人员不得使用学前儿童的厕所。提倡保教人员的厕所设置在学前儿童的卫生间内，应与学前儿童的厕所分隔开，有挡板不设门。寄宿制托幼园所还应设置淋浴房。

4. 厨房

为了避免厨房中的油烟、灰尘和噪声对学前儿童产生不良影响，应将厨房与其他用房分开设置，但是距离不要过远。厨房内应有各种必备的烹调设备，洗切食物、储存生熟食物和洗刷餐具的设备，防尘设备，以及防蝇、防鼠、防蟑螂等卫生设备。

5. 医务保健室和隔离室

医务保健室应有盥洗设备和简单的医疗器械及常用药品。为了及时处理可疑的传染病患儿，托幼园所应设置隔离室，以便临时观察治疗可疑患儿。隔离室要远离活动室，设置1~3个床位，并设置专用的盥洗用具和独立厕所。

三、托幼园所的室外环境

托幼园所的室外环境，除了道路用地外，主要指绿化带和室外活动场地。

（一）绿化带

托幼园所的绿化非常重要。首先，绿色植物通过光合作用，吸收二氧化碳并释放氧气，许多绿色植物对声波还具有一定的吸收和反射作用以及阻留、吸附尘土的能力。因此，托幼园所内的绿化带能使空气变得清新，含氧量增高，有效地减弱噪声的强度，还有助于调节气温、湿度以及风速，改善托幼园所内局部小环境的气候。其次，绿化能起到美化环境的作用，有利于学前儿童产生愉悦的情绪，怡情养性。再者，在烈日炎炎的夏季，学前儿童还可以在浓荫下进行活动和纳凉，有助于夏季开展户外活动。此外，托幼园所还可以利用绿化带，引导学前儿童认识各种树木与花草，培养学前儿童对大自然的兴趣以及热爱大自然的情感。所以，托幼园所应尽可能地扩大园所内的绿化面积。

在托幼园所内可以种植一些树木（果树）、花草以及常见的农作物，但要避免种植有毒的或带刺的植物，以免伤害学前儿童。在种植的树木与花草中，最好既包括常绿树，又包括落叶树，以便园所内一年四季都能见到绿色，同时又能体会到季节的变化。有条件的托幼园所，应铺设一定面积的草坪，因为学前儿童很喜欢在草坪上追逐和玩耍。

（二）室外活动场地

托幼园所的室外活动场地，主要供学前儿童进行户外游戏和体育活动时使用。托幼园所应设置各班专用的、靠近各自活动室的室外活动场地和所有班级共用的室外活动场地。各班活动场地之间宜采取相应的分隔措施，在传染病流行期间便于隔离，以控制传染病的蔓延。共用活动场地应包括可供节日和全体师生使用的面积较大的活动场地，应设置沙坑、戏水池以及30 m长的直跑道等活动场地。

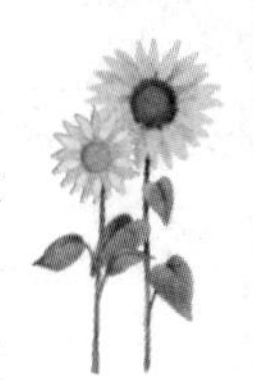

如果托幼园所的场地较为宽敞,则在场地的边缘,还可设置一些凉亭、回廊、坡缓的小山坡等,便于学前儿童休息和满足学前儿童各种活动的需要。但同时也应注意,不宜把户外空间塞得过紧、过满,以防影响学前儿童自由地奔跑与活动。

托幼园所室外活动场地的地面最好有多种类型,如水泥地、泥沙池、草地、塑胶地等。水泥地平整,便于清扫,雨后容易干,较适合开展各种游戏活动;泥沙地弹性较好,具有一定的缓冲作用,学前儿童在上面奔跑和跳跃时较安全,适合开展学前儿童体育活动;草地美观而柔软,能深深地吸引学前儿童,有利于学前儿童在上面自由玩耍。

(三)楼梯

托幼园所楼房的楼梯应有直接的自然采光,楼梯不得采用螺旋形或扇形踏步,每段楼梯的踏步不得多于16级。楼梯宽度尽量宽些约150 cm,深度应为25～30 cm,高为12 cm左右。楼梯要有护栏和扶手,栏杆不应采用易于攀登的花格,楼梯的护栏应为110～130 cm,每两根栏杆间的距离为12 cm。为了保障安全、易于疏散和隔离,楼上还应有直达户外地面的楼梯,户外楼梯护栏的高度应在120～140 cm。

四、室内的采光与照明

采光,又称自然采光,是指以日光为光源获取视觉效果的方法。照明,即人工照明,是指用人工光源获得照明的方法。

采光和照明的目的,是为了形成良好的视觉环境,保证安全和用眼卫生。托幼园所的房舍,特别是活动室要做到光线充足,就要保证采光充分。这不仅能减少学前儿童的视觉疲劳,预防和减少近视,还会影响到学前儿童的心理状态,使学前儿童感到舒适和心情愉快。适宜的自然光线,还具有杀灭细菌、净化空气、促进学前儿童新陈代谢的功能。

活动室采光和照明的卫生要求主要有两个方面:一是应使室内各桌面、黑板面有足够的照度(照度是指光线的明亮程度),照度充足,眼睛就看得清楚,不易产生视觉疲劳;二是应做到光线均匀,光质柔和,避免产生眩光和阴影,以保护学前儿童的视觉功能。

(一)自然采光

除了太阳光强弱(与纬度、地区、季节、天气状况等有关)与室内自然采光的状况有关以外,室内窗户的面积、窗户的位置、棚壁的色调以及室外遮挡物的状况等多种因素也对自然采光有重要影响。

为了综合评价活动室的采光状况,可用室内桌面一点的照度与同时间室外开阔地天空散射光的水平照度的比值,即采光系数(原称自然照度系数)作为衡量指标。一般要求离窗最远的桌面上的采光系数(即采光系数的最低值)不低于1.5%。采光系数是评价室内采光的一个较为理想的客观指标,它不会由于气候、季节的变化或测量时间的不同而发生很大的变化。

活动室的采光状况与照度,主要取决于窗户的面积大小。为了使活动室有较大的照度,活动室的窗户应尽可能开设多些、大些。玻璃地面积比是衡量室内采光状况的一项重要指标,它是指窗户的透光面积与室内地面面积之比。一般来讲,符合卫生要求的托幼园所活动

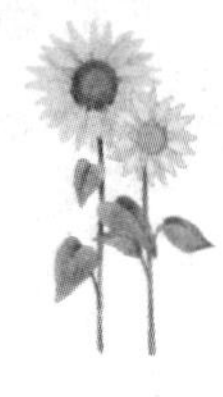

室的玻地面积比应不低于1∶6。故为了提高室内自然采光，窗应适当加大，窗的上缘应尽量高些。

窗玻璃的清洁程度对采光有一定的影响。因此，应经常保持门窗玻璃的清洁。

采光窗的形状，也对室内照度产生影响。竖长方形窗，进深方向照度均匀性好；横长方形窗，宽度方向照度均匀性好。室内窗间距离宽时，室内产生的暗区也宽，直接影响室内光线分布的均匀程度。

窗上缘离地面高度与室深之比（即室深系数）也是影响因素之一。符合卫生要求的托幼园所活动室的室深系数不应小于1∶2。若是双侧采光，室深系数则不应小于1∶4。室深系数也可用投射角（入射角）来表示。根据卫生学要求，室内桌面一点到窗侧所引的水平线与该点到窗上缘之间的夹角应不小于27°。因此，为了改善室内照度的均匀性，活动室窗的上缘应尽可能提高。

窗外是否有遮挡物也会对室内的采光状况与照度产生一定的影响。为了保证活动室内具有充足的采光与照度，窗外应尽可能没有大型运动器械、高大建筑物或树木等的遮挡。一般来说，对面建筑物（遮挡物）至活动室之间的距离最好不小于该建筑物高度的2倍。

此外，室内采光还与室内墙壁、天花板以及家具有关。为了改善室内的采光状况，室内墙壁应定期粉刷，尽可能选用浅色的涂料，并经常保持门窗和家具的清洁。天花板和墙壁宜刷成白色，室内家具宜采用浅色。因为颜色越深，光反射率越小，如白色是0.8～0.9，淡米黄色是0.7～0.8，浅黄色是0.5～0.6，黄色是0.4，浅蓝色是0.3，淡褐色是0.15，黑色是0.01～0.02。同时，为了避免眩光和日光的直射，还应采取相应的遮光措施。

（二）人工照明

是指利用人工光源获得光线的方法。人工照明可以弥补自然采光的不足。如遇到阴雨天或早晚间活动时，白天也需开照明灯。为了形成良好的视觉环境，室内照度应均匀。托幼园所应安装节能灯且亮度低的光源，降低视野范围内的亮度对比。以免影响学前儿童的视力。另外，还应提高灯的悬挂高度，将灯具设在0°～45°角（视线与发光体间形成的夹角）以外的区域内。

五、室内的采暖与通风

（一）采暖

适宜的室内温度是保护学前儿童健康的重要环境条件。托幼园所室内采暖的卫生要求是：室温使学前儿童感到舒适，活动室和寝室的气温冬季以16～18 ℃，夏季26 ℃为宜，相对湿度40%～60%（最好是50%），风速不超过0.3 m/s；室温尽量保持均匀，使人体的体温调节处于相对平衡状态，水平面各点的气温差及垂直各点（足部和头部）的气温差最好不超过2 ℃，昼夜温差为2～6 ℃。

托幼园所的采暖方式分为集中式采暖和局部式采暖。集中式采暖又分为蒸汽式和热水式。蒸汽式采暖在给汽时，有机尘埃加热后会散发臭味，而且散热片表面温度高，易烫伤学前儿童，停止供汽时散热片很快冷却，使室内温度产生较大的波动，因此，托幼机构多采用热

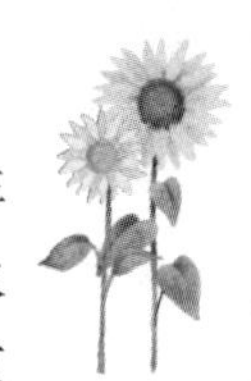

水式采暖。热水式采暖供热时散热片表面温度低于 70 ℃，停止供热时散热片中存有的热水逐渐冷却，室温波动较小。平铺辐射式采暖是集中式热水采暖的一种，它是将室内散热片改为迂回式导管，平铺在室内地板或内墙和天花板内。这种采暖方式可以使温度分布均匀，节省室内面积，防止学前儿童烫伤。

在一些规模较小或经济条件较差的，不具备集中采暖能力的托幼园所，可采用冷、暖空调。但注意空调不要对着幼儿吹。

（二）通风

学前儿童需氧量较大，对疾病的抵抗能力较差。因此，学前儿童生活的环境空气应清爽，尤其是活动室、卧室应保持经常通风换气，对于学前儿童的身心健康是十分重要的。

通风的形式分为自然通风和人工通风两种。托幼园所一般采用自然通风，即利用自然风力、气流的通风形式，通过门、窗、建筑物外壁的气孔、地板、天花板的孔隙和特设的管道引进室外的新鲜空气，排出室内的污浊空气，并调节室内的温度与湿度，以保证室内有良好的新鲜空气。

为了避免冷气直接吹向学前儿童头部，室内气温骤然下降，可在采光窗上设置气窗。气窗开口面积不得小于教室地面面积的 1/50～1/60。为了便于开关，气窗应设在采光窗上 1/3 处。气窗最好设计成风斗式（图 10-1），室外气流经风斗小窗流向天花板，再弧形下降，进行通风换气。

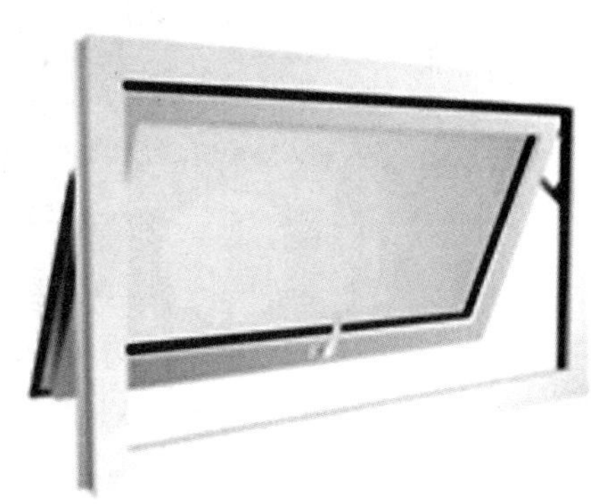

图 10-1　风斗窗

房屋墙壁内也可设置自然抽出式通风道。在寒冷地区的托幼园所房舍墙壁中设置的通风道不能少于 2 个，断面尺寸不应低于 13 cm×26 cm，室内开口于墙上方或天花板下，还要装有可开关的活门，以便调节室温。

在自然通风的情况下，夏季若室内气温仍然在 30 ℃以上，应采用人工通风，即利用动力设备如电扇、空调、排风扇等进行通风。

第二节　托幼园所的设备卫生

托幼园所的基本设备是学前儿童生活以及开展各种活动所必需的物质前提。这些设备与用具必须适合学前儿童的年龄特点，符合基本的卫生要求，使用安全，便于清洗与消毒，结构设计以及在环境中的布置较为合理，避免给学前儿童的身心健康带来伤害。

一、桌椅的卫生

学前儿童在托幼园所的生活大部分时间都离不开桌椅，例如学前儿童的游戏、绘画、进餐等活动都是在桌椅上完成的。桌椅如果不符合卫生要求，则会导致学前儿童一系列健康

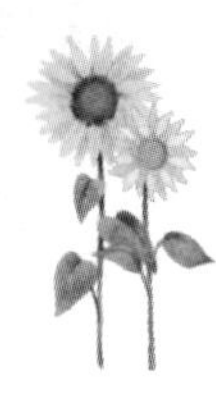

问题的产生，如座椅和桌子高度差与学前儿童身高不符是造成脊柱弯曲异常、近视的因素之一。桌椅尺寸不适合身体相应部位的大小，会使学前儿童产生不适，容易导致疲劳，并不断地挪动身体，不能把注意力集中到活动当中；座椅太高时，会使学前儿童坐在椅子上时双脚悬空，上身脊椎失去双脚的支撑，造成脊柱弯曲，含胸驼背；椅面深度过小时，会减少支撑面，容易疲劳。因此，托幼机构桌椅的大小尺寸、结构以及配置，应符合下列卫生要求。

（一）有利于培养学前儿童良好的坐姿

托幼园所的桌椅不但要满足学前儿童的书写、看书和绘画等活动的需要，还要有助于培养学前儿童良好的坐姿，避免产生疲劳，防止脊柱弯曲异常及近视的发生，更不能妨碍学前儿童的正常生长发育（图 10-2、图 10-3）。正确的坐姿应该是脊柱挺直，书写时头部不过分前倾，不耸肩，不歪头，两肩之间的连线与桌缘平行，前胸不受压迫，大腿水平，两足着地，保持一个均衡稳定而又不易增加疲劳程度的体位，使血液循环流畅、呼吸自如、下肢的神经免受压迫。

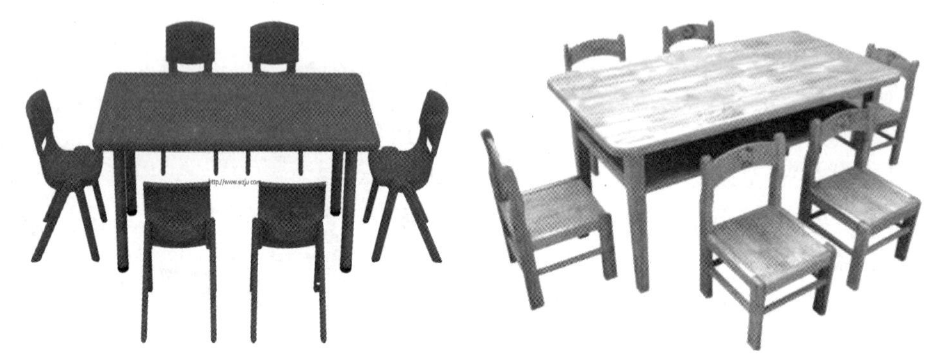

塑料桌椅（幼儿专用）　　木制桌椅（幼儿专用）

图 10-2　桌椅

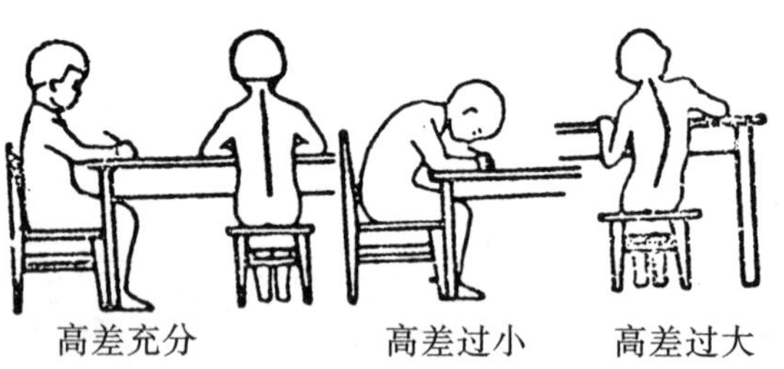

高差充分　　高差过小　　高差过大

图 10-3　学前儿童坐时身体的姿势取决于高差

（二）适于就座

1. 椅高

椅高是指椅面前缘最高点距离地面的垂直高度，也称为椅面高。适宜的椅高应与学前儿童的小腿长短相适应，使学前儿童就座时，脚掌能平放在地板上，大腿与小腿之间的夹角基本上能保持在 90°左右。这样，学前儿童整个躯干的重量能合理地分布在臀部、大腿和脚

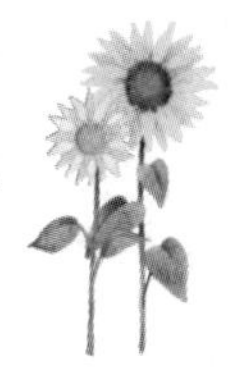

掌 3 个支撑面上,不会出现明显的压迫感,而且,下肢可以较自然地前后或左右移动。

2. 椅深

椅深是指椅面前后方向的有效尺寸。学前儿童就座时大腿的后 3/4 应置于椅面上,小腿的后方留有少许空隙。

3. 椅宽

椅宽是指椅面前缘左右方向的尺寸。一般比学前儿童臀部宽 5 ~6 cm,以保证学前儿童臀部对身体的支撑作用。椅面前缘及两脚要为钝圆形,椅面最好向后下倾斜 0 ~2°。椅面沿中线呈凹面时,其曲率半径应超过 50 cm。

4. 椅靠背

托幼园所应选用有靠背的椅子。椅靠背的形状应与学前儿童腰背外形相吻合,使学前儿童腰背肌肉能得到休息。靠背上缘应略高于学前儿童肩胛骨的下部,靠背的下端离椅面应有一定的空隙,以便学前儿童臀部能前后移动,椅背应适当地向后倾斜 3 ~7°。

5. 桌椅高差

高差是指桌面与椅面之间的垂直距离。适宜的桌椅高度差应为学前儿童坐高的 1/3,以使学前儿童在就座时,两臂能很自然地平放在桌面上,背部能伸直为宜。桌椅的高度差若过大,则会使学前儿童在就座时耸肩或单肩提高,致使脊柱呈侧弯状态;若桌椅高度差过小,则会使学前儿童上体过度前倾或单侧臂支持上体的重量于桌面,致使脊柱呈侧弯状态或呈弯腰状态。

6. 桌椅距离

桌椅距离是指桌椅之间的水平距离,包括椅座距离和椅背距离两种。椅座距离为椅面前缘与桌近缘向下所引垂线之间的水平距离。在椅深合适的条件下,正距离和零距离都不能使学前儿童保持良好的读写姿势。最好桌椅之间有 2 ~4 cm 的负距离。椅背距离为椅背与桌近缘之间的水平距离。为了使学前儿童有良好的读写姿势,就座学前儿童的胸前应有 3 ~5 cm 的自由距离。

7. 桌面

学前儿童应使用平面桌,可以兼顾前书写、绘画、游戏及就餐等活动。桌面的宽度不宜小于书写时两肘间的距离,桌面的前后尺寸不小于书本长度的 1.5 倍,或约等于前臂加手长。根据托幼园所的实际情况,可以 2 人坐一张桌子,也可以 4 人或 6 人坐一张桌子。无论是几个人共同使用一张桌子,桌面面积、采光的方向以及光线的强弱等都应根据情况进行调整,以符合基本的卫生要求。

8. 桌下净空

由于托幼园所桌面较低,因此,桌子的下方不宜设有抽屉或横栏,以免影响学前儿童下肢的正常摆放与自由活动。如有特殊需要,大腿和抽屉之间应留有空隙,一般桌面至抽屉底的高度应不大于桌椅高差的 1/2。

9. 桌椅重量和颜色

桌椅的重量应适中,以便于打扫卫生和安全搬运。桌椅的颜色应选浅色,但不应选白

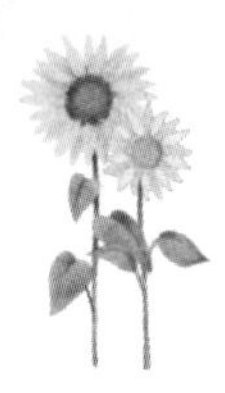

色，因为白色的反光性较强，会对学前儿童的眼睛产生较强的光刺激，以致损伤视力。

托幼园所桌椅配置的依据应是学前儿童的身高，而不是学前儿童的年龄，因此，托幼园所应根据学前儿童身高的变化，不断地调整桌椅，使之始终适应于学前儿童的发展和需要。

二、学前儿童床的卫生

（一）学前儿童床的大小与构造

寄宿制托幼园所和具备条件的全日制托幼园所中的每名学前儿童应使用自己专用的小床和寝具，以免引起疾病的传播。学前儿童床的大小应适合于其身长再加 15～25 cm，床的宽度应为学前儿童肩宽的 2～2.5 倍。为了保证学前儿童睡眠时的安全，便于自己上下床和床铺叠被，学前儿童床的高度一般为 20～30 cm（图 10-4）。

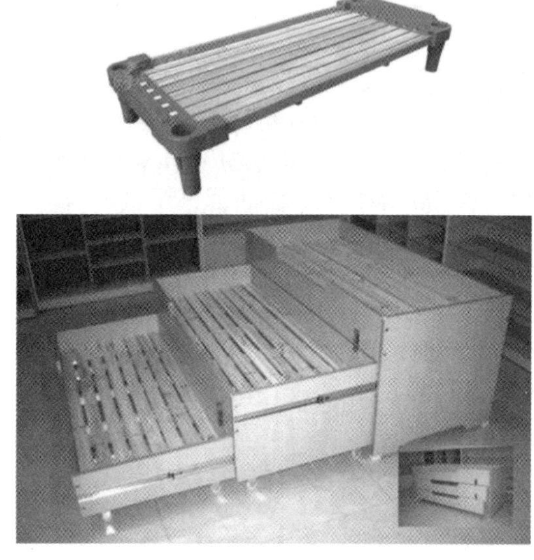

图 10-4　学前儿童床

由于学前儿童处在成长发育期，骨骼、脊柱没有完全钙化，软骨成分较多，所以不易睡软床。托幼园所应选用木板床，以有利于学前儿童脊柱的正常发育。学前儿童床的边角应设计成圆形或者弧形，避免学前儿童磕碰受伤。床的周围应设有栏杆。

（二）学前儿童床的排列

为了避免学前儿童睡眠时相互干扰、控制疾病的传播以及便于保教人员在床间过道进行巡视和照料，在排列学前儿童床时，床与床之间不宜太紧，应保持一定的距离。便于老师值班时巡视。寝教合一的园所，可在活动室内划三分之一处，高于地面十公分，作为地板床。幼儿起床后可把自己的被褥折好放在规定的柜格里。床铺地面又可以作为活动的场地，一举两得，节省空间。

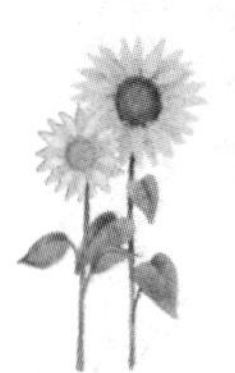

（三）床上用品

托幼机构中的学前儿童应使用自己专用的床上用品，如枕巾、被子和褥子等。床上用品应选用纯棉布料，并定期进行清洗和晾晒，不用时则应放置在干燥的橱柜中加以保存，以保证其清洁与卫生。

三、橱柜的卫生

托幼园所应配备多种橱柜，如玩具柜、文具柜、饮水杯柜、刷牙杯柜、衣帽柜、鞋柜等，以方便学前儿童活动和室内环境的清洁。为了扩大学前儿童活动的空间，避免学前儿童在活动中碰伤，或不慎将橱柜推倒而造成伤害，托幼园所可以在适宜的地方设置壁橱。

托幼园所的橱柜的结构、高矮和深度，应适合于学前儿童的身材，一般高 100 ~ 115 cm，深度约为学前儿童的前臂加手长，为 35 ~ 50 cm。为了打扫方便，可将橱柜底直接落在地板上（图 10-5）。橱柜不应有尖锐的棱角，应制作成小圆角。橱柜的表面应光滑，避免有木刺或钉子露出橱柜。

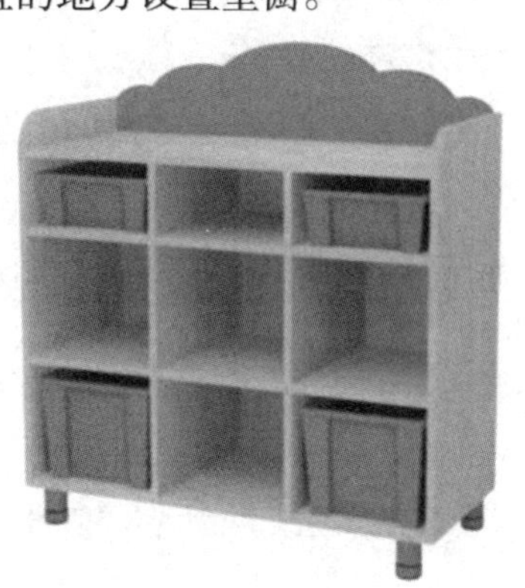

图 10-5　橱柜

四、玩具的卫生

学前儿童离不开游戏，游戏是学前儿童的基本活动。玩具是学前儿童进行游戏活动的基本物质材料，对学前儿童的健康及智力的开发有着重要的意义。因此，托幼园所选购的玩具必须符合卫生要求，并且按照卫生要求管理玩具。学前儿童玩具的基本卫生要求是：安全无毒，结实耐玩，易于清洗与消毒。具体地说，在选购学前儿童玩具时，应重点注意以下几个方面。

（一）材料安全

玩具的制作材料很多，一般首选塑料，其次是金属、木质和橡胶。在选择塑料玩具时，注意不要购买含有酚醛塑料以及有毒的聚氯乙烯塑料制成的玩具。若条件允许，最好在有色的颜料玩具外面涂上一层透明漆，以形成较安全、牢固的保护膜。同时，颜料与漆都应无臭无味，不溶于唾液、胃液和水。

（二）适宜的外形和重量

玩具的表面应是光滑的，没有锐利的棱角或锯齿，以防学前儿童发生外伤。木质玩具要防止有毛刺和裂纹，金属玩具不能有外露的钉子、螺丝和插销等。玩具的大小与轻重应适合于学前儿童，过小的玩具易造成异物入体，较大的玩具最好是空心的，以免玩具过重而砸伤学前儿童。

（三）教育意义

玩具要以促进学前儿童全面发展为目标，要有助于从多方面促进学前儿童健康发展。

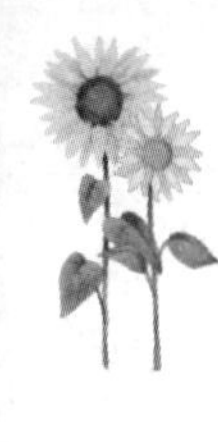

因此,托幼园所选购的玩具必须具有较好的教育作用,能够在外形和功能上吸引学前儿童,能激发学前儿童的好奇心、想象力和创造力,并能引起学前儿童良好的情绪与情感感受。要注意避免选购对学前儿童的身心健康有可能造成不良影响的玩具,例如,不应选购带有恐怖色彩、易引起学前儿童不安全的玩具;不应选购响声过大或过多有声响而易损伤学前儿童听觉的玩具;不应选购手铐或带子弹的玩具枪等有碍于学前儿童心理健康发展的玩具。

(四)便于清洁和消毒

玩具应便于清洁和消毒。一般宜选购塑料、橡胶、木材和金属制成的玩具。这些玩具较易清洗,经过水洗或日光曝晒即可达到消毒的目的。用布料和人造皮毛制作的玩具最容易受污染,且不便清洗,此类玩具只能作为观赏使用,不能作为学前儿童的操作玩具。有些玩具(如口琴、口哨、喇叭等)能吹出响声,需要专人专用,不适合在托幼园所使用,否则有可能导致疾病的传播。

(五)完善的玩具使用与管理制度

托幼园所应建立起完善的玩具使用与管理制度,主要包括:指导学前儿童正确地使用各种玩具;根据玩具的材料定期进行消毒,如紫外线灯照射,或采用温水、肥皂、消毒液清洗,也可以采用蒸煮或日光曝晒等方法进行消毒;对已损坏的玩具,应及时地修理或淘汰;玩具在不使用时,应放在规定的玩具柜中妥善保存。

五、教具和文具的卫生

黑板是托幼园所常用的教具之一。托幼园所可使用磁性黑板,磁性黑板平整、无裂缝、不反光,使用方便卫生;也可选用磨砂玻璃黑板,这种黑板可长期维持表面磨砂状态,且不产生眩光现象,使用效果较好。不建议使用普通木质黑板,因为普通木质黑板易变形、易脱色,书写不流畅,字迹不清楚。应尽可能使用吸尘黑板擦或湿的抹布擦拭黑板,以免让学前儿童吸进粉笔灰。同时,书写时应尽量少用彩色粉笔,而彩色粉笔往往含有有毒物质,且彩色粉笔和黑板颜色之间的反差度会影响字迹的可视度。

教师教学用的挂图,其画面和文字应较大些,色彩应明快、柔和,并具有一定的对比和反差,足以让室内每位学前儿童都能看清楚。

托幼园所学前儿童图书的文字、插图、符号等,要印刷清晰、大小适宜,行间距适中,并且与纸张的颜色之间有鲜明的对比,但色彩要柔和,不要对视觉产生过分的刺激,以免引起视觉疲劳。图书和作业的纸张要有一定的强度,质地结实耐用,纸面光滑且不反光,颜色最好为白色或浅色。书型、重量以及大小等均应适合于学前儿童使用。图书的装订要牢固紧致,以免订书钉凸出而刺伤学前儿童。托幼园所的图书应定期利用阳光消毒,还要经常检查,如果有破损,应及时进行修补,需废弃的图书应及时处理。

学前儿童使用的各种笔、绘画颜料、橡皮泥等不能含有有毒物质。笔杆上应涂有不易脱落、不溶于唾液的涂料,笔杆的粗细、长短以及轻重,应符合学前儿童的手部肌肉、关节以及骨骼发育的特点,利于学前儿童使用。

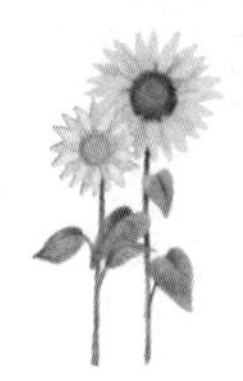

六、体育器械的卫生

托幼园所的体育器械大多为平衡类、攀登类、跳跃类、投掷类等器械，大型器械有滑梯、秋千、转椅、荡船、攀登架、摇马、平衡板、投掷架等，也有小型的运动器械，如木马、手推车、塑料圈、体操棒、哑铃及各种球等。

托幼园所运动器械的高矮、大小、坡度等均需符合学前儿童的年龄及身材特点，促进学前儿童的身心健康发展。各种体育器械应坚固、耐用、光滑、安全。大型体育器械一般应安置在草坪上，并设置专门的保护措施，如下设沙坑或软垫，以防学前儿童摔伤。托幼园所的活动场地最好为草地或土地，场地平整、干净，不应留有积水，也不应留有异物（如砖块、玻璃、树桩等），防止意外伤害。要定期检查器械和场地，加强安全与清洁管理。在每次活动之前，教师都要仔细检查器械的关键部位是否安全，若发现运动器械有破损、脱落、生锈等现象，应立即停止使用，并及时修理或更换。

第三节　托幼园所的环境卫生

一、环境管理的概念

（一）社会环境管理

随着经济的发展，工业发展迅速，与此同时，日益严重的环境问题直接或间接影响着人们的健康，有关环境保护的呼声也越来越高。人们从治理污染的过程中逐步认识到，仅靠科学技术手段不能从根本上解决环境问题，要有效地保护环境，就必须对人类社会自身的行为加强管理和约束。

（二）托幼园所环境管理

从一般环境管理要求和托幼园所教育功能上看，托幼园所环境管理可定义为：从生态规律出发，以可持续发展理念为指导，根据管理科学的基本原理与方法，立足托幼园所的长远发展，运用行政、经济、法律、技术、教育和新闻媒介等手段，组织和实施托幼园所的各项环境保护工作，通过全面系统地规划，实施节约资源和控制污染等措施，积极鼓励教师及学前儿童参与到环境保护活动之中，规范他们的环境保护行为，提高他们的环境保护意识，达到托幼园所教育与环境协调发展、促进学前儿童身心健康发展的目的。

二、托幼园所环境管理的内容

托幼园所环境管理与社会环境管理在内容和形式上有相似之处，但托幼园所教育功能的特殊性，又使托幼园所环境管理具有独特性。托幼园所环境管理渗透于托幼园所管理的

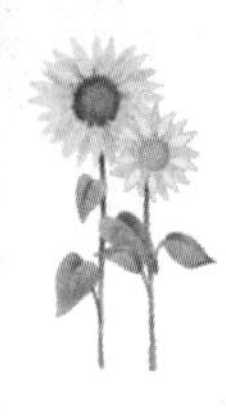

多个层次、多个过程中，它强调对资源、环境、生态和安全的管理。从一般环境管理要求和托幼园所教育功能以及环境教育和环境保护的关系来看，托幼园所环境管理的基本内容主要包括以下几个方面。

（一）环境政策

它包括环境保护的方针与制度、具体措施和方案等。托幼园所首先要建立一支具有自我可持续发展能力的管理队伍（上到上级主管部门、托幼园所领导，下至保教人员），同时制订远景和近期发展规划，并在规划和计划中体现可持续发展的理念。

（二）污染防治

托幼园所污染防治包括室内空气污染防治、噪音污染防治、水污染防治以及固废防治（垃圾处理）等。托幼园所需采取先进的技术和严格、科学的管理手段，对托幼园所内的空气、噪音、废水排放、垃圾处理等进行综合监测和治理，形成一个清洁优美、生态良性循环并与托幼园所文化融为一体的环境。例如，托幼园所要根据国家《民用建筑工程室内环境污染控制规范》和《全国中小托幼机构房舍安全工程技术指南》严格控制施工的每个环节，加强新装修的教室、宿舍的通风，有条件时可以在教室内安装空气净化器，同时严格处理托幼园所中的课桌椅等家具污染问题，实现对托幼园所室内空气污染的防治。

（三）资源管理系统

资源管理系统包括托幼园所水、电、空调等能源的消耗情况，节水、节电、空调节能等方面的措施以及开展相关内容的评估和监测。托幼园所要强化全体教师和学前儿童的节约意识，养成节约能源的良好习惯，做到节约能源人人有责、人人有为。例如，在节水方面，托幼园所可每天正常抄看水表的流量，发现异常情况应及时处理，并每月对水设备进行维护保养。总务部门要发挥职能作用，加强监督与检查，严防滴、漏现象发生，堵塞水资源浪费的漏洞。

（四）托幼园所环境应符合生态要求

包括托幼园所房舍布局优化、室内外的美化绿化和推进托幼园所周边社区环境现状改善等。每项具体的管理内容，都可以根据实际情况进一步细分。比如，美化绿化还可包括在建筑物的墙面、楼顶、凉台等处进行绿化，对厕所进行美化、绿化，花草和树木种类的多样化等。

（五）环境安全卫生

托幼园所的环境安全卫生主要有教师和学前儿童的人身安全保障、绿色采购、饮用水安全、灾害（鼠灾、火灾等）防治、校园内有毒有害物质的处理、食堂卫生控制、公共场所保洁、交通运输等。例如，托幼园所在采购食品时，必须清楚供货方的名称和地址，查明供货方是否有卫生许可证。采购定型包装食品时应查看食品包装标志内容是否齐全，如是否有生产日期、保质期等。进口食品必须有中文标志，标志内容不全或无中文标志者不应采购。另外，采购食品应遵循“实用计划”的原则，以保证食品新鲜和卫生质量，避免不必要的浪费。

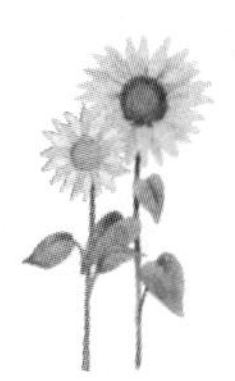

三、托幼园所环境管理的实施策略

托幼园所应将环境管理纳入托幼园所管理系统，从管理层面做出总体规划并组织实施。参与环境管理的主体包括托幼园所管理者、各职能部门教职员工和学前儿童。托幼园所在进行环境管理时，可借鉴上述 ISO 14000 环境管理标准的做法。

（一）健全托幼园所环境管理组织体系

托幼园所应建立环境管理工作小组，工作小组成员可由托幼园所的负责人、环境教育或环境管理专家和教师组成。托幼园所环境管理工作小组的每位成员要明确自己对环境管理应尽的义务和应承担的责任，并积极地做好它，这样整个环境管理体系方可有效运行。有条件的托幼园所还可邀请学前儿童家长及社区代表参加，使托幼园所在社区和学前儿童家长了解托幼园所的环境管理工作，进而积极参与其中。

（二）完善托幼园所环境制度

环境政策是一个组织在环境保护方面总的指导方向和行动原则，也反映了最高管理者对环境行为的总承诺。托幼园所应根据当前环境形势和托幼园所自身特点，确立托幼园所的环境制度，以便托幼园所全体人员能根据这一政策，设计、组织和开展相关的环境管理工作。每个托幼园所的环境政策都应明确承诺遵守法律法规，承诺持续改进和预防污染。另外，托幼园所的环境政策应通俗易懂，如在本托幼园所范围内推进有效的环保措施，尽量节省能源，尽量减少废物的产生，并尽量回收利用废物，同时把环境教育纳入托幼园所的日常教学中。

为了便于执行，还可将环境政策量化和分层，制定目标和指标，以及实现目标和指标的方法和时间表，把环境管理工作程序化，按制定的规章制度和程序逐步推进。目标应符合环境政策的承诺，考虑重要环境因素、法律法规要求、技术和财务可行性和社区及家长的期望与要求。环境指标应是具体的、可测量的，以便在规定时间内达到这些目标。例如，环境目标是节约用电，环境指标可定为本年用电量比上年节约 20%，当然，这要根据托幼园所的实际情况而定。

（三）从节约资源入手，开展托幼园所环境管理

对资源高效利用和循环利用是应对资源短缺的唯一选择。节约利用资源不仅是托幼园所自身发展的需要，更是托幼园所应有的社会责任。另外，当托幼园所成员看到通过环境管理使办学成本减少时，也会增强他们开展环境管理的积极性。因此，不论是托幼园所环境管理规章的制定，还是具体内容的实施，都要想方设法将其与节约资源、减少托幼园所办学成本相联系，充分体现低成本、高质量。

例如，在节约用电方面，如果自然光照充足，则不允许使用照明灯具；公共楼道、卫生间的照明灯具由自动控制开关控制，托幼园所全体成员都要养成随手关灯的习惯。此外，托幼园所在夏季空调温度不应低于 26 ℃，在冬季空调温度应设定在 16—18 ℃。夏天室外温度低于 30 ℃，冬季室外温度高于 5 ℃以上时，原则上不应使用空调。在节约用水方面，托幼园所要及时更换老化的供水管线，严禁跑、冒、滴、漏，坚决避免“长流水”现象。师生用水时水

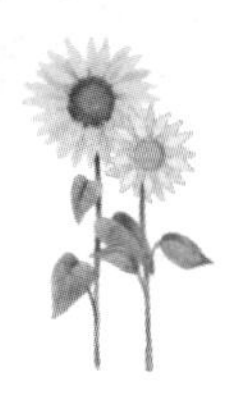

龙头应尽量开小，用完随手关闭。

（四）推进托幼园所绿色文化建设

“绿色文化”并不只是几张环保宣传画和标语、几块以环境保护为主题的宣传栏和黑板报，它还需要有能够实实在在体现环保理念的设施，以及设施的正常运行。因此，托幼园所的绿色文化并不是虚无缥缈的，它切切实实体现在托幼园所的布局建设、各种教学设施和文化设施、托幼园所绿化美化等方面，更体现在防治污染和节约资源的设备上，如废水处理系统、垃圾分类回收设备和利用地下温差降低能耗的送风系统等（图 10-6）。这些设施的建设和运行，加上丰富多彩的环境教育活动，为托幼机构营造出一种积极向上的绿色文化，使托幼园所成员能在感受和参与中体验环境的改善，培养环境意识，并采取有效行动，进一步改善托幼机构的环境。

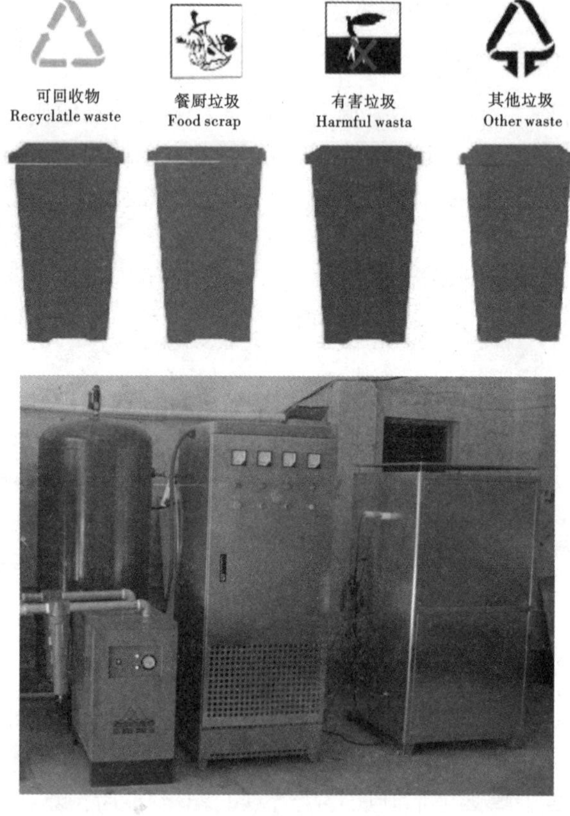

图 10-6　废水处理系统、垃圾分类回收设备

（五）定期评估各项环境管理工作

为了保障环境政策的落实，托幼园所还要定期监测和评估各项环境管理工作，对托幼园所的环境管理工作是否取得成效、是否能持续改进进行评估，同时编制评估报告。评估工作可以分为以下两个方面：

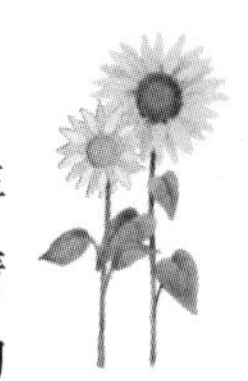

一是对硬环境的评估如食堂油烟废气的排放情况，厕所污水排放、生活废水的排放情况；垃圾、废旧电池、食堂残渣等固体废弃物的处理情况，水、电、天然气、燃油、纸张等资源的消耗和利用情况，噪声的影响等。需要注意的是，对硬环境的评估应包括一些具体数据。例如，对资源利用的评估，可以通过托幼园所全年的用水量、用电量、垃圾分类回收量、纸张节约量、食堂的燃料使用量等数据明确显示，而且还可以采用数据统计、图表示意、调查研究等方法，了解托幼园所在资源节约方面的成绩与不足，分析原因，提出改进方案，为下一年托幼园所的环境管理工作做准备。

二是对软环境的评估主要包括托幼园所的环境政策、对法律法规以及相关规定的遵守情况、环境教育课程设置的合理性和有效性、渗透式的环保课外活动、教师和学前儿童的环保意识和行为、托幼园所环境管理工作的对外交流情况等。

（六）环境管理要与环境教育紧密结合

托幼园所环境教育与环境管理相互影响、相互制约。环境管理包含环境教育的内容，托幼园所环境管理使环境教育更体现“知行合一”的教育理念，为托幼园所进行环境教育提供了一种新的思路和方法。例如，当托幼园所制定一项环境管理政策时，教师和学前儿童在了解和执行这项政策的时候也就受到了环境教育，有助于环境意识的提高。同时，托幼园所的环境教育又可以促进环境管理，环境管理必须配合托幼园所环境教育计划的制订和实施。例如，托幼园所有计划地开展对学前儿童的节水、节电、节纸、节粮的教育，或者组织学前儿童调查蔬菜来源与安全、托幼园所饮用水安全和周边环境对托幼园所环境的影响等，使健康教育内容和学前儿童健康行为的养成等与托幼园所环境管理工作紧密结合，形成环境教育与环境管理的良性互动，最终实现托幼园所的环境管理目标。

思考与实践

1. 托幼园所应如何选址？
2. 如何改善托幼园所室内的自然采光？
3. 学前儿童桌椅的卫生标准有哪些？
4. 托幼园所应如何为学前儿童选购玩具？
5. 托幼机构环境管理的主要内容有哪些？

《学前儿童卫生与保育》教师资格证国考模拟试题（参考答案）

第一章

（一）单选题

1～5. ACDBA　6～10. BCBBC　11～15. BDADD　16～17. BB

13. A. 初生婴儿已开始眨眼及转动眼球，但双眼还未能完全协调运动。由于视网膜上的黄斑仍未发育完全，他们只见到黑、白、亮、暗的差别，所见到的影像都是一片朦胧。

（二）简答题

1. 根据幼儿高级神经活动的特点，在教育教学活动中应该注意哪些问题？（8 分）

在教育教学活动中应该注意

（1）教学内容浅显易懂；（1 分）

（2）积极结合教具、直观教学、反复强化巩固所学的知识和培养幼儿良好的行为习惯；（3 分）

（3）教学时间不宜过长，不同年龄班应有区别；（2 分）

（4）组织适宜活动，促进神经系统的发育。（2 分）

2. 学前儿童眼睛的保健措施有哪些？（15 分）

（每小题 3 分，满分 15 分）

（1）教育学前儿童养成良好的用眼习惯；

（2）为学前儿童创设良好的采光条件，适宜的读物和教具；

（3）定期给学前儿童测查视力；

（4）教育学前儿童注意用眼的安全和卫生；

（5）照顾视力差的学前儿童；

（6）培养和发展学前儿童的辨色力；

(7)教会儿童坚持做眼保健操等。

3. 适宜地体育锻炼对幼儿运动系统的益处是。(4 分)

(1)使肌肉粗壮有力　　(2)使骨骼更坚固

(3)使骨骼长长、长粗　(4)使身体长高

(三)案例分析

1. 请完成下列两题:

(1)分析该幼儿受伤的部位,并说明该部位对人的生命活动的重要性。

(2)老师应怎样教育幼儿注意安全?

1. 该幼儿受伤的部位是脑干的延髓。因为它是管理人的呼吸、心跳、循环、血压、吞咽等重要的生命中枢。所以,一旦该部位受伤就会有生命的危险。(4 分)

2. 教师与家长在日常生活中应教育幼儿学会保护自己和不伤害别人。如:不在水泥地板上追逐推打、不用锐利的工具当玩具……(8 分)

3. 关键词句:

(1)伤了小儿脑干的延髓部位;(2 分)

(2)因为该部位是管理人的呼吸、循环、心跳、吞咽、排泄 等重要的生命中枢,所以会有生命的危险;(2 分)

(3)老师应把保护幼儿生命和健康放在工作的首位。(2 分)

(4)在组织幼儿活动前要对幼儿进行安全教育;(2 分)

(5)每次活动前要检查活动的器械是否安全;(2 分)

(6)幼儿在整个活动的过程中,老师都要细心组织,不得因任何事情离开现场等。以确保幼儿的安全。(2 分)

第二章

(一)单选题:

1 ~5. AACCB　6 ~11. CDCADB

5. B. 4 个月以后的婴儿,他们会用一只手够自己想要的物品,并能抓握物品。因此,婴儿手眼协调发生的时间是 4—5 个月。

(二)简答题

1. 简述影响儿童发展的因素及相互关系(15 分)

(1)影响儿童发展的因素主要有遗传、环境、教育、儿童主观能动性。(5 分)

(2)关系:(10 分)

①遗传是儿童发展的生物学前提,为儿童提供了发展的可能;

②环境给儿童发展提供了条件;

③教育在儿童发展中起着重要作用;

④儿童的主观能动性是影响儿童发展的决定性因素。

⑤儿童发展不是某种因素单独影响的结果,而是多种因素综合地、系统地相互作用的结果。

2. 简述幼儿发育迟缓的原因。(15 分)

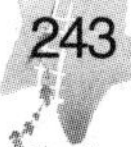

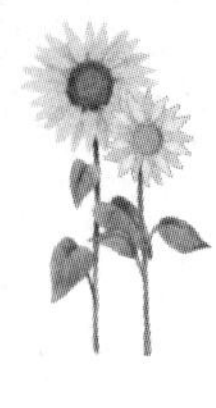

(15 分)

(1)先天的遗传因素　如家庭性矮小。

(2)生理疾病　如染色体异常(唐氏综合征、特纳综合征)、代谢性疾病、骨骼疾病、慢性疾病、慢性营养不良性疾病、内分泌疾病等。

(3)后天的人为因素　包括营养、家庭环境和教育。

(每小点 5 分,如不举例仅得 3 分)。

(三)案例分析

1. 先天决定小儿生长发育的可能性,而后天决定小儿发育的现实性。(4 分)

2. 干预:充足的睡眠,适宜的锻炼,平衡的营养,保持良好的情绪,父母的关爱、给小儿营造良好的生活环境等。如……(8 分)

第四章

(一)单选题

1 ~ 5. CDBAD

4. A. 幼儿生理发展不成熟,因此如厕频率较成人高,但幼儿教师对于幼儿如厕行为不应加以控制。

(二)论述题

教师在户外体育活动中如何保证幼儿安全?(15 分)

1. 结合生活实际对幼儿进行安全教育,教给幼儿简单的自救和求救的方法。(4 分)

在幼儿园教学活动中,有意识地结合活动内容对幼儿进行安全教育,注重在互动中培养幼儿的自我保护能力。

2. 在户外活动开展前,创设安全的生活环境,提供必要的保护措施。(4 分)

(1)把关运动器材,保障活动安全;

(2)科学安排场地,保障活动安全;

(3)帮助幼儿认识常见的安全标识,如:小心触电、小心有毒、禁止下河游泳,紧急出口等。

3. 在户外活动开展时,时刻注意引导幼儿注意安全。(4 分)

(1)在公共场所要注意照看好幼儿;

(2)幼儿乘车、乘电梯时要有教师陪伴;

(3)提醒幼儿要紧跟大人,不跟陌生人走,不吃陌生人的东西。

4. 注意强化幼儿的户外体育活动常规意识,让幼儿知道遵守规则的重要性。(3 分)

(1)在组织幼儿开展体育活动时,应认真讲明游戏的规则,并严格要求幼儿遵守这一规则;

(2)户外活动完成后,强化幼儿遵守常规意识和安全意识。

(三)活动设计

1. 问题分析:(8 分)

(1)缺乏良好的洗手习惯　(2)洗手方法不当,洗手能力欠缺

(3)基本常规未形成　(4)幼儿园的洗手设施设计不合理

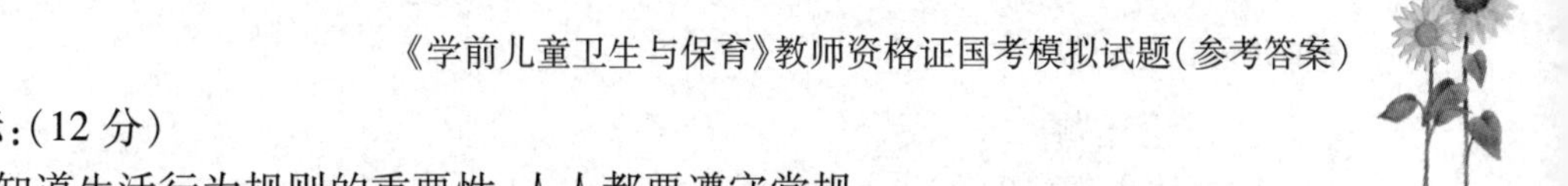

2. 工作目标:(12 分)

(1)让幼儿知道生活行为规则的重要性,人人都要遵守常规;

(2)让幼儿了解洗手的重要性,掌握洗手的正确方法;

(3)培养幼儿养成良好的卫生习惯和遵守生活常规的习惯。

3. 解决方法:(10 分)

(1)开展一日生活常规教育;

(2)运用讲解、示范、操作、比赛等活动对幼儿进行正确洗手教育;

(3)教师要有良好的洗手习惯和正确的洗手程序,给幼儿做出良好的示范;

(4)与家长沟通,在家与在幼儿园做同样的洗手要求。

(5)改造幼儿园洗手设施,使其更适宜。

第五章

(一)单选题

1 ~5. CCBCB

2. C. 婴幼儿最易缺乏的无机盐是钙和铁,必须注意补充。钙构成骨骼、牙齿,缺钙易患佝偻病。铁是红细胞中血红蛋白的主要成分,缺铁可能患缺铁性贫血,影响儿童智力发展。

3. B. 海苔本身的营养很高,被人们称为“维生素的宝库”。海苔的脂肪含量比较低,只占全部营养成分的1% ~2%,但其中有利于神经系统发育的不饱和脂肪酸 EPA 的含量就占到了其中的52%,再加上大量人体必需的矿物质和维生素,长期食用海苔能改善微循环、增强免疫力、延缓衰老、减少癌症和心血管病的发病率。

5. B. 碳酸很不稳定,受热或振动都会生成水和二氧化碳。故选 B。

(二)简答题

1. (1)动物蛋白含有酸性物质,植物蛋白含有碱性物质,使体内酸碱平衡、易消化;植物蛋白价格低廉,二者相互搭配最为有益;(3 分)

(2)植物油含不饱和脂肪酸较多,对人体健康有益的;(2 分)

(3)摄入大量的甜食易导致龋齿、肥胖、食欲减退、近视等;(3 分)

(4)绿、橙色新鲜蔬菜可增加体内的维生素、纤维素防止便秘、有益健康。(2 分)

2. (1)营养价值高具有各种营养素 。(1 分)

(2)提高抵抗力。(1 分)

(3)减少过敏反应是婴儿理想的天然食品。(2 分)

(4)有利于心理健康(4 分)

当婴儿吸吮母乳时,能感受到温暖、安全,享受到母亲亲切的爱抚,有利于婴儿心理健康、社会适应性及智力的发育。

第六章

(一)单选题

1 ~3. BDA

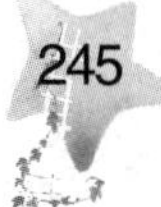

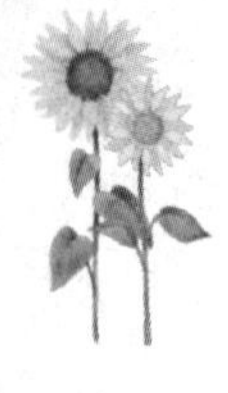

(二)论述题

1. 具体表现(10 分)

(1)身体不停扭动,易暴怒并做出不可预料的行为;

(2)注意力不能集中,经常妨碍其他儿童;

(3)经常憋嘴或生气;

(4)经常坐立不安;

(5)容易兴奋或冲动,情绪变化激烈;

(6)做事有始无终,容易灰心丧气等。

2. 教育策略(10 分)

(1)家园配合,协调一致;

(2)保持均衡营养,作息规律;

(3)规则训练,逐步遵守规则;

(4)关心、引导,不直接对抗。

第七章

(一)单选题

1 ~5. ACCDB

5. B. 水痘疾病的主要表现为皮疹躯干多,四肢少。

(二)简答题(15 分:每小点 3 分,共 15 分)

1. 接种流感疫苗;

2. 注重户外活动和体育锻炼;

3. 加强营养,提高抵抗疾病的能力;

4. 流感流行期间,少带学前儿童到公共场所;

5. 保持室内空气新鲜,光照充足,温度、湿度适宜。

(三)材料分析

问题 1(6 分)

(1)幼儿园把患儿进行隔离,时间为 30 d,同时还进行医学观察,是恰当的。(3 分)

甲型肝炎是儿童常见的急性传染病,潜伏期平均为 30 d。对患儿使用过的玩具、食具进行消毒是正确的,但不够明确。

甲型肝炎主要通过消化道传染,与甲肝患者密切接触,共用餐具、茶杯、牙具等,吃了肝炎病人污染的食品和水都可以进行传染。(3 分)

问题 2(14 分)

针对甲型肝炎病人,幼儿园还应采取以下预防措施。

(1)切断传播途径。(4 分)

提倡用流动水洗手,不要用他人用具,搞好个人卫生;非必要时不输血。

(2)保护易感人群。(10 分)

注射人体免疫球蛋白,适用于接触甲型肝炎的儿童,注射越早越好;对接触者要加强保护,注意休息,足够睡眠,饮食要富于营养,易于消化,室内保持空气新鲜,增强机体抵抗力,

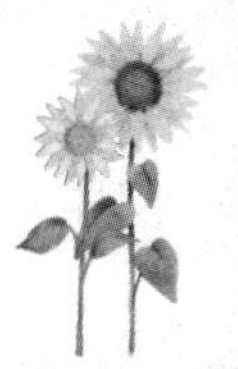

避免感冒、腹泻等疾病发生;对患者周围的人群密切监视,定期检查甲肝病毒抗体免疫球蛋白及转氨酶,以及提早发现患者(包括感染者)及时采取措施;对甲肝患者的餐具采取煮沸消毒,被褥衣物清洗后日光爆晒,室内用20%漂白粉上清液喷洒清扫或0.2%—0.5%过氧乙酸雾化消毒,以免病毒继续传播。

第八章

(一)单选题

1~5. DBABC

(二)简答题

1. 迅速将幼儿移至阴凉、通风处,解开衣领腰带,让其平卧休息;(6分)

2. 用温凉毛巾冷敷头部,用电扇或扇子扇风,助其散热;(3分)

3. 能口服者给予解暑药;(3分)

4. 给幼儿喝一些清凉解暑的饮料,如绿豆汤。(3分)

(三)活动设计

活动名称:我是防火小能手(1分)

活动目标:(6分)

1. 形成一定的安全意识和自我保护能力;

2. 认识消防电话119,知道基本的安全防火知识;

3. 学习自救的方法,体验逃生的过程。

活动准备:(5分)

关于安全防火教育的色彩挂图一组,(厨房、放鞭炮、灭火器等场景)

活动过程:(16分)

1. 出示豆豆放烟花挂图,激发幼儿兴趣,导出活动主题。

(1)教师通过语言引导,并播放挂图。

教师:过年的时候,有一名叫豆豆的小朋友看到天空中漂亮的烟花爆竹,她也想放烟花爆竹,你们猜猜豆豆这样放烟花爆竹会发生什么?

(2)观看完后让幼儿回答,根据回答进行小结。

教师:你们看豆豆这样多危险啊,不小心就会点燃整个房子,小朋友们可不能像顽皮的豆豆那样。在放烟花的时候一定不能在室内进行,也一定不能对着自己、别人或易燃物品。

2. 组织幼儿讨论火灾产生的原因及预防火灾的方法,

(1)幼儿简单讨论可能导致火灾的原因,教师总结。

在生活中还有很多原因可能导致火灾,如小孩玩火、乱丢烟头、在禁区燃放烟花、用明火照明寻找物品、地震、打雷、乱拉乱接电线等等。

(2)引导幼儿说出预防火灾的方法。

预防火灾,小朋友们不能随便玩火;蚊香不能靠近容易着火的物品;不能随便燃放烟花爆竹;小朋友们不能玩未熄灭的烟头,见了没有熄灭的烟头应及时踩灭。

3. 组织幼儿讨论应对灭火灾的方法。

(1)让幼儿初步掌握集中自救逃生的方法与技能。

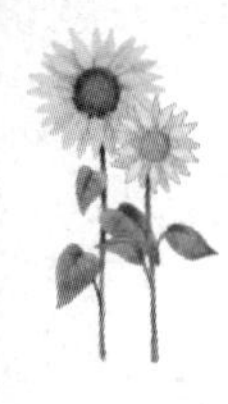

教师:如果发生火灾,我们应该怎样做才能保护自己?

室外着火门已发烫,千万不要开门,并用毛巾、衣服或床单打湿塞住门缝,以防浓烟跑进来,如果门不热也没有看到火苗,赶快离开;

遇到火灾不能乘坐电梯,要向安全出口方向逃生;

如果有灭火器,可以使用灭火器进行简单的灭火;

在火灾时,要用湿毛巾捂着口鼻,进行快速撤离;遇到火灾要报警,报警电话119。

(2)进行"安全防火自救"的游戏,使幼儿遇到火时不惧怕、不慌张,提高幼儿防火自救能力。

教师发出火警信号。

教师:小朋友可真厉害,个个都是防火小能手,长大一定能当消防员,咦!听,什么声音?呀,不好了,火警警报响起来了,肯定发生火灾了,小朋友们我们一定要安全逃离!

组织幼儿安全逃离。提示幼儿逃生的时候要保持镇静,辨明方向,用湿毛巾捂住口鼻,尽量低姿势行走,沿着疏散标志指示方向逃生,不要乘坐电梯。

学习防火小儿歌,幼儿拍手唱诵:

小朋友,不玩火,不让父母吃苦果;

不乱动用火和电,自我保护是关键;

火警电话119,发生火灾不乱走;

心不慌,意不乱,按照顺序快疏散。

湿毛巾,捂住口,身体前屈头邻地;

防火逃生要记清,老师家长都放心。

附　录

附一　托儿所幼儿园卫生保健管理办法

第一条　为提高托儿所、幼儿园卫生保健工作水平，预防和减少疾病发生，保障儿童身心健康，制定本办法。

第二条　本办法适用于招收0～6岁儿童的各级各类托儿所、幼儿园（以下简称托幼机构）。

第三条　托幼机构应当贯彻保教结合、预防为主的方针，认真做好卫生保健工作。

第四条　县级以上各级人民政府卫生行政部门应当将托幼机构的卫生保健工作作为公共卫生服务的重要内容，加强监督和指导。

县级以上各级人民政府教育行政部门协助卫生行政部门检查指导托幼机构的卫生保健工作。

第五条　县级以上妇幼保健机构负责对辖区内托幼机构卫生保健工作进行业务指导。业务指导的内容包括：膳食营养、体格锻炼、健康检查、卫生消毒、疾病预防等。

疾病预防控制机构应当定期为托幼机构提供疾病预防控制咨询服务和指导。

卫生监督执法机构应当依法对托幼机构的饮用水卫生、传染病预防和控制等工作进行监督检查。

第六条　托幼机构设有食堂提供餐饮服务的，应当按照《食品安全法》、《食品安全法实施条例》以及有关规章的要求，认真落实各项食品安全要求。

食品药品监督管理部门等负责餐饮服务监督管理的部门应当依法加强对托幼机构食品安全的指导与监督检查。

第七条　托幼机构的建筑、设施、设备、环境及提供的食品、饮用水等应当符合国家有关

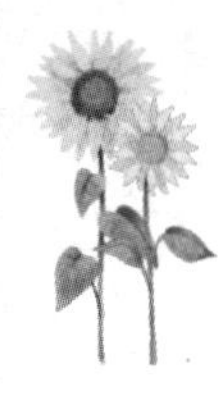

卫生标准、规范的要求。

第八条　新设立的托幼机构，招生前应当取得县级以上地方人民政府卫生行政部门指定的医疗卫生机构出具的符合《托儿所幼儿园卫生保健工作规范》的卫生评价报告。

各级教育行政部门应当将卫生保健工作质量纳入托幼机构的分级定类管理。

第九条　托幼机构的法定代表人或者负责人是本机构卫生保健工作的第一责任人。

第十条　托幼机构应当根据规模、接收儿童数量等设立相应的卫生室或者保健室，具体负责卫生保健工作。

卫生室应当符合医疗机构基本标准，取得卫生行政部门颁发的《医疗机构执业许可证》。

保健室不得开展诊疗活动，其配置应当符合保健室设置基本要求。

第十一条　托幼机构应当聘用符合国家规定的卫生保健人员。卫生保健人员包括医师、护士和保健员。

在卫生室工作的医师应当取得卫生行政部门颁发的《医师执业证书》，护士应当取得《护士执业证书》。

在保健室工作的保健员应当具有高中以上学历，经过卫生保健专业知识培训，具有托幼机构卫生保健基础知识，掌握卫生消毒、传染病管理和营养膳食管理等技能。

第十二条　托幼机构聘用卫生保健人员应当按照收托 150 名儿童至少设 1 名专职卫生保健人员的比例配备卫生保健人员。收托 150 名以下儿童的，应当配备专职或者兼职卫生保健人员。

第十三条　托幼机构卫生保健人员应当定期接受当地妇幼保健机构组织的卫生保健专业知识培训。

托幼机构卫生保健人员应当对机构内的工作人员进行卫生知识宣传教育、疾病预防、卫生消毒、膳食营养、食品卫生、饮用水卫生等方面的具体指导。

第十四条　托幼机构工作人员上岗前必须经县级以上人民政府卫生行政部门指定的医疗卫生机构进行健康检查，取得《托幼机构工作人员健康合格证》后方可上岗。

托幼机构应当组织在岗工作人员每年进行 1 次健康检查；在岗人员患有传染性疾病的，应当立即离岗治疗，治愈后方可上岗工作。

精神病患者、有精神病史者不得在托幼机构工作。

第十五条　托幼机构应当严格按照《托儿所幼儿园卫生保健工作规范》开展卫生保健工作。

托幼机构卫生保健工作包括以下内容：

（一）根据儿童不同年龄特点，建立科学、合理的一日生活制度，培养儿童良好的卫生习惯；

（二）为儿童提供合理的营养膳食，科学制订食谱，保证膳食平衡；

（三）制订与儿童生理特点相适应的体格锻炼计划，根据儿童年龄特点开展游戏及体育活动，并保证儿童户外活动时间，增进儿童身心健康；

（四）建立健康检查制度，开展儿童定期健康检查工作，建立健康档案。坚持晨检及全日健康观察，做好常见病的预防，发现问题及时处理；

（五）严格执行卫生消毒制度，做好室内外环境及个人卫生。加强饮食卫生管理，保证食品安全；

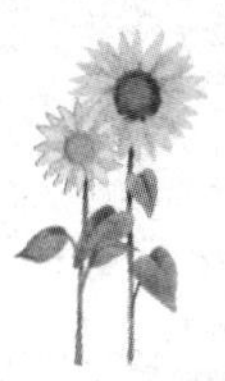

(六)协助落实国家免疫规划,在儿童入托时应当查验其预防接种证,未按规定接种的儿童要告知其监护人,督促监护人带儿童到当地规定的接种单位补种;

(七)加强日常保育护理工作,对体弱儿进行专案管理。配合妇幼保健机构定期开展儿童眼、耳、口腔保健,开展儿童心理卫生保健;

(八)建立卫生安全管理制度,落实各项卫生安全防护工作,预防伤害事故的发生;

(九)制订健康教育计划,对儿童及其家长开展多种形式的健康教育活动;

(十)做好各项卫生保健工作信息的收集、汇总和报告工作。

第十六条　托幼机构应当在疾病预防控制机构指导下,做好传染病预防和控制管理工作。

托幼机构发现传染病患儿应当及时按照法律、法规和卫生部的规定进行报告,在疾病预防控制机构的指导下,对环境进行严格消毒处理。

在传染病流行期间,托幼机构应当加强预防控制措施。

第十七条　疾病预防控制机构应当收集、分析、调查、核实托幼机构的传染病疫情,发现问题及时通报托幼机构,并向卫生行政部门和教育行政部门报告。

第十八条　儿童入托幼机构前应当经医疗卫生机构进行健康检查,合格后方可进入托幼机构。

托幼机构发现在园(所)的儿童患疑似传染病时应当及时通知其监护人离园(所)诊治。患传染病的患儿治愈后,凭医疗卫生机构出具的健康证明方可入园(所)。

儿童离开托幼机构 3 个月以上应当进行健康检查后方可再次入托幼机构。

医疗卫生机构应当按照规定的体检项目开展健康检查,不得违反规定擅自改变。

第十九条　托幼机构有下列情形之一的,由卫生行政部门责令限期改正,通报批评;逾期不改的,给予警告;情节严重的,由教育行政部门依法给予行政处罚:

(一)未按要求设立保健室、卫生室或者配备卫生保健人员的;

(二)聘用未进行健康检查或者健康检查不合格的工作人员的;

(三)未定期组织工作人员健康检查的;

(四)招收未经健康检查或健康检查不合格的儿童入托幼机构的;

(五)未严格按照《托儿所幼儿园卫生保健工作规范》开展卫生保健工作的。

卫生行政部门应当及时将处理结果通报教育行政部门,教育行政部门将其作为托幼机构分级定类管理和质量评估的依据。

第二十条　托幼机构未取得《医疗机构执业许可证》擅自设立卫生室,进行诊疗活动的,按照《医疗机构管理条例》的有关规定进行处罚。

第二十一条　托幼机构未按照规定履行卫生保健工作职责,造成传染病流行、食物中毒等突发公共卫生事件的,卫生行政部门、教育行政部门依据相关法律法规给予处罚。

县级以上医疗卫生机构未按照本办法规定履行职责,导致托幼机构发生突发公共卫生事件的,卫生行政部门依据相关法律法规给予处罚。

第二十二条　小学附设学前班、单独设立的学前班参照本办法执行。

第二十三条　各省、自治区、直辖市可以结合当地实际,根据本办法制定实施细则。

第二十四条　对认真执行本办法,在托幼机构卫生保健工作中做出显著成绩的单位和个人,由各级人民政府卫生行政部门和教育行政部门给予表彰和奖励。

第二十五条 《托儿所幼儿园卫生保健工作规范》由卫生部负责制定。

第二十六条 本办法自2010年11月1日起施行。1994年12月1日由卫生部、原国家教委联合发布的《托儿所、幼儿园卫生保健管理办法》同时废止。

附件：1. 儿童入园(所)健康检查表

2. 儿童转园(所)健康证明

3. 托幼机构工作人员健康检查表

4. 托幼机构工作人员健康合格证

附件1

儿童入园(所)健康检查表

姓名			性别		年龄		出生日期	年 月 日		
既往病史	1. 先天性心脏病		2. 癫痫		3. 高热惊厥		4. 哮喘		5. 其他	
过敏史							儿童家长确认签名			
体格检查	体重	kg	评价		身长(高)A	cm	评价		皮肤	
	眼	左	视力	左	耳	左	口腔	牙齿数		
		右		右		右		龋齿数		
	头颅		胸廓		脊柱四肢			咽部		
	心肺		肝脾		外生殖器		其他			
辅助检查	血红蛋白(Hb)				丙氨酸氨基转移酶(ALT)					
	其他									
检查结果					医生意见					
医生签名：					检查单位：					
体检日期： 年 月 日					(检查单位盖章)					

附件2

儿童转园(所)健康证明

(留存单)

儿童姓名		性别		出生日期	年 月 日
离园日期			转入新园名称		
既往病史			目前健康状况		
家长签名					
卫生保健人员签名：			转出单位：		
日 期： 年 月 日			(转出单位盖章)		

备注：自儿童离园之日起有效期3个月。

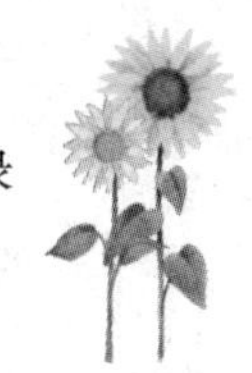

附件 3

托幼机构工作人员健康检查表

<table>
<tr><td>姓名</td><td></td><td>性别</td><td></td><td>年龄</td><td></td><td>婚否</td><td></td><td>编号</td><td></td><td rowspan="4">照片</td></tr>
<tr><td>单位</td><td colspan="3"></td><td>岗位</td><td colspan="3"></td><td>民族</td><td></td></tr>
<tr><td>既往史</td><td colspan="9">1. 肝炎　2. 结核　3. 皮肤病　4. 性传播性疾病
5. 精神病　6. 其他　受检者确认签字：__________</td></tr>
<tr><td colspan="2">身份证号</td><td colspan="8"></td></tr>
</table>

<table>
<tr><td rowspan="2">体格检查</td><td>血压</td><td></td><td>心肺</td><td></td><td>肝脾</td><td></td></tr>
<tr><td>皮肤</td><td></td><td>五官</td><td></td><td>其他</td><td></td></tr>
</table>

<table>
<tr><td rowspan="3">化验检查</td><td>丙氨酸氨基转移酶（ALT）</td><td></td><td>滴　虫</td><td></td></tr>
<tr><td>淋球菌</td><td></td><td>梅毒螺旋体</td><td></td></tr>
<tr><td>外阴阴道假丝酵母菌
（念珠菌）</td><td></td><td>其他</td><td></td></tr>
</table>

<table>
<tr><td>胸片检查</td><td colspan="3"></td></tr>
<tr><td>其他检查</td><td colspan="3"></td></tr>
<tr><td>检查结果</td><td></td><td>医生意见</td><td></td></tr>
<tr><td colspan="4">医生签名：　　　　　　　　　　　检查单位：
体检日期：　　年　　月　　日　　　　　（检查单位盖章）</td></tr>
<tr><td colspan="4">备注：1. 滴虫、外阴阴道假丝酵母菌指妇科检查项目。
2. 胸片检查只限于上岗前及上岗后出现呼吸系统疑似症状者。
3. 凡体检合格者，由健康检查单位签发健康合格证。</td></tr>
</table>

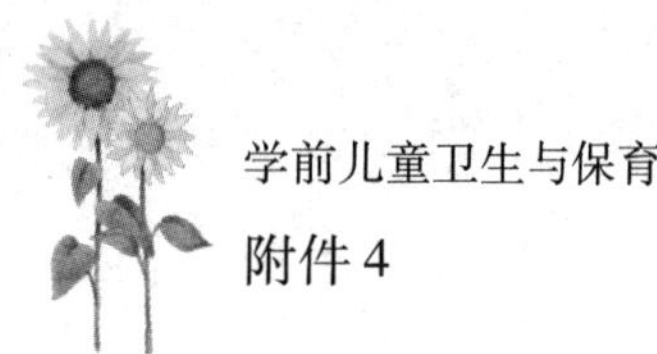

附件 4

托幼机构工作人员健康合格证

一、《托幼机构工作人员健康合格证》使用期 3 年，每年经体检合格后，由检查机构签发 1 次。

二、《托幼机构工作人员健康合格证》应妥善保存，如有遗失，应重新检查，并申请补发。

中华人民共和国卫生部监制

托幼机构工作人员健康合格证

<table>
<tr><td>姓名</td><td></td><td>性别</td><td></td><td rowspan="3">照
片</td></tr>
<tr><td>年龄</td><td></td><td>婚否</td><td></td></tr>
<tr><td>岗位</td><td></td><td>民族</td><td></td></tr>
<tr><td colspan="2">工作单位</td><td colspan="3"></td></tr>
<tr><td colspan="2">身份证号</td><td colspan="3"></td></tr>
<tr><td colspan="2">年度</td><td colspan="3">年度</td></tr>
<tr><td colspan="2">体检结果
医生签名　　　　年　月　日</td><td colspan="3">体检结果
医生签名　　　　年　月　日</td></tr>
<tr><td colspan="2">检查单位盖章</td><td colspan="3">检查单位盖章</td></tr>
<tr><td colspan="2">年度</td><td colspan="3">年度</td></tr>
<tr><td colspan="2">体检结果
医生签名　　　　年　月　日</td><td colspan="3">体检结果
医生签名　　　　年　月　日</td></tr>
<tr><td colspan="2">检查单位盖章</td><td colspan="3">检查单位盖章</td></tr>
</table>

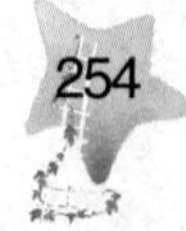

附二　托儿所幼儿园卫生保健工作规范

为贯彻落实《托儿所幼儿园卫生保健管理办法》（以下简称《管理办法》），加强托儿所、幼儿园（以下简称托幼机构）卫生保健工作，切实提高托幼机构卫生保健工作质量，特制定《托儿所幼儿园卫生保健工作规范》（以下简称《规范》）。

托幼机构卫生保健工作的主要任务是贯彻预防为主、保教结合的工作方针，为集体儿童创造良好的生活环境，预防控制传染病，降低常见病的发病率，培养健康的生活习惯，保障儿童的身心健康。

第一部分　卫生保健工作职责

一、托幼机构

（一）按照《管理办法》要求，设立保健室或卫生室，其设置应当符合本《规范》保健室设置基本要求。根据接收儿童数量配备符合相关资质的卫生保健人员。

（二）新设立的托幼机构，应当按照本《规范》卫生评价的要求进行设计和建设，招生前应当取得县级以上卫生行政部门指定的医疗卫生机构出具的符合本《规范》的卫生评价报告。

（三）制订适合本园（所）的卫生保健工作制度和年度工作计划，定期检查各项卫生保健制度的落实情况。

（四）严格执行工作人员和儿童入园（所）及定期健康检查制度。坚持晨午检及全日健康观察工作，卫生保健人员应当深入各班巡视。做好儿童转园（所）健康管理工作。定期开展儿童生长发育监测和五官保健，将儿童体检结果及时反馈给家长。

（五）加强园（所）的传染病预防控制工作。做好入园（所）儿童预防接种证的查验，配合有关部门按时完成各项预防接种工作。建立儿童传染病预防控制制度，做好晨午检，儿童缺勤要追查，因病缺勤要登记。明确传染病疫情报告人，发现传染病病人或疑似传染病人要早报告、早治疗，相关班级要重点消毒管理。做好园（所）内环境卫生、各项日常卫生和消毒工作。

（六）加强园（所）的伤害预防控制工作，建立因伤害缺勤登记报告制度，及时发现安全隐患，做好园（所）内伤害干预和评估工作。

（七）根据各年龄段儿童的生理、心理特点，在卫生保健人员参与下制订合理的一日生活制度和体格锻炼计划，开展适合儿童年龄特点的保育工作和体格锻炼。

（八）严格执行食品安全工作要求，配备食堂从业、管理人员和食品安全监管人员，制订各岗位工作职责，上岗前应当参加食品安全法律法规和儿童营养等专业知识培训。做好儿童的膳食管理工作，为儿童提供符合营养要求的平衡膳食。

（九）卫生保健人员应当按时参加妇幼保健机构召开的工作例会，并接受相关业务培训与指导；定期对托幼机构内工作人员进行卫生保健知识的培训；积极开展传染病、常见病防治的健康教育，负责消毒隔离工作的检查指导，做好疾病的预防与管理。

（十）根据工作要求，完成各项卫生保健工作记录的填写，作好各种统计分析，并将数据按要求及时上报辖区内妇幼保健机构。

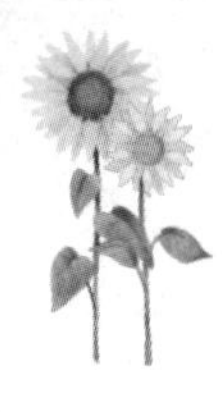

二、妇幼保健机构

（一）配合卫生行政部门，制订辖区内托幼机构卫生保健工作规划、年度计划并组织实施，制订辖区内托幼机构卫生保健工作评估实施细则，建立完善的质量控制体系和评估制度。

（二）依据《管理办法》，由卫生行政部门指定的妇幼保健机构对新设立的托幼机构进行招生前的卫生评价工作，并出具卫生评价报告。

（三）受卫生行政部门委托，妇幼保健机构对取得办园（所）资格的托幼机构每 3 年进行 1 次卫生保健工作综合评估，并将结果上报卫生行政部门。

（四）地市级以上妇幼保健机构负责对当地托幼机构卫生保健人员进行岗前培训及考核，合格者颁发培训合格证。县级以上妇幼保健机构每年至少组织 1 次相关知识的业务培训或现场观摩活动。

（五）妇幼保健机构定期对辖区内的托幼机构卫生保健工作进行业务指导。内容包括一日生活安排、儿童膳食、体格锻炼、健康检查、卫生消毒、疾病预防、伤害预防、心理行为保健、健康教育、卫生保健资料管理等工作。

（六）协助辖区内食品药品监督管理、卫生监督和疾病预防控制等部门，开展食品安全、传染病预防与控制宣传教育等工作。

（七）对辖区内承担托幼机构儿童和工作人员健康检查服务的医疗卫生机构进行相关专业技术的指导和培训。

（八）负责定期组织召开辖区内托幼机构卫生保健工作例会，交流经验、学习卫生保健知识和技能。收集信息，掌握辖区内托幼机构卫生保健情况，为卫生行政部门决策提供相关依据。

三、相关机构

（一）疾病预防控制机构负责定期为托幼机构提供疾病预防控制的宣传、咨询服务和指导。

（二）卫生监督执法机构依法对托幼机构的饮用水卫生、传染病预防和控制等工作进行监督检查。

（三）食品药品监督管理机构中负责餐饮服务监督管理的部门依法加强对托幼机构食品安全的指导与监督检查。

（四）乡镇卫生院、村卫生室和社区卫生服务中心（站）应通过妇幼卫生网络、预防接种系统以及日常医疗卫生服务等多种途径掌握辖区中的适龄儿童数，并加强与托幼机构的联系，取得配合，做好儿童的健康管理。

第二部分　卫生保健工作内容与要求

一、一日生活安排

（一）托幼机构应当根据各年龄段儿童的生理、心理特点，结合本地区的季节变化和本托幼机构的实际情况，制订合理的生活制度。

（二）合理安排儿童作息时间和睡眠、进餐、大小便、活动、游戏等各个生活环节的时间、顺序和次数，注意动静结合、集体活动与自由活动结合、室内活动与室外活动结合，不同形式的活动交替进行。

（三）保证儿童每日充足的户外活动时间。全日制儿童每日不少于 2 小时，寄宿制儿童不少于 3 小时，寒冷、炎热季节可酌情调整。

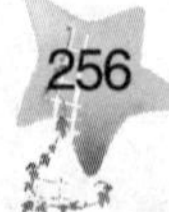

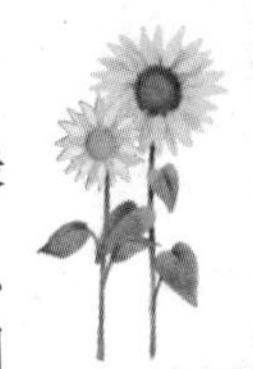

（四）根据儿童年龄特点和托幼机构服务形式合理安排每日进餐和睡眠时间。制订餐、点数，儿童正餐间隔时间3.5～4小时，进餐时间20～30分钟/餐，餐后安静活动或散步时间10～15分钟。3～6岁儿童午睡时间根据季节以2～2.5小时/日为宜，3岁以下儿童日间睡眠时间可适当延长。

（五）严格执行一日生活制度，卫生保健人员应当每日巡视，观察班级执行情况，发现问题及时予以纠正，以保证儿童在托幼机构内生活的规律性和稳定性。

二、儿童膳食

（一）膳食管理。

1.托幼机构食堂应当按照《食品安全法》、《食品安全法实施条例》以及《餐饮服务许可管理办法》、《餐饮服务食品安全监督管理办法》、《学校食堂与学生集体用餐卫生管理规定》等有关法律法规和规章的要求，取得《餐饮服务许可证》，建立健全各项食品安全管理制度。

2.托幼机构应当为儿童提供符合国家《生活饮用水卫生标准》的生活饮用水。保证儿童按需饮水。每日上、下午各1～2次集中饮水，1～3岁儿童饮水量50～100毫升/次，3～6岁儿童饮水量100～150毫升/次，并根据季节变化酌情调整饮水量。

3.儿童膳食应当专人负责，建立有家长代表参加的膳食委员会并定期召开会议，进行民主管理。工作人员与儿童膳食要严格分开，儿童膳食费专款专用，账目每月公布，每学期膳食收支盈亏不超过2%。

4.儿童食品应当在具有食品生产许可证或食品流通许可证的单位采购。食品进货前必须采购查验及索票索证，托幼机构应建立食品采购和验收记录。

5.儿童食堂应当每日清扫、消毒，保持内外环境整洁。食品加工用具必须生熟标识明确、分开使用、定位存放。餐饮具、熟食盛器应在食堂或清洗消毒间集中清洗消毒，消毒后保洁存放。库存食品应当分类、注有标识、注明保质日期、定位储藏。

6.禁止加工变质、有毒、不洁、超过保质期的食物，不得制作和提供冷荤凉菜。留样食品应当按品种分别盛放于清洗消毒后的密闭专用容器内，在冷藏条件下存放48小时以上；每样品种不少于100克以满足检验需要，并作好记录。

7.进餐环境应当卫生、整洁、舒适。餐前做好充分准备，按时进餐，保证儿童情绪愉快，培养儿童良好的饮食行为和卫生习惯。

（二）膳食营养。

1.托幼机构应当根据儿童生理需求，以《中国居民膳食指南》为指导，参考"中国居民膳食营养素参考摄入量（DRIs）"和各类食物每日参考摄入量（见表），制订儿童膳食计划。

2.根据膳食计划制订带量食谱，1～2周更换1次。食物品种要多样化且合理搭配。

3.在主副食的选料、洗涤、切配、烹调的过程中，方法应当科学合理，减少营养素的损失，符合儿童清淡口味，达到营养膳食的要求。烹调食物注意色、香、味、形，提高儿童的进食兴趣。

4.托幼机构至少每季度进行1次膳食调查和营养评估。儿童热量和蛋白质平均摄入量全日制托幼机构应当达到"DRIs"的80%以上，寄宿制托幼机构应当达到"DRIs"的90%以上。维生素A、B_1、B_2、C及矿物质钙、铁、锌等应当达到"DRIs"的80%以上。三大营养素热量占总热量的百分比是蛋白质12～15%，脂肪30～35%，碳水化合物50～60%。每日早餐、

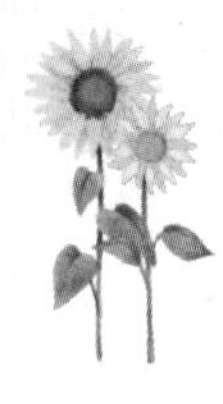

午餐、晚餐热量分配比例为30%、40%和30%。优质蛋白质占蛋白质总量的50%以上。

5. 有条件的托幼机构可为贫血、营养不良、食物过敏等儿童提供特殊膳食。不提供正餐的托幼机构,每日至少提供1次点心。

表　儿童各类食物每日参考摄入量

食物种类	1～3岁	3～6岁
谷类	100～150克	180～260克
蔬菜类	150～200克	200～250克
水果类	150～200克	150～300克
鱼虾类	100克	40～50克
禽畜肉类		30～40克
蛋类		60克
液态奶	350～500毫升	300～400毫升
大豆及豆制品	—	25克
烹调油	20～25克	25～30克

注:《中国孕期、哺乳期妇女和0～6岁儿童膳食指南》(中国营养学会妇幼分会,2010年)

三、体格锻炼

(一)托幼机构应当根据儿童的年龄及生理特点,每日有组织地开展各种形式的体格锻炼,掌握适宜的运动强度,保证运动量,提高儿童身体素质。

(二)保证儿童室内外运动场地和运动器械的清洁、卫生、安全,做好场地布置和运动器械的准备。定期进行室内外安全隐患排查。

(三)利用日光、空气、水和器械,有计划地进行儿童体格锻炼。做好运动前的准备工作。运动中注意观察儿童面色、精神状态、呼吸、出汗量和儿童对锻炼的反应,若有不良反应要及时采取措施或停止锻炼;加强运动中的保护,避免运动伤害。运动后注意观察儿童的精神、食欲、睡眠等状况。

(四)全面了解儿童健康状况,患病儿童停止锻炼;病愈恢复期的儿童运动量要根据身体状况予以调整;体弱儿童的体格锻炼进程应当较健康儿童缓慢,时间缩短,并要对儿童运动反应进行仔细的观察。

四、健康检查

(一)儿童健康检查。

1. 入园(所)健康检查

(1)儿童入托幼机构前应当经医疗卫生机构进行健康检查,合格后方可入园(所)。

(2)承担儿童入园(所)体检的医疗卫生机构及人员应当取得相应的资格,并接受相关专业技术培训。应当按照《管理办法》规定的项目开展健康检查,规范填写"儿童入园(所)健康检查表(见附件1)",不得违反规定擅自改变健康检查项目。

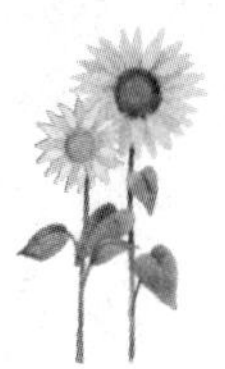

(3)儿童入园(所)体检中发现疑似传染病者应当"暂缓入园(所)",及时确诊治疗。

(4)儿童入园(所)时,托幼机构应当查验"儿童入园(所)健康检查表"、"0~6岁儿童保健手册"、"预防接种证"。

发现没有预防接种证或未依照国家免疫规划受种的儿童,应当在30日内向托幼机构所在地的接种单位或县级疾病预防控制机构报告,督促监护人带儿童到当地规定的接种单位补证或补种。托幼机构应当在儿童补证或补种后复验预防接种证。

2. 定期健康检查

(1)承担儿童定期健康检查的医疗卫生机构及人员应当取得相应的资格。儿童定期健康检查项目包括:测量身长(身高)、体重,检查口腔、皮肤、心肺、肝脾、脊柱、四肢等,测查视力、听力,检测血红蛋白或血常规。

(2)1~3岁儿童每年健康检查2次,每次间隔6个月;3岁以上儿童每年健康检查1次。所有儿童每年进行1次血红蛋白或血常规检测。1~3岁儿童每年进行1次听力筛查;4岁以上儿童每年检查1次视力。体检后应当及时向家长反馈健康检查结果。

(3)儿童离开园(所)3个月以上需重新按照入园(所)检查项目进行健康检查。

(4)转园(所)儿童持原托幼机构提供的"儿童转园(所)健康证明""0~6岁儿童保健手册"可直接转园(所)。"儿童转园(所)健康证明"有效期3个月。

3. 晨午检及全日健康观察

(1)做好每日晨间或午间入园(所)检查。检查内容包括询问儿童在家有无异常情况,观察精神状况、有无发热和皮肤异常,检查有无携带不安全物品等,发现问题及时处理。

(2)应当对儿童进行全日健康观察,内容包括饮食、睡眠、大小便、精神状况、情绪、行为等,并作好观察及处理记录。

(3)卫生保健人员每日深入班级巡视2次,发现患病、疑似传染病儿童应当尽快隔离并与家长联系,及时到医院诊治,并追访诊治结果。

(4)患病儿童应当离园(所)休息治疗。如果接受家长委托喂药时,应当做好药品交接和登记,并请家长签字确认。

(二)工作人员健康检查。

1. 上岗前健康检查

(1)托幼机构工作人员上岗前必须按照《管理办法》的规定,经县级以上人民政府卫生行政部门指定的医疗卫生机构进行健康检查(见附件2),取得《托幼机构工作人员健康合格证》后方可上岗。

(2)精神病患者或者有精神病史者不得在托幼机构工作。

2. 定期健康检查

(1)托幼机构在岗工作人员必须按照《管理办法》规定的项目每年进行1次健康检查(见附件2)。

(2)在岗工作人员患有精神病者,应当立即调离托幼机构。

(3)凡患有下列症状或疾病者须离岗,治愈后须持县级以上人民政府卫生行政部门指定的医疗卫生机构出具的诊断证明,并取得"托幼机构工作人员健康合格证"后,方可回园(所)工作。

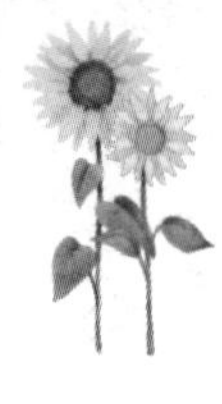

1)发热、腹泻等症状;

2)流感、活动性肺结核等呼吸道传染性疾病;

3)痢疾、伤寒、甲型病毒性肝炎、戊型病毒性肝炎等消化道传染性疾病;

4)淋病、梅毒、滴虫性阴道炎、化脓性或者渗出性皮肤病等。

(4)体检过程中发现异常者,由体检的医疗卫生机构通知托幼机构的患病工作人员到相关专科进行复查和确诊,并追访诊治结果。

五、卫生与消毒

(一)环境卫生

1. 托幼机构应当建立室内外环境卫生清扫和检查制度,每周全面检查 1 次并记录,为儿童提供整洁、安全、舒适的环境。

2. 室内应当有防蚊、蝇、鼠、虫及防暑和防寒设备,并放置在儿童接触不到的地方。集中消毒应在儿童离园(所)后进行。

3. 保持室内空气清新、阳光充足。采取湿式清扫方式清洁地面。厕所做到清洁通风、无异味,每日定时打扫,保持地面干燥。便器每次用后及时清洗干净。

4. 卫生洁具各班专用专放并有标记。抹布用后及时清洗干净,晾晒、干燥后存放;拖布清洗后应当晾晒或控干后存放。

5. 枕席、凉席每日用温水擦拭,被褥每月曝晒 1 ~2 次,床上用品每月清洗 1 ~2 次。

6. 保持玩具、图书表面的清洁卫生,每周至少进行 1 次玩具清洗,每 2 周图书翻晒 1 次。

(二)个人卫生

1. 儿童日常生活用品专人专用,保持清洁。要求每人每日 1 巾 1 杯专用,每人 1 床位 1 被。

2. 培养儿童良好卫生习惯。饭前便后应当用肥皂、流动水洗手,早晚洗脸、刷牙,饭后漱口,做到勤洗头洗澡换衣、勤剪指(趾)甲,保持服装整洁。

3. 工作人员应当保持仪表整洁,注意个人卫生。饭前便后和护理儿童前应用肥皂、流动水洗手;上班时不戴戒指,不留长指甲;不在园(所)内吸烟。

(三)预防性消毒

1. 儿童活动室、卧室应当经常开窗通风,保持室内空气清新。每日至少开窗通风 2 次,每次至少 10 ~15 分钟。在不适宜开窗通风时,每日应当采取其他方法对室内空气消毒 2 次。

2. 餐桌每餐使用前消毒。水杯每日清洗消毒,用水杯喝豆浆、牛奶等易附着于杯壁的饮品后,应当及时清洗消毒。反复使用的餐巾每次使用后消毒。擦手毛巾每日消毒 1 次。

3. 门把手、水龙头、床围栏等儿童易触摸的物体表面每日消毒 1 次。坐便器每次使用后及时冲洗,接触皮肤部位及时消毒。

4. 使用符合国家标准或规定的消毒器械和消毒剂。环境和物品的预防性消毒方法应当符合要求(见附件 3)。

六、传染病预防与控制

(一)督促家长按免疫程序和要求完成儿童预防接种。配合疾病预防控制机构做好托幼机构儿童常规接种、群体性接种或应急接种工作。

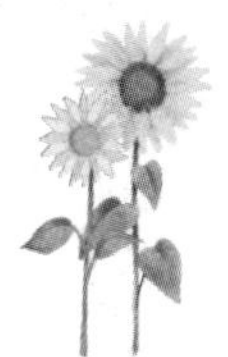

（二）托幼机构应当建立传染病管理制度。托幼机构内发现传染病疫情或疑似病例后，应当立即向属地疾病预防控制机构（农村乡镇卫生院防保组）报告。

（三）班级老师每日登记本班儿童的出勤情况。对因病缺勤的儿童，应当了解儿童的患病情况和可能的原因，对疑似患传染病的，要及时报告给园（所）疫情报告人。园（所）疫情报告人接到报告后应当及时追查儿童的患病情况和可能的病因，以做到对传染病人的早发现。

（四）托幼机构内发现疑似传染病例时，应当及时设立临时隔离室，对患儿采取有效的隔离控制措施。临时隔离室内环境、物品应当便于实施随时性消毒与终末消毒，控制传染病在园（所）内暴发和续发。

（五）托幼机构应当配合当地疾病预防控制机构对被传染病病原体污染（或可疑污染）的物品和环境实施随时性消毒与终末消毒。

（六）发生传染病期间，托幼机构应当加强晨午检和全日健康观察，并采取必要的预防措施，保护易感儿童。对发生传染病的班级按要求进行医学观察，医学观察期间该班与其他班相对隔离，不办理入托和转园（所）手续。

（七）卫生保健人员应当定期对儿童及其家长开展预防接种和传染病防治知识的健康教育，提高其防护能力和意识。传染病流行期间，加强对家长的宣传工作。

（八）患传染病的儿童隔离期满后，凭医疗卫生机构出具的痊愈证明方可返回园（所）。根据需要，来自疫区或有传染病接触史的儿童，检疫期过后方可入园（所）。

七、常见病预防与管理

（一）托幼机构应当通过健康教育普及卫生知识，培养儿童良好的卫生习惯；提供合理平衡膳食；加强体格锻炼，增强儿童体质，提高对疾病的抵抗能力。

（二）定期开展儿童眼、耳、口腔保健，发现视力低常、听力异常、龋齿等问题进行登记管理，督促家长及时带患病儿童到医疗卫生机构进行诊断及矫治。

（三）对贫血、营养不良、肥胖等营养性疾病儿童进行登记管理，对中重度贫血和营养不良儿童进行专案管理，督促家长及时带患病儿童进行治疗和复诊。

（四）对先心病、哮喘、癫痫等疾病儿童，及对有药物过敏史或食物过敏史的儿童进行登记，加强日常健康观察和保育护理工作。

（五）重视儿童心理行为保健，开展儿童心理卫生知识的宣传教育，发现心理行为问题的儿童及时告知家长到医疗保健机构进行诊疗。

八、伤害预防

（一）托幼机构的各项活动应当以儿童安全为前提，建立定期全园（所）安全排查制度，落实预防儿童伤害的各项措施。

（二）托幼机构的房屋、场地、家具、玩教具、生活设施等应当符合国家相关安全标准和规定。

（三）托幼机构应当建立重大自然灾害、食物中毒、踩踏、火灾、暴力等突发事件的应急预案，如果发生重大伤害时应当立即采取有效措施，并及时向上级有关部门报告。

（四）托幼机构应当加强对工作人员、儿童及监护人的安全教育和突发事件应急处理能力的培训，定期进行安全演练，普及安全知识，提高自我保护和自救的能力。

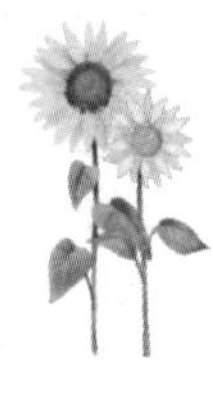

（五）保教人员应当定期接受预防儿童伤害相关知识和急救技能的培训，做好儿童安全工作，消除安全隐患，预防跌落、溺水、交通事故、烧（烫）伤、中毒、动物致伤等伤害的发生。

九、健康教育

（一）托幼机构应当根据不同季节、疾病流行等情况制订全年健康教育工作计划，并组织实施。

（二）健康教育的内容包括膳食营养、心理卫生、疾病预防、儿童安全以及良好行为习惯的培养等。健康教育的形式包括举办健康教育课堂、发放健康教育资料、宣传专栏、咨询指导、家长开放日等。

（三）采取多种途径开展健康教育宣传。每季度对保教人员开展 1 次健康讲座，每学期至少举办 1 次家长讲座。每班有健康教育图书，并组织儿童开展健康教育活动。

（四）做好健康教育记录，定期评估相关知识知晓率、良好生活卫生习惯养成、儿童健康状况等健康教育效果。

十、信息收集

（一）托幼机构应当建立健康档案，包括：托幼机构工作人员健康合格证、儿童入园（所）健康检查表、儿童健康检查表或手册、儿童转园（所）健康证明。

（二）托幼机构应当对卫生保健工作进行记录，内容包括：出勤、晨午检及全日健康观察、膳食管理、卫生消毒、营养性疾病、常见病、传染病、伤害和健康教育等记录（见附件 4）。

（三）工作记录和健康档案应当真实、完整、字迹清晰。工作记录应当及时归档，至少保存 3 年。

（四）定期对儿童出勤、健康检查、膳食营养、常见病和传染病等进行统计分析，掌握儿童健康及营养状况（见附件 5）。

（五）有条件的托幼机构可应用计算机软件对儿童体格发育评价、膳食营养评估等卫生保健工作进行管理。

第三部分　新设立托幼机构招生前卫生评价

一、卫生评价流程

（一）新设立的托幼机构，应当按照本《规范》卫生评价的标准进行设计和建设，招生前须向县级以上地方人民政府卫生行政部门指定的医疗卫生机构提交“托幼机构卫生评价申请书”（见附件 6）。

（二）由县级以上地方人民政府卫生行政部门指定的医疗卫生机构负责组织专业人员，根据“新设立托幼机构招生前卫生评价表”（见附件 7）的要求，在 20 个工作日内对提交申请的托幼机构进行卫生评价。根据检查结果出具“托幼机构卫生评价报告”（见附件 8）。

（三）凡卫生评价为“合格”的托幼机构，即可向教育部门申请注册；凡卫生评价为“不合格”的托幼机构，整改后方可重新申请评价。

二、卫生评价标准

（一）环境卫生

1. 园（所）内建筑物、户外场地、绿化用地及杂物堆放场地等总体布局合理，有明确功能分区。

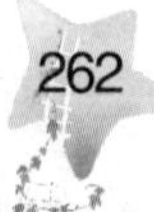

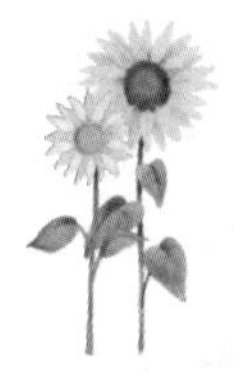

2. 室外活动场地地面应平整、防滑,无障碍,无尖锐突出物。

3. 活动器材安全性符合国家相关规定。园(所)内严禁种植有毒、带刺的植物。

4. 室内环境的甲醛、苯及苯系物等检测结果符合国家要求。

5. 室内空气清新、光线明亮,安装防蚊蝇等有害昆虫的设施。

6. 每班有独立的厕所、盥洗室。每班厕所内设有污水池,盥洗室内有洗涤池。

7. 盥洗室内有流动水洗手装置,水龙头数量和间距设置合理。

(二)个人卫生

1. 保证儿童每人每日 1 巾 1 杯专用,并有相应消毒设施。寄宿制儿童每人有专用洗漱用品。

2. 每班应当有专用的儿童水杯架、饮水设施及毛巾架,标识清楚,毛巾间距合理。

3. 儿童有安全、卫生、独自使用的床位和被褥。

(三)食堂卫生

1. 食堂按照《餐饮服务许可审查规范》建设,必须获得《餐饮服务许可证》。

2. 园(所)内应设置区域性餐饮具集中清洗消毒间,消毒后有保洁存放设施。应当配有食物留样专用冰箱,并有专人管理。

3. 炊事人员与儿童配备比例:提供每日三餐一点的托幼机构应当达到 1∶50,提供每日一餐二点或二餐一点的 1∶80。

(四)保健室或卫生室设置

1. 根据《托儿所幼儿园卫生保健管理办法》要求,设立保健室或卫生室。卫生室需有《医疗机构执业许可证》。

2. 保健室面积不少于 12 平方米,设有儿童观察床、桌椅、药品柜、资料柜、流动水或代用流动水等设施。

3. 保健室应配备儿童杠杆式体重秤、身高计(供 2 岁以上儿童使用)、量床(供 2 岁及以下儿童使用)、国际标准视力表或标准对数视力表灯箱、体围测量软尺等设备,以及消毒压舌板、体温计、手电筒等晨检用品。

4. 保健室应配备消毒剂、紫外线消毒灯或其他空气消毒装置。

(五)卫生保健人员配备

1. 托幼机构的法定代表人或者负责人是本机构卫生保健工作的第一责任人。

2. 根据预招收儿童的数量配备符合国家规定的卫生保健人员。按照收托 150 名儿童至少设 1 名专职卫生保健人员的比例配备卫生保健人员,收托 150 名以下儿童的可配备兼职卫生保健人员。

3. 卫生保健人员上岗前应当接受当地妇幼保健机构组织的卫生保健专业知识培训并考核合格。

(六)工作人员健康检查

1. 托幼机构工作人员上岗前应当经县级以上卫生行政部门指定的医疗卫生机构进行健康检查,并取得《托幼机构工作人员健康合格证》。

2. 炊事人员上岗前须取得《食品从业人员健康证》。

(七)卫生保健制度

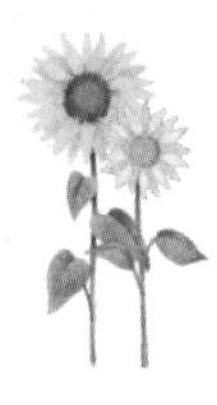

托幼机构应根据实际情况建立健全卫生保健制度，并具有可操作性。卫生保健制度包括一日生活安排、膳食管理、体格锻炼、卫生与消毒、入园（所）及定期健康检查、传染病预防与控制、常见疾病预防与管理、伤害预防、健康教育、卫生保健信息收集的制度。

第四部分　附　件

附件 1

儿童入园（所）健康检查表

<table>
<tr><td colspan="2">姓名</td><td></td><td>性别</td><td></td><td>年龄</td><td></td><td>出生日期</td><td colspan="4">年　月　日</td></tr>
<tr><td colspan="2">既往病史</td><td colspan="10">1. 先天性心脏病　2. 癫痫　3. 高热惊厥　4. 哮喘　5. 其他</td></tr>
<tr><td colspan="2">过敏史</td><td colspan="5"></td><td colspan="2">儿童家长确认签名</td><td colspan="3"></td></tr>
<tr><td rowspan="5">体格检查</td><td>体重</td><td>kg</td><td>评价</td><td></td><td>身高（身长）</td><td>cm</td><td>评价</td><td></td><td>皮肤</td><td colspan="2"></td></tr>
<tr><td rowspan="2">眼</td><td>左</td><td rowspan="2">视力</td><td>左</td><td rowspan="2">耳</td><td>左</td><td rowspan="2">口腔</td><td>牙齿数</td><td colspan="3"></td></tr>
<tr><td>右</td><td>右</td><td>右</td><td>龋齿数</td><td colspan="3"></td></tr>
<tr><td>头颅</td><td></td><td>胸廓</td><td colspan="2"></td><td>脊柱四肢</td><td></td><td>咽部</td><td colspan="3"></td></tr>
<tr><td>心肺</td><td></td><td>肝脾</td><td></td><td colspan="2">外生殖器</td><td></td><td>其他</td><td colspan="3"></td></tr>
<tr><td rowspan="2">辅助检查</td><td colspan="2">血红蛋白（Hb）</td><td colspan="3"></td><td colspan="3">丙氨酸氨基转移酶（ALT）</td><td colspan="3"></td></tr>
<tr><td colspan="2">其他</td><td colspan="9"></td></tr>
<tr><td colspan="2">检查结果</td><td colspan="4"></td><td colspan="2">医生意见</td><td colspan="4"></td></tr>
<tr><td colspan="12">医生签名：　　　　　　　　　　检查单位：
体检日期：　　年　　月　　日　　　　　　（检查单位盖章）</td></tr>
</table>

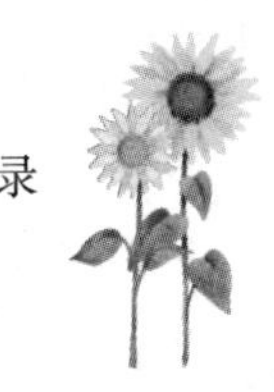

填表说明：

1. 基本情况

既往病史：在对应的疾病上画"√"，"其他"栏中填写未注明的疾病；

过敏史：注明过敏的药物或食物等；

家长签字：儿童既往病史和过敏史须经家长确认后签字。

2. 体格检查

体重、身长（高）：填写检查实测数值，评价按离差法（上、中、下）或百分位数法（<P3，P3～P97，>P97）填写；

皮肤：未见异常填写（－），异常填写阳性体征；

眼：按左右眼填写，未见异常填写（－），眼外观异常，填写阳性体征；

视力：4 岁以上儿童应测查视力，填写实测数值，未进行视力检查应注明"未测"，测查不合作者填写"不合作"；

耳：按左右耳填写，未见异常填写（－），外耳异常填写阳性体征；

口腔：填写牙齿萌出数，按牙位填写龋齿位置；

咽部：咽部检查未见异常填写（－），异常填写阳性体征；

头颅、胸廓、脊柱四肢：相关项目中未见异常填写（－），异常填写阳性体征；

心肺：听诊未见异常填写（－），异常注明阳性体征；

肝脾：填写肝脾触诊情况，未触及填写（－），触及肋下肝脾，按厘米填写；

外生殖器：检查男童，未见异常填写（－），异常者填写阳性体征；

其他：填写表格上未列入的其他阳性体征。

3. 辅助检查

血红蛋白（Hb）、丙氨酸氨基转移酶（ALT）：填写实际检测数值，并将化验报告贴附于儿童入园（所）健康检查表背面。

其他：根据需要，填写相关辅助检查结果，并将化验报告贴附于儿童入园（所）健康检查表背面。

4. 检查结果：注明检查中发现的疾病或阳性体征，如未见异常填写（－）。

5. 医生意见：根据检查结果，注明"体检合格"、"暂缓入园（所）"。

6. 医生签名：由主检医生签字，并填写日期。

7. 检查单位：加盖检查单位体检专用章。

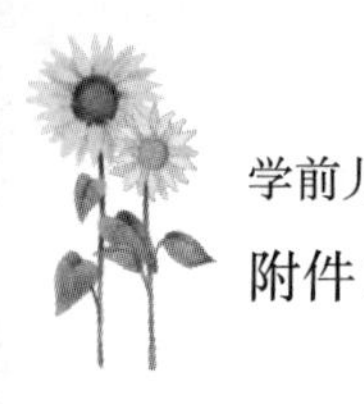

附件 2

托幼机构工作人员健康检查表

姓名		性别		年龄		婚否		编号		照片
单位			岗位					民族		
既往史	1. 肝炎（甲肝、戊肝等消化道传染病） 2. 结核 3. 皮肤病 4. 性传播性疾病 5. 精神病 6. 其他 受检者确认签字：__________									
身份证号										
体格检查	血压			心肺				肝脾		
	皮肤			五官				其他		
化验检查	丙氨酸氨基转移酶（ALT）					滴虫				
	淋球菌					梅毒螺旋体				
	外阴阴道假丝酵母菌（念珠菌）					其他				
胸片检查										
其他检查										
检查结果				医生意见						

医生签名： 检查单位：

体检日期： 年 月 日 （检查单位盖章）

备注：1. 滴虫、外阴阴道假丝酵母菌指妇科检查项目。
2. 胸片检查只限于上岗前及上岗后出现呼吸系统疑似症状者。
3. 凡体检合格者，由健康检查单位签发健康合格证。

填表说明：

托幼机构工作人员健康检查表为工作人员上岗前和定期健康检查使用。

1. 基本情况

编号：根据工作需要排序编号；

单位：填写所在任职单位的全称；

岗位：按所在实际岗位填写，如园（所）长、教师、保育员、炊事人员、保健人员等；

身份证号:如实填写受检者身份证号;

照片:受检者本人近期照片贴于右上角。

2. 既往史:在对应的疾病上画“√”;“其他”栏中填写未注明的疾病;既往史经受检者确认后签字。

3. 体格检查

血压:填写检查实测数值,单位为 mmHg;

皮肤:未见异常填写(-),异常填写阳性体征;

五官:未见异常填写(-),异常填写阳性体征;

心肺:听诊未见异常填写(-),异常填写阳性体征;

肝脾:填写肝脾触诊情况,未触及填写(-),触及肋下肝脾,按厘米填写;

其他:填写表格上未列入的其他阳性体征。

4. 辅助检查

丙氨酸氨基转移酶(ALT)、梅毒螺旋体:填写实际血清检测数值;

滴虫、淋球菌、外阴阴道假丝酵母菌:按照阴道分泌物实际检测结果填写“(-)”或“(+)”;

胸片检查:上岗前必须检查,上岗后出现呼吸系统疑似症状时检查,未见异常填写“(-)”,异常填写阳性体征;

其他:根据需要填写相关辅助检查结果;

将所有辅助检查报告及复查报告单贴附于托幼机构工作人员健康检查表背面。

5. 检查结果:注明检查中发现的疾病或阳性体征,如未见异常填写(-)。

6. 医生意见:根据检查结果,符合上岗条件者,填写“体检合格”及日期;发现不符合上岗条件者填写“体检不合格”,并及时离岗诊断治疗。

7. 医生签名:由主检医生签字,并填写日期。

8. 检查单位:加盖检查单位体检专用章。

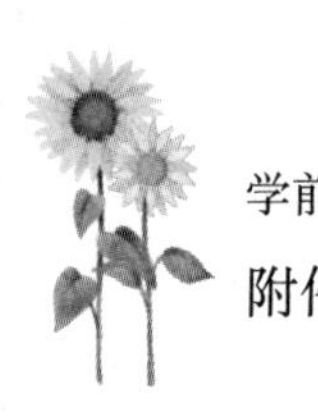

附件3

托幼机构环境和物品预防性消毒方法

消毒对象	物理消毒方法	化学消毒方法	备注
空气	开窗通风每日至少2次;每次至少10~15 min。		在外界温度适宜、空气质量较好、保障安全性的条件下,应采取持续开窗通风的方式。
	采用紫外线杀菌灯进行照射消毒每日1次,每次持续照射时间60 min。		1. 不具备开窗通风空气消毒条件时使用。 2. 应使用移动式紫外线杀菌灯。按照每立方米1.5 W计算紫外线杀菌灯管需要量。 3. 禁止紫外线杀菌灯照射人体体表。 4. 采用反向式紫外线杀菌灯在室内有人环境持续照射消毒时,应使用无臭氧式紫外线杀菌灯。
餐具、炊具、水杯	煮沸消毒15 min或蒸汽消毒10 min。		1. 对食具必须先去残渣、清洗后再进行消毒。 2. 煮沸消毒时,被煮物品应全部浸没在水中;蒸汽消毒时,被蒸物品应疏松放置,水沸后开始计算时间。
	餐具消毒柜、消毒碗柜消毒。 按产品说明使用。		1. 使用符合国家标准规定的产品。 2. 保洁柜无消毒作用。不得用保洁柜代替消毒柜进行消毒。
毛巾类织物	用洗涤剂清洗干净后,置阳光直接照射下曝晒干燥。		曝晒时不得相互叠夹。曝晒时间不低于6 h。
	煮沸消毒15 min或蒸汽消毒10 min。		煮沸消毒时,被煮物品应全部浸没在水中;蒸汽消毒时,被蒸物品应疏松放置。
		使用次氯酸钠类消毒剂消毒。 使用浓度为有效氯250~400 mg/L、浸泡消毒20 min。	消毒时将织物全部浸没在消毒液中,消毒后用生活饮用水将残留消毒剂冲净。

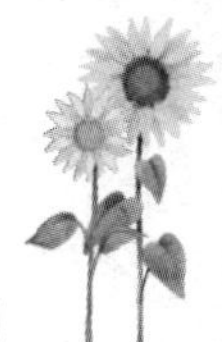

续表

消毒对象	物理消毒方法	化学消毒方法	备注
抹布	煮沸消毒 15 min 或蒸汽消毒 10 min。		煮沸消毒时，抹布应全部浸没在水中；蒸汽消毒时，抹布应疏松放置。
		使用次氯酸钠类消毒剂消毒。 使用浓度为有效氯 400 mg/L、浸泡消毒 20 min。	消毒时将抹布全部浸没在消毒液中，消毒后可直接控干或晾干存放；或用生活饮用水将残留消毒剂冲净后控干或晾干存放。
餐桌、床围栏、门把手、水龙头等物体表面		使用次氯酸钠类消毒剂消毒。 使用浓度为有效氯 100～250 mg/L、消毒 10～30 min。	1. 可采用表面擦拭、冲洗消毒方式。 2. 餐桌消毒后要用生活饮用水将残留消毒剂擦净。 3. 家具等物体表面消毒后可用生活饮用水将残留消毒剂去除。
玩具、图书	每两周至少通风晾晒一次。		适用于不能湿式擦拭、清洗的物品。 曝晒时不得相互叠夹。曝晒时间不低于 6 h。
		使用次氯酸钠类消毒剂消毒。 使用浓度为有效氯 100～250 mg/L、表面擦拭、浸泡消毒 10～30 min。	根据污染情况，每周至少消毒 1 次。
便盆、坐便器与皮肤接触部位、盛装吐泻物的容器		使用次氯酸钠类消毒剂消毒。使用浓度为有效氯 400～700 mg/L、浸泡或擦拭消毒 30 min。	1. 必须先清洗后消毒。 2. 浸泡消毒时将便盆全部浸没在消毒液中。 3. 消毒后用生活饮用水将残留消毒剂冲净后控干或晾干存放。
体温计		使用 75%～80% 乙醇溶液、浸泡消毒 3～5 min。	使用符合《中华人民共和国药典》规定的乙醇溶液。

备注：

1. 表中有效氯剂量是指使用符合卫生部《次氯酸钠类消毒剂卫生质量技术规范》规定的次氯酸钠类消毒剂；
2. 传染病消毒根据国家法规《中华人民共和国传染病防治法》规定，配合当地疾病预防控制机构实施。

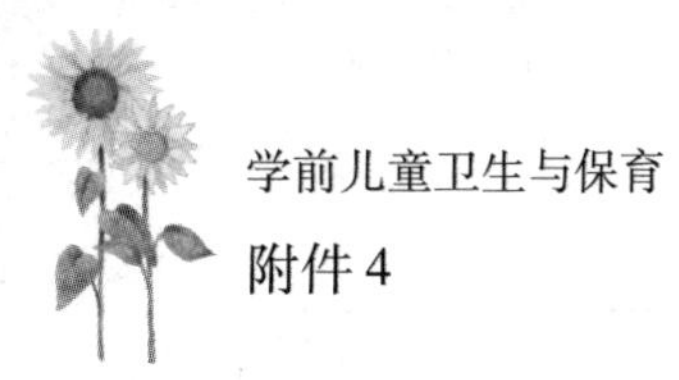

附件 4

卫生保健工作记录(登记)表

表 1　晨午检及全日健康观察记录表

日期	姓名	班级	晨午检情况 家长主诉与检查	全日健康观察 (症状与体检)	处理	检查者

备注:记录晨午检和全日健康观察中发现的儿童异常情况。

表 2　在园(所)儿童带药服药记录表

日期	班级	姓名	药物名称	服用剂量和时间	家长签字	喂药时间及签字

表 3　儿童出勤登记表

班级:　　　　　　　　　　　　　　　　　　　　　　年　　月

姓名	日期							备注
	1	2	3	4	5	……	31	

备注:1. “√”代表出勤,“○”代表缺勤;

2. 缺勤儿童查明原因后在“○”内补全相应的符号:“×”代表病假,“— ”代表事假;

3. 因病缺勤,需在备注栏注明疾病名称。

表 4　儿童传染病登记表

姓名	性别	年龄	发病日期	传染病名称											诊断单位	诊断日期	处置
				手足口病	水痘	流行性腮腺炎	猩红热	急性出血性结膜炎	痢疾	麻疹	风疹	传染性肝炎	其他				
合计																	

备注:患某种传染病在该栏内画“√”。

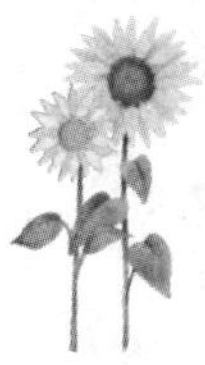

表 5　儿童营养性疾病及常见疾病登记表

班级	姓名	疾病名称	确诊日期	干预与治疗	转归

备注：登记范围包括营养不良、贫血、单纯性肥胖、先心病、哮喘、癫痫、听力障碍、视力低常、龋齿等。

表 6　班级卫生消毒检查记录表

日期	班级	消毒物体										
		开窗通风	餐桌	床围栏	门把手	水龙头	图书晾晒	玩具	被褥晾晒	厕所	其他	---

备注：以“√”的方式完成此表。

表 7　健康教育记录表

日期	地点	对象	形式	内容

备注：

1. 对象是指儿童、家长、保教人员等；
2. 形式是指宣传专栏、咨询指导、讲座、培训、发放健康教育资料等；
3. 内容是指园(所)内各项健康教育活动的主要内容。

表 8　膳食委员会会议记录表

时间：
出席会议人员：
主持人：
会议议题：
会议记录：

备注：

1. 由负责召开膳食委员会会议的人员记录；
2. 会议议题：简单注明主要讨论及须解决的问题；
3. 会议记录：记录围绕会议议题讨论的主要内容。

表 9　儿童伤害登记表

年　　月　　日

姓名：　　　　　性别：　　　　　　年龄：　　　　班级：
伤害发生日期：　年　月　日　伤害发生时间：_____：_____(用 24 h 记时法)
当班责任人：　　　　　　　　　　填表人：
伤害类型： 1＝交通事故　2＝跌伤(跌、摔、滑、绊)　3＝被下落物击中(高处落下物) 4＝锐器伤(刺、割、扎、划)　5＝钝器伤(碰、砸) 6＝烧烫伤(火焰、高温固/液体、化学物质、锅炉、烟火、爆竹炸伤) 7＝溺水(经医护人员救治存活)　8＝动物伤害(狗、猫、蛇等咬伤,蜜蜂、黄蜂等刺蜇) 9＝窒息(异物,压、闷、捂窒息,鱼刺/骨头卡喉) 10＝中毒(药品、化学物质、一氧化碳等有毒气体,农药,鼠药,杀虫剂,腐败变质食物除外) 11＝电击伤(触电、雷电)　12＝他伤/攻击伤
伤害发生地点： 1＝户外活动场　2＝活动室　3＝寝室　4＝卫生间　5＝盥洗室　6＝其他(请说明_____)
伤害发生时活动： 1＝玩耍娱乐　2＝吃饭　3＝睡觉　4＝上厕所　5＝洗澡　6＝行走　7＝乘车 8＝其他(请说明_____)　9＝不知道
伤害发生时和谁在一起： 1＝独自一人　2＝老师　3＝小伙伴　4＝其他(请说明_____)　5＝不知道
受伤后处理方式(最后处理方式)： 1＝自行处理(保健人员)且未再就诊　2＝医疗卫生机构就诊　3＝其他(请说明____)
如果就诊,诊断是：______________
因伤害休息多长时间(包括节日、假期及周末)：_____天
转归：1＝痊愈　2＝好转　3＝残疾　4＝死亡
简述伤害发生经过(对损伤过程作综合描述)：

附件 5

卫生保健资料统计表

表 1　儿童出勤统计分析表

托幼机构名称：____________

年份	月份	在册儿童数（1）	应出勤日数（2）	出勤情况			缺勤原因分析				
				应出勤人次数（3）	实际出勤人次数（4）	出勤率（%）（5）	缺勤人次数（6）	因病	因事	寒暑假	其他
	9 月										
	10 月										
	11 月										
	12 月										
	1 月										
	2 月										
	3 月										
	4 月										
	5 月										
	6 月										
	7 月										
	8 月										

备注：

1. 出勤率＝(实际出勤人次数／应出勤人次数) ×100% ；
2. 缺勤人次数＝应出勤人次数—实际出勤人次数；
3. 各项百分率要求保留小数点后 1 位。

表 2 ＿＿＿＿学年（上、下）儿童健康检查统计分析表

托幼机构名称：＿＿＿＿＿＿＿＿

年龄组	在册人数	体检人数	体检率（%）	体格评价（人数）				血红蛋白			视力		听力		龋齿	
				低体重	生长迟缓	消瘦	肥胖	检测人数	轻度贫血人数	中重度贫血人数	检查人数	视力不良人数	检查人数	听力异常人数	检查人数	患龋人数
0 岁 ~																
1 岁 ~																
2 岁 ~																
3 岁 ~																
4 岁 ~																
5 岁 ~																
6~7 岁																
总 计																

备注：

1. 体检率 =（体检人数 / 在册人数）×100% ；
2. 某病患病率 =（某病患病人数 / 检查人数）×100% 。

表 3　传染病发病统计表

托幼机构名称：________________

年份	月份	在　册 儿童数	传染病 发病数	各类传染病发病人数									
				手足 口病	水痘	流行性 腮腺炎	猩红热	急性出 血性结 膜炎	痢疾	麻疹	风疹	传染性 肝炎	其他
	9 月												
	10 月												
	11 月												
	12 月												
	1 月												
	2 月												
	3 月												
	4 月												
	5 月												
	6 月												
	7 月												
	8 月												
合计													

表 4　膳食营养分析表

一、平均每人进食量　　　　年　　　月

食物类别	细粮	杂粮	糕点	干豆类	豆制品	蔬菜总量	绿橙蔬菜	水果	乳类	蛋类	肉类	肝	鱼	糖	食油	
数量(g)																

二、营养素摄入量

	热量		蛋白质	脂肪	视黄醇当量	维生素 A	胡萝卜素	维生素 B_1	维生素 B_2	维生素 C	钙	锌	铁	
	(kcal)	(kJ)	(g)	(g)	(μg)	(μg)	(μg)	(mg)	(mg)	(mg)	(mg)	(mg)	(mg)	
平均每人每日														
DRIs														
比较 %														

三、热量来源分布

		脂肪		蛋白质	
		要求	现状	要求	现状
摄入量	(kcal)				
	(kJ)				
占总热量%		30% ~35%		12% ~15%	

四、蛋白质来源

	优质蛋白质		
	要求	动物性食物	豆类
摄入量(g)			
占蛋白质总量%	≥50%		

五、膳食费使用：当月膳食费：　　/人

本月总收入：　　元
本月支出：　　元
盈亏：　　元
占总收入：　　%

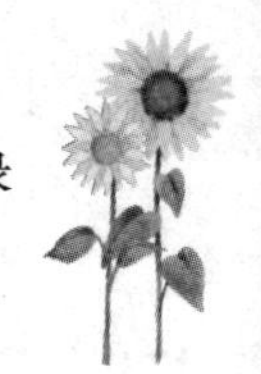

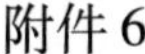
附件 6

托幼机构卫生评价申请书

____________________：

本园(所)拟于　　年　月开始招生，依据《托儿所幼儿园卫生保健管理办法》的要求，特向您单位申请对我园(所)进行卫生评估。

申请单位地址：

申请单位电话：

申请单位(签章)：

申请人：

申请日期：

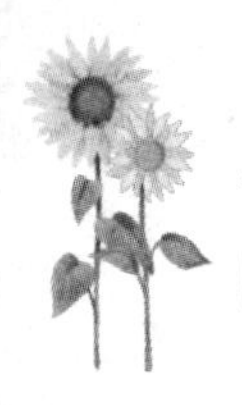

附件 7

新设立托幼机构招生前卫生评价表

评价内容	分值	评价标准	评价方法	得分	备注
环境卫生	20 分	园(所)内建筑物、户外场地、绿化用地及杂物堆放场地等总体布局合理,有明确功能分区(2 分) 室外活动场地地面应平整、防滑,无障碍,无尖锐突出物(2 分) 活动器材安全性符合国家相关规定(1 分) 未种植有毒、带刺的植物(1 分)	查看现场		
		室内环境的甲醛、苯及苯系物等检测结果符合国家要求(4 分)	查验检测报告		
		室内空气清新、光线明亮(2 分) 有防蚊蝇等有害昆虫的设施(2 分)	查看现场		
		每个班级有独立的厕所和盥洗室(2 分) 每班厕所内有污水池,盥洗室内有洗涤池(2 分)			
		盥洗室内有流动水洗手装置(必达项目) 盥洗室内水龙头数量和间距设置合理(2 分)	查看现场		
个人卫生	15 分	保证儿童每日 1 巾 1 杯专用,寄宿制儿童每人有专用洗漱用品(必达项目)	查看现场		
		每班有专用水杯架,标识清楚,有饮水设施(4 分) 每班有专用毛巾架,标识清楚,毛巾间距合理(3 分) 有专用水杯、毛巾消毒设施(4 分)			
		儿童有安全、卫生、独自使用的床位和被褥(4 分)			
食堂卫生	10 分	食堂获得餐饮服务许可证(必达项目)	查验证件		
		园(所)内应设置区域性的餐饮具集中清洗消毒间,消毒后有保洁存放设施(4 分) 配有食物留样专用冰箱,有专人管理(3 分)	查看现场		
		炊事人员与儿童配备比例:提供每日三餐一点的托幼机构应达 1∶50,提供每日一餐二点或二餐一点的 1∶80(3 分)	查看资料		

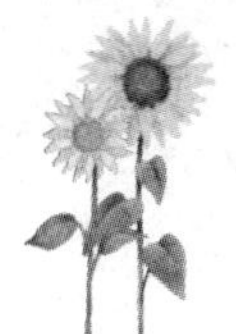

续表

评价内容	分值	评价标准	评价方法	得分	备注
保健室或卫生室设置	20分	设立保健室或卫生室(必达项目) 卫生室需有医疗机构执业许可证(必达项目)	查看现场 查验证件		
		保健室面积不少于12平方米(2分)	查看现场		
		保健室设有儿童观察床(2分) 配备桌椅、药品柜、资料柜(3分) 有流动水或代用流动水的设施(2分)			
		配备儿童杠杆式体重秤、身高计(供2岁以上儿童使用)、量床(供2岁及以下儿童使用)、国际标准视力表或标准对数视力表灯箱、体围测量软尺等设备(4分) 配备消毒压舌板、体温计、手电筒等晨检用品(3分)			
		有消毒剂(2分) 配备紫外线消毒灯或其他空气消毒装置(2分)			
卫生保健人员配备	15分	配备符合国家规定的卫生保健人员(必达项目)	查看资料		
		卫生保健工作的第一责任人是托幼机构的法定代表人或负责人(5分)			
		按照收托150名儿童设1名专职卫生保健人员的比例配备(收托150名以下儿童的可配备兼职卫生保健人员)(5分) 卫生保健人员上岗前接受培训并考核合格(5分)			
工作人员健康检查	10分	托幼机构工作人员上岗前经县级以上卫生行政部门指定的医疗卫生机构进行健康检查,并取得托幼机构工作人员健康合格证。炊事人员取得食品从业人员健康证(10分)	查看证件		

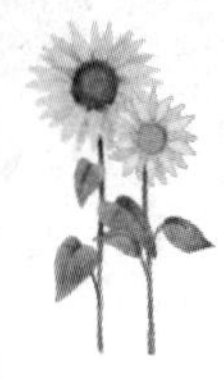

续表

评价内容	分值	评价标准	评价方法	得分	备注
卫生保健制度	10分	建立10项卫生保健制度,并符合实际情况,具有可操作性 一日生活制度(1分) 膳食管理制度(1分) 体格锻炼制度(1分) 卫生与消毒制度(1分) 入园(所)及定期健康检查制度(1分) 传染病预防与控制制度(1分) 常见疾病预防与管理制度(1分) 伤害预防制度(1分) 健康教育制度(1分) 卫生保健信息收集制度(1分)	查看资料		

备注:

1. 托幼机构总分达到80分以上,并且“必达项目”全部通过,才可评价为“合格”。

2. 若托幼机构不提供儿童膳食,则不予评价食堂卫生、工作人员健康检查和卫生保健制度的相应部分。托幼机构分数达到剩余项目总分的80%以上,并且“必达项目”全部通过,才可评价为“合格”。

3. 如果评价结果为“不合格”,托幼机构应当根据评价报告给予的整改意见和指导,整改后可重新申请卫生评价。

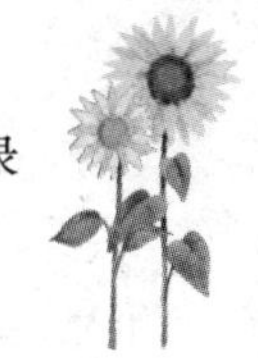

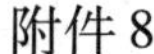

附件 8

托幼机构卫生评价报告

____________幼儿园(托儿所):

根据你园(所)申请,按照《托儿所幼儿园卫生保健工作规范》的卫生评价基本要求,我单位组织专家于　　　年　月　日对你园(所)招生前的卫生保健状况进行评价。

评价结果: 1. 合格　　　　　　2. 不合格

评价意见:

评价单位(签章):

评价人员:

(此报告一式两份,一份交申请单位,一份由评价单位留存。)

参考文献

[1]顾荣芳.学前儿童卫生与健康教育[M].南京:江苏教育出版社,2006.
[2]万钫.幼儿卫生学[M].北京:北京师范大学出版社,2004.
[3]冯志坚.幼儿生理卫生与健康[M].长春:东北师范大学出版社,2000.
[4]樊富珉.心理健康[M].北京:北京师范大学出版社,2001.
[5]叶平枝.学前卫生学[M].郑州:郑州大学出版社,2013.
[6]阎岩.幼儿园保育[M].北京:北京大学出版社,2001.
[7]郑晓边.现代幼儿心理保育与教育[M].武汉:武汉水利电力大学出版社,1999.
[8]庞丽娟.教师与儿童发展[M].北京:北京师范大学出版社,2001.
[9]张传霞.学前儿童卫生与保育[M].海口:南方出版社,2004.
[10]黄欣欣.托幼机构卫生保健实用指南[M].南京:江苏教育出版社 2010.

后　记

经历过风雨，方能见到彩虹。在历时近二年的时间不断的斟酌、思考和编写，终于守得云开见月明，完成了本书稿的修订工作。虽不是初次完成书稿，但因四易其稿，颇多艰辛，在完成书稿最后一个字时，喜悦之情仍难于言表。

在书稿的修订过程中，特别感谢黄河科技学院孙锐丽老师和中原科技学院的张建锋老师的辛勤付出，为本书的修订工作花费了大量心血，他们把学前儿童卫生保育的新理念、新思想和新方法注入其中，给本书的内容增添了新的生命力。在此，向他们表示诚挚的感谢！

在历时近二年的书稿修订过程中，感谢郑州幼儿师范高等专科学校卢新予校长和郑秀芬老师的关心与大力支持；感谢郑州大学出版社学前教育分社戚鹏社长为本书的出版做的大量工作，以及在修订过程中给予我的帮助和支持。在此向他们表示诚挚的感谢！

书稿修订虽已完成，但深知还有很多不足和遗憾，仍需继续努力！

张传霞

2022 年 6 月